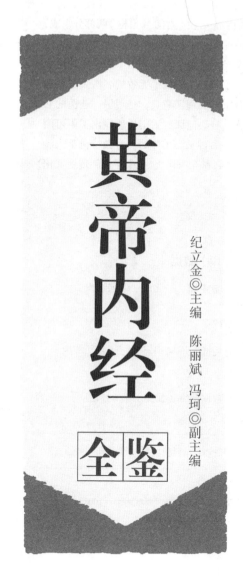

黄帝内经

全鉴

纪立金◎主编

陈丽斌 冯珂◎副主编

中国纺织出版社有限公司 | 国家一级出版社
全国百佳图书出版单位

内 容 提 要

《黄帝内经》简称《内经》，由《素问》《灵枢》两部分组成，总计162篇。它是我国现存最早、较为系统和完善的医学经典巨著，是中医学四大经典之魁。它创建了中医学的理论体系，为中医学发展奠定了基础；成就了无数的名医大家和医学流派，至今仍然具有重要的现实意义，是习医、业医的必读之书。它为中华民族的身心健康、繁衍昌盛做出了不可磨灭的贡献。它不仅是论生命科学为主体的具有独特科学内涵的医学经典巨著和医学"百科全书"，也是中华民族传统文化的精粹。

图书在版编目（CIP）数据

黄帝内经全鉴 / 纪立金主编 . —北京：中国纺织出版社有限公司，2020.1
ISBN 978-7-5180-7119-7

Ⅰ.①黄… Ⅱ.①纪… Ⅲ.①《内经》－注释②《内经》－译文 Ⅳ.① R221

中国版本图书馆 CIP 数据核字（2020）第 002421 号

责任编辑：段子君　　　责任校对：楼旭红　　　责任印制：储志伟

中国纺织出版社有限公司出版发行
地址：北京市朝阳区百子湾东里A407号楼　邮政编码：100124
销售电话：010－67004422　传真：010－87155801
http://www.c-textilep.com
中国纺织出版社天猫旗舰店
官方微博 http://weibo.com/2119887771
北京华联印刷有限公司印刷　各地新华书店经销
2020年1月第1版第1次印刷
开本：710×1000　1/16　印张：20
字数：231千字　定价：48.00元

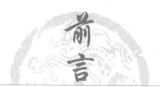

一、成书

缘于历史的变迁,《内经》成书的具体年代目前已无可确考之据。目前,《内经》的成书时间公认而确切的是早不过司马迁之《史记》成书之时(公元前99年),因为博览群书,条件极优越的司马迁所撰《史记》中未载《内经》《素问》《灵枢》之名;晚不能在西汉刘向、刘歆父子所撰的《七略》之后,因为《黄帝内经》作为书名首见于《汉书·艺文志》,而《汉书·艺文志》是班固据西汉末刘向、刘歆父子奉诏校书时撰写的中国第一部图书分类目录,其中校方技书的是李柱国,史载李柱国校勘医书的时间是公元前26年。故《内经》的成书时间应该是在公元前99年至公元前26年之间。以往所谓《内经》成书于战国至秦汉之间,确切地说应该是《内经》理论体系形成的过程和时间。

二、作者与黄帝

《内经》以"黄帝"冠名,是否为黄帝所作呢?这一点史籍未曾提及,后人对此也存在颇多疑惑。

传说黄帝本姓公孙,号轩辕氏,又号有熊氏,据《史记·五帝本纪》记载:"黄帝者,少典之子,姓公孙,名轩辕,……黄帝居轩辕之丘。"古书中有关黄帝传说的记载还有许多,如推算历法作干支、教导百姓播种五谷、发明指南车、造舟车弓矢、兴文字、制乐器、创医学、驯化鸟兽昆虫等。

虽然战国秦汉时期许多旧史学家都把黄帝说成是古代的一个帝王,但我们现在一般认为，黄帝并非一个人，它是我国原始社会末期的一个氏族，居住在我国西北方，到了春秋时候，这个氏族又称为"华族"，就是中华民族的始祖，也是汉以后所谓"汉族"的祖先。正因为黄帝氏族是华族的始祖，它的文化对华族的发展有着重要的影响，所以历代都以自己是黄帝子孙为荣，而且为了追本溯源，也常把一切文物制度都推源到黄帝，托名为黄帝所创造。《内经》冠以"黄帝"之名其实也是托名而已。正如西汉刘安《淮南子》所云："世俗之人，多尊古而贱今，故为道者，必托之神农、黄帝而后能入说。"这就清楚地说明了当时书以"黄帝"名，仅是托名而已。古代的学者为了使自己的学说更容易为世人所接受，往往将其著作冠以"黄帝"以取重，也就成为一种风气，而这种风气在当时的医学领域更为突出，我国很多古医籍均是托名于古代帝王，如本草学专著《神农本草经》，针灸学专著《黄帝虾蟆经》《黄帝明堂经》，医理著作《黄帝八十一难经》等等，这也是为了推广普及医药的需要。

其实，《内经》作者像成书年代一样目前已无可考据。一则古书多不著撰者；二则《内经》理论体系形成的过程漫长，非一人之所能。可以肯定地说：《黄帝内经》非黄帝所作，冠"黄帝"名只是受汉代托古学风影响；或为"溯源崇本"，借以说明中医药文化渊源甚早与内容的重要。总之，《内经》是中国古代以医学内容为主题的伟大学术著作，其理论体系的形成经历了漫长的历史过程，是中国古时数代医学家的集体创作，这也是形成《内经》理论体系特点的重要原因之一。

三、书名与含义

（一）《内经》

在我国唐以前的古典医学著作中，喜欢以"经"为书名者，除《内经》外，还有《难经》《神农本草经》《针灸甲乙经》《中藏经》等等。"经"字的含义，唐陆德明《经典释文》云："常也，法也，径也。"指出"经"就是常道、规范的意思。医书名"经"，无非是说明本书是医学的规范，医者们必须学习和遵循的意思。"内"与"外"是相对而言的。《汉书·艺文志》所载书目，医经七家就有"《黄帝内经》《黄帝外经》《扁鹊内经》《扁鹊外经》《白氏内经》《白氏外经》"等，应该说书名有内、外之分。

（二）《素问》

《素问》书名的含义，认为"素问"为平日问答之书。清胡澍《黄帝内经素问校义》则通过对"素"字的考证，认为："黄帝问治病之法于岐伯，故其书曰《素问》。《素问》者，法问也。"

另据北宋林亿《新校正》云："按《乾凿度》云：'夫有形者生于无形，故有太易、有太初、有太始、有太素。太易者，未见气也；太初者，气之始也；太始者，形之始也；太素者，质之始也。'气形质具，而疴瘵由是萌生，故黄帝问此太素，质之始也，《素问》之名义或由此。"太易、太初、太始、太素是古人探讨天地形成的四个阶段。《素问》正是从天地宇宙的宏观出发，运用精气学说和阴阳五行学说，解释和论证天人关系及人的生命活动规律和疾病发生发展过程的，确有陈源问本之意。

（三）《灵枢》

《灵枢》之名的意义，医家见解颇多：张介宾视为："神灵之枢要，是谓《灵枢》。"王九达解作："灵乃至神至玄之称，枢为门户阖辟所系。"日本丹波元胤认为："今考《道藏》中有《玉枢》《神枢》《灵轴》等之经，而又收入是经，则《灵枢》之称，意出于羽流者欤！"任应秋先生说："他们解释得并不透彻反而神秘化了，它本来的取义应该是：'灵者，验也。针刺的疗效，至为灵验，但必须得其刺法之枢机而后灵，故名之曰《灵枢》。'"

四、内容与价值

《内经》作为中国现存最早的一部医学经典著作，在中医学术发展史上具有不可替代的作用。作为中华文化之要籍而驰名古今中外，是我国古代医学"四大经典"之魁，东方医学理论的重要支柱，因此备受历代医家的尊崇，素有"医家之宗"的美称。

（一）总结了中国古代生命科学为主而涉及多学科的成果

《内经》的内容以医学为主而涉及多学科知识，包括哲学、天文学、地理学、历法学、生物学、物候学、气象学、农事学、数学、心理学、社会学等多学科的研究成果，这些内容与医学相互渗透，深刻地影响着医学的研究方法和学术内涵。《内经》知识体系汇集了中国古代科学文化的优秀成果，是对中国古代生命科学成果的全面总结，《内经》这一中国医学发展史上影响最大的鸿篇巨制，内容广博独特，不仅树立了多学科相结合研究生命科学的典范，也被誉为中国传统文化的经典名著。

中医学与哲学和其他自然科学之间的互相联系、互相渗透，推动了医学理论的形成和不断创新，成为中医理论体系整体发展和生命活力的重要保障。

（二）形成了"天地—形神"的整体医学模式

在整体观念的指导之下，《内经》确立了"天地—形神"整体医学模式，主要表现在"天人一体"和"形神一体"两个方面。

《内经》认为，人是自然界的产物，《素问·宝命全形论》说："夫人生于地，悬命于天，天地合气，命之曰人。"当自然环境发生变化时，人体也会发生与之相应的变化。《灵枢·顺气一日分为四时》说："以一日分为四时，朝则为春，日中为夏，日入为秋，夜半为冬。"人体的生理功能与昼夜节律变化相互适应，所以《素问·生气通天论》说："故阳气者，一日而主外，平旦人气生，日中而阳气隆，日西而阳气已虚，气门乃闭。"社会环境也会影响人的健康与疾病，《灵枢·逆顺肥瘦》《素问·疏五过论》等篇强调社会地位的变化常引起情志变化，并产生各种疾病。

《内经》强调形与神的统一性，将形与神俱视为健康的重要标志。所以，《素问·上古天真论》说："法于阴阳，和于术数，食饮有节，起居有常，不妄作劳，故能形与神俱，而尽终其天年，度百岁乃去。"

中医学的"天地—形神"整体医学模式以其科学的见解、丰富的内涵使其学术历久而不衰，并日益彰显出其旺盛的活力。

（三）构建了中医学独特的理论体系与思维方法

《黄帝内经》是中医理论体系的奠基之作。《内经》问世之前，医学处于感性认识和经验积累的阶段，没有形成系统的理论。春秋战国时期，"诸子蜂起，百家争鸣"，哲学思想高度发达，《内经》吸收了当时先进的哲学思想，结合长期积累的医疗经验，确立了以脏腑经络气血为核心的独具特色的医学理论体系，为后世医学的发展奠定了基础。这是中医学术发展独树一帜，历经两千多年而不衰的根本原因。《内经》以降，中医学术代有发展，并且流派纷呈，医家林立，医学著作浩如烟海，然百脉一宗，其学术皆导源于《内经》。

《内经》所阐述的中医学理论至今仍然具有重要的实践价值，是把握人体生理功能、分析病理变化，指导临床诊断、治疗和预防的规矩绳墨。

《内经》在中国古典哲学思想的影响下，以中国传统文化为根基，形成了完全不同于西医学的中医思维方法，即整体思维、意象思维和直觉思维。

整体思维，是以普遍联系、相互制约的观点看待世界及一切事物的思维方式。《内经》注重整体，既强调人体自身的完整性，又强调人与自然、社会环境密切相关。《素问·阴阳应象大论》等篇建立了"四时五脏阴阳"的人体生理病理体系。

意象思维，是指运用带有感性、形象、直观的概念、符号表达事物的抽象意义，通过体悟，综合把握对事物的意蕴、内涵、相互联系和运动变化规律的思维方式。《素问·五脏生成论》运用取象比类法建构藏象理论，提出"五脏之象，可以类推"的观点。《素问》七篇大论运用运数比类法说明生理病理现象，运用干支之数推测六十年气候的变化规律及其与人体疾病的关系。

直觉思维，是对于新事物、新现象、新问题及其相互关系的一种迅速识别、深入洞察，采用直接本质理解和综合整体判断的思维方式。《素问·八正神明论》说："请言神，神乎神，耳不闻，目明心开而志先，慧然独悟，口弗能言，俱视独见，适若昏，昭然独明，若风吹云，故曰神。"阐述了直觉思维的重要性和特征。

（四）发明了经络学说和针灸疗法

《内经》创建的经络学说和发明的针灸疗法，被认为是中国的"第五大发明"。经络学术和针灸疗法的形成经历了漫长的历史过程，但直至《内经》问世，才形成了包括正经、奇经、经别、别络、经筋、皮部等内外连属的完整的经络系统。针刺是《内经》治疗疾病的主要手段，《素问·异法方宜论》还从地理学的角度阐述了针灸疗法的渊源。

经络腧穴体系成为中医学理论中最具特色的部分，针灸疗法则成为中医众多自然疗法的代表。

《内经》构建了中医学独特的理论体系，确立了中医学特有的思维方法，形成了"天地—形神"的整体医学模式，总结了中国古代生命科学的成果，发明了经络学说和针灸疗法，在世界医学上留下了灿烂的篇章，并显现出其无尽的生命活力。

解译者
2019 年 5 月

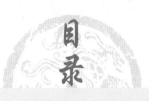

目录

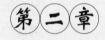
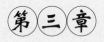

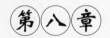 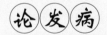

 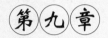 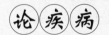

 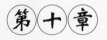 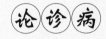

第十一章　论治病

第十二章　论养生

第一章　论天地

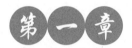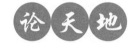

　　天地是独立于人类意志之外的客观存在，是不断运动变化着的物质实体。天地乃至天地间的万物，都是客观存在的天地之气、阴阳之气、五行之气不断运动变化所产生并存在着的。因此"气—阴阳—五行"不但是《内经》认识宇宙万物、生命现象的思维基础，而且成为人们用以认知宇宙万物、解释生命现象的基本理论，这是《内经》构建生命科学时的基本立场和出发点。

《素问·天元纪大论》

【篇解】

本篇主要论述了五运六气学说的一些基本法则，并指出了五运六气与四季气候变化、万物生长、人生老病死等的关系。古人认为，天地的"运"和"气"是宇宙万物的本元，记录在这篇文章，所以叫做"天元纪大论"。

【原文】

故在天为气①，在地成形②，形气相感而化生万物矣。然天地者，万物之上下也；左右者，阴阳之道路也③；水火者，阴阳之征兆也；金木者，生成之终始也。气有多少，形有盛衰，上下相召而损益彰矣。

【校注】

①气：无形之气。王冰注："气，谓风热湿燥寒。"

②形：有形之质。王冰注："形，谓木火土金水。"

③左右者，阴阳之道路也：古代的浑天说认为，天体自东向西旋转。人站在地球上仰观天象，可见日月星辰自东向西运行，东方为人体之左，天左旋也，而大地则是自西而东旋转，西方为人体之右，地右动也。天为阳，左行；地为阴，右行，故左右是阴阳运行的道路。

【译文】

所以在天为无形之气，在地为有形之质，形和气互相感召，就能变化和产生万物。天在上，地在下，所以天地是万物的上下；阳升于左，阴降于右，所以左右为阴阳的道路；水属阴，火属阳，所以水火是阴阳的象征；万物发生于春属木，结果于秋属金，所以金木是生成的终始。阴阳之气并不是一成不变的，它有多少的不同，有形物质在发展过程中也有旺盛和衰老的区别，在上之气和在下之质互相感召，事物太过和不及的形象就都显露出来了。

【解读】

天地是我们认识生命、认识万物的前提和基石。天地形成之后，形气相感，化生了万物。清净无形的阳气积聚在上就是天；浊重形的阴气积聚在下，就是地。《内经》认为天是无形的，属气，为阳，而地为有形的，为质，属阴，形和气的运动即阴阳二气的运动。在天的六气，即风寒暑湿燥火，主宰了一年四季的气候；在地的五行，即木火土金水，包罗了地上一切有形的特性。形气相感即天地阴阳二气的感应，形气运动最伟大的结果就是天和地的生成。

天地是万事万物的上下，万事万物在天地中产生，在天地、左右的空间内产生了金木、水火等五运的盛衰变

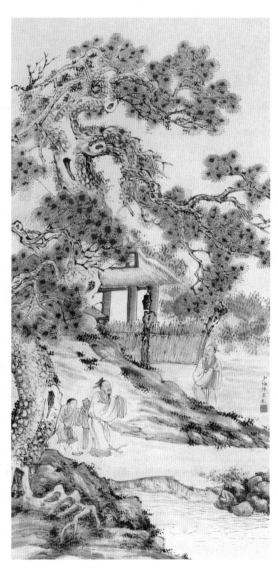

化。由于阴阳之气的变化，表现出气的多少及形体的盛衰的变化，根本上说这是由于天地阴阳二气的上下相感而出现的各种形态的变化。

《黄帝内经》所谓"形气相感""动静相召"，实际上讲的都是天地阴阳的矛盾运动，正因为这种运动使地球得以形成，并为生命的产生创造了特殊的也是必不可少的环境，在漫长的运动过程中，地球上终于产生了能够自我建设、自我更新的生命体，最终进化出了人类。

【原文】

太虚寥廓，肇基化元①，万物资始，五运终天②，布气真灵，揔统坤元③，九星悬朗④，七曜周旋⑤，曰阴曰阳，曰柔曰刚，幽显既位，寒暑弛张，生生化化，品物咸章。

【校注】

①太虚廖廓，肇基化元：弥漫宇宙的气，是万物化生的本原。太虚，即太空。廖廓，广阔无边的意思。肇，始也；基，立也；化元，造化之本原。

②万物资始，五运终天：天地万物从元气中生出，五运之气之运行终而复始，循环不止。五运，即土运、金运、水运、木运、火运的合称。张介宾注："资始者，万物借化元而始生；终天者，五运终天运而无已也。"

③布气真灵，揔统坤元：真元之气敷布万物，统摄大地，其为生养万物之根本。王冰注："太虚真气，无所不至也。气齐生有，故禀气含灵者，抱真气以生焉。揔统坤元，言天元气常司地气，化生之道也。"揔，即总，统领。

④九星悬朗：九星高悬于天空，发出明亮的光辉。九星，指天蓬星、天芮星、天冲星、天辅星、天禽星、天心星、天任星、天柱星、天英星。亦可泛指众星。

⑤七曜周旋：日、月、五星循周天之度而运行。

【译文】

广阔无边的天空，是物质生化之本元的基础，是万物滋生的开始，五运之气行于天道，终而复始，循环不止，布施天地真元之气，滋养万物，统摄大地，九星悬照天空，七曜按周天之度旋转，于是万物有阴阳的不断变化，有柔刚的不同性质，幽暗和显明按一定的位次出现；寒冷和暑热，按一定的季节往来，这些生生不息之机，变化无穷的道理，宇宙万物的不同形象，就都表现出来了。

【解读】

本段对《黄帝内经》对宇宙的物质运动结构作了高度的概况和精彩的描述，详细论述了天地物质的运动变化，即精气在运动条件下变化的不同形态，精气为一切物质生成变化的基础。具体地看，太空的天体、地上的五行及生物都是物质。从本质来看是精气；从性质来分是阴阳；从变化来看是四时五运，是千变万化、形形色色各不相同的天地之间无穷无尽的物质运动。

新事物的产生就是"化"，即生化。寥廓无边的宇宙，充满了生化运动的精气，这乃是宇宙的本元，是一切物质生化演变的基础、源泉和开始。天地万物、日月星辰皆赖精气的运动而开始得以产生。五运之气周而复始地运行着，终始更替，循环一周正好是三百六十五天，所以称为"终天"。宇宙间的精无所不至，敷布真灵之气于万物，其运动规律统摄了大地上一切物质的生化，这些都是由于风火湿燥寒五种气候变化产生的巨大作用。太空之中的天蓬、天芮、天冲、天辅、天禽、天心、天任、天柱、天英等九个星球和太阳、月亮、金星、木星、水星、火星、土星等"七曜"在宇宙中循环运转，因此产生了阴阳和刚柔，昼夜幽显，而大地上才有四季寒暑的更替变化，因为有了阴阳的运动、四季寒暑的变化，所以才有大地上各种各样千差万别的物质生成和各种不同的变化。

《素问·五常政大论》

【篇解】

每个时节都有配属的运气，可出现独特的气候、物候，本篇论述了当人体与当下的五运相同、不足、太过时所产生的多发疾病及与其相关联的一些情况；然后论述了地势高低的气候特点及其对人体健康的影响；最后论述了六气在特殊时候气象、物候特点，好发疾病及其治疗原则。因本篇首论五运正常的情况，所以篇名为"五常政大论"。

【原文】

帝曰：气始而生化，气散而有形，气布而蕃育，气终而象变①，其致一也②。然而五味所资，生化有薄厚，成熟有少多，终始不同，其故何也？岐伯曰：地气制之也，非天不生，地不长也。

【校注】

①象变：自然景象发生变化。王冰注："始，谓始发动；散，谓流散于物中；布，谓布化于结成之形；终，谓终极于收藏之用也。故始动而生化，流散而有形，终极而万象皆变也。"

②其致一也：万物都是生于"气"，这种情况是一致的。姚绍虞注："气至则生，气尽则死，天地之间，一气而已。"

【译文】

黄帝道：万物开始受气而生化，气散而有形，气输布而蕃殖成长，气终结的时候景象便发生变化，万物虽不同，但这种情况是一致的。然而如五谷的资生，生化有厚有薄，成熟有少有多，开始和结果也有不同，这是什么缘故呢？岐伯说：这是由于受在地之气所控制，故其生化非天气则不生，非地气则不长。

【解读】

本段详细论述了天地物质的运动变化，即天地间的事物是千差万别的，而这种变化的根源在于阴阳之气的多少及气的运动变化之不同。充满在宇宙中的神圣伟大的精气作用与变化，而在大地上则表现为化生成了以五行属性为代表的各种各样、千差万别的物质，并产生了归于五大类的味道。这些变化反映于天上，则生成了风热燥湿寒等不同的五种气候变化；反映于大地上则生成了木火土金水五大类不同性质的各种有形物质。

气化活动的过程分为化始、成形、布散、化终四个阶段。宏观维度的气化，是指天地间阴阳之气相互作用所导致的一切变化，包括天地阴阳之气对一切事物的新生、成长、消亡所带来的影响。中医所讲的气化指通过气的运动而推进机体产生各种运动、变化。气化作用在机体与自然环境之间起到了物质交换、在机体内部起到了物质转换和再生的一系列重要作用。

《素问·六微旨大论》

【篇解】

本篇主要论述了天道六六之节，上应天气，下应地理，以及六气主岁、主时和客主之气的相互作用，是对六气运动变化规律及其原理作了精微深刻论述的篇章，因此名为"六微旨大论"。正如张志聪《素问集注》所云："此篇分论六节应天，六节应地，主岁主时及加临之六气，故曰六微旨大论。"高士宗《素问直解》也说:"本经第九篇六节藏象论为六气大纲,此则阐明经旨,以悉其微,故曰《六微旨大论》。"

【原文】

帝曰:其升降何如?

岐伯曰:气之升降,天地之更用也^①。

帝曰:愿闻其用何如?

岐伯曰:升已而降,降者谓天;降已而升,升者谓地。天气下降,气流于地;地气上升,气腾于天,故高下相召,升降相因^②,而变作矣。

【校注】

①气之升降,天地之更用也:天气、地气的升降运动,相反相成,相互为用。张介宾曰:"天无地之升,则不能降;地无天之降,则不能升。故天地更相为用。"

②高下相召,升降相因:下降的天气和上升的地气互相为升降运动的前提("因")和动力("召",招也)。张介宾曰:"召,犹招也。上者必降,下者必升,此天运循环之道也。阳必召阴,阴必召阳,此阴阳两合之理也。故高下相召则有升降,有升降则强弱相因之变作矣。"

【译文】

黄帝说:它们的升降是怎样的呢?

岐伯说:气的升降,是天气和地气互相作用的结果。

黄帝说:我想听听它们的互相作用是怎样的?

岐伯说:地气可以上升,但升到极点就要下降,而下降乃是天气的作用;天气可以下降,但降到极点就要上升,而上升乃是地气的作用。天气下降,其气乃流荡于地;地气上升,其气乃蒸腾于天。由于天气和地气的相互招引,上升和下降的相互为因,天气和地气才能不断地发生变化。

【解读】

本篇高度概括了天地万物产生和变化的过程,认为是阴阳相互冲荡运动的结果。在这运动过程中，阴阳升降相错，高下相召，万物的产生、运动、变化也由之而生。天地阴阳的升降运动正好反映了自然运动规律。阴阳二气的升降交错运动就是天地万物产生的根本原因，同时也是天地之气相互更替作用的具体表现。天因地气之升而得降，地因天气之降而升，一升一降互为因果，因而变化产生了宇宙之间的万物。

天为阳，虽然是主上升，但是阳中还要有降，地虽然是浊阴，是主下降的，但是降中它得有升。同时，天之所以有降，是因为有地阴的吸引，地之所以有升，是由于天之阳气的吸引。天是阳，阳主升，但是主升当中它必得有降，阳总往上升，地总往下降，天地之间不就决裂开了吗？就没有万事万物了吗？所以升当中也有降，降当中也有升，这样才有阴阳交泰，才有阴阳相合，才有云雨，有云雨才能化生万物。不单是阳要升，阳也要降，不单是阴要降，阴也要上升。之所以升，之所以降，是因为阴阳交互，阴阳相吸，阴阳相纳。

《素问·气交变大论》

【篇解】

本篇讨论自然环境对人和万物的影响。以阴阳和五运之气的消长变化关系以及德、化、政、令等五运正常功能和逆反变化，结合星辰详细作了说明，故曰"气交变大论"。

【原文】

《上经》曰：夫道①者，上知天文，下知地理，中知人事，可以长久，此之谓也。

【校注】

①道：此指医学理论。

【译文】

《上经》说：研究医学之道的，要上知天文，下知地理，中知人事，他的学说才能保持长久。就是这个道理。

【解读】

中华传统文化史上，天文学研究的主要目的在于历法纪时。地理学是研究地球上各种自然现象、人文现象，以及它们之间相互关系的学科。在中华传统文化史上，地理学研究的目的除了总结自然界山川陵谷风貌之外，一个更为重要的任务在于总结不同地域环境中气候及生命万象的时间演化变迁规律。人事是指研究人体生命发生存续过程机制及其社会活动秩序规律的科学。

深厚的天文地理学知识是把握天地四时之气演化变迁规律及其造化自然界生命万物机制规律的基础。要真正学好用好，并发展提高中医学，除了必须详细了解人类生命本身之外，还必须懂得天文地理学及气象历法学知识。

考察《黄帝内经》，其中一半以上的内容涉及天文地理、气象历法，以及阴阳五行六气学说等内容。再考究中医学两千多年的发展之路，也会发现凡在中医学理论思想上有所突破、有所贡献的中医大家，他们几乎都具备深厚的天文地理学、气象历法学，以及以元气阴阳五行六气学等为核心的易道文化知识背景。

研究中医必须"上穷天纪，下极地理，远取诸物，近取诸身，更相问难"，即"上知天文，下知地理，中知人事"。在这种世界观指导下形成了中医理论体系，整体观贯穿到中医学理、法、方、药各个方面。

【原文】

帝曰：善。所谓精光之论①，大圣之业②，宣明大道③，通于无穷④，究于无极⑤也。余闻之善言天⑥者，必应⑦于人；善言古者，必验⑧于今；善言气⑨者，必彰⑩于物；善言应者，同⑪天地之化；善言化⑫言变⑬者，通神明⑭之理。

【校注】

①精光之论：精深广博的理论。光，通"广"。清·王引之《经义述闻·周易上》："光之为言，犹广也。"

②大圣之业：神圣的事业。

③宣明大道：彰显重要意义的理论。宣、明，同义词，显露、彰显。《小尔雅·广言》："宣，示也。"《字汇·日部》："明，显著也。"

④通于无穷：通晓、洞悉无穷无尽的事理。通，通晓、洞悉。《释名·释言语》："通，洞也，无所不洞贯也。"穷，尽、全部。

⑤究于无极：对事物无止境的深入探求。究，深入地探求、钻研。极，尽头、穷尽。

⑥天：自然。泛指不以人意志为转移的客观必然。《荀子·天论》："列星随旋，日月递照，四时代御，阴阳大化……是谓天。"

⑦应：应验；相应；适应。《广韵·证韵》："应，物相应也。"《易·乾》："同声相应，同气相求。"

⑧验：检验；试验；应验。《篇海类编·马部》："验，考视也。"

⑨气：此指天地气交中的天气、地气，即气运变化的五运之气和六气。

⑩彰：显著；宣扬；表露。《洪武正韵·阳韵》："彰，著明之也。"

⑪同：相同；齐一；统一；一致。《广韵·东韵》："同，齐也。"《易·乾》："同声相应，同气相求。"

⑫化：指事物的一般（正常）状态。《素问·六微旨大论》："物之生，从于化。"《素问·天元纪大论》："物生谓之化。"

⑬变：指事物的特殊（异常）状态。《素问·六微旨大论》："物之极，由乎变。"《素问·天元纪大论》："物极谓之变。"

⑭神明：指阴阳之气玄妙的运动规律。"规律"是无形无状，不可直觉，不以人主观意志为转移，但又是客观存在的。《易·系辞上》："阴阳不测之谓神。"韩康伯注："神也者，变化之极，妙万物而为言，不可以形诸者也。"

【译文】

这些正是所谓精深高明的理论，圣人的伟大事业，研究发扬它的道理，达到了无穷无尽的境界。我听说：善于谈论自然规律的，必定能应验于人；善于谈论古代的，必定验证于现在；善于谈论气化的，必定能通晓万物；善于谈论应变的，就会采取与天地同一的步骤；善于谈论化与变的，就会通达自然界变化莫测的道理。

【解读】

古今事理相通，借古可以鉴今，先哲有云，"以史为镜，可以知兴替"，言古人的经历得失，可以作为当前的借鉴。本段说明了总结运用规律的重要意义。

《黄帝内经》吸取了"百家争鸣"时期各科理论的精华用以解答健康问题，所谓触类旁通。《黄帝内经》继承了《易经》宇宙（太极）、地球万物互有联系这一理论，用宇宙明显的变化规律解释人体不明显的运行规律，用人体明显的变化规律推导宇宙不明显的变化规律，所谓相参。这一切都源于观察和思考，给我们的启示就是：宇宙是物质构成的，物质是不断发生变化的，变化是有规律的，规律是可以通过观察和思考被人们掌握的，万物同理。

第二章 论生命

　　人是阴阳对立统一的有机整体。《黄帝内经》的作者把当时先进的哲学——阴阳学说引入医学领域，用阴阳既对立又统一的观点来认识人的生命活动，来阐释人体表现出来的各种生理功能及病理变化。《黄帝内经》认为，人的生命活动主要是在脏腑中进行的。脏腑，尤其是五脏，是人体基本生命功能的主宰者和执行者。依据各个脏腑的功能特点及其在生命活动中的地位，《黄帝内经》建立起了以五脏为中心的人体生命功能的分类系统，进而形成了比较完整的脏腑学说。人的生命活动的存在和维持，是通过精、气、神体现出来的，因而此三者被视为人体生命三要素，又称为"人生三宝"。

《素问·宝命全形论》

【篇解】

宝命，珍惜生命之意；全形，保全形体。宝命全形，即保养生命的意思，又称养生、摄生。本篇主要论述了养生的思想与方法，故名"宝命全形论"。

【原文】

黄帝问曰：天覆地载，万物悉备，莫贵于人。人以天地之气生，四时之法成。

【译文】

黄帝问道：天地之间，万物俱备，没有一样东西比人更宝贵了。人依靠天地之大气和水谷之精气生存，并随着四时生长收藏的规律而生活着。

【解读】

人类是大自然的产物，在自然界产生、进化、发展。《黄帝内经》认为在天地万物之中，人是最宝贵最重要的。人不是一般气的汇聚，而是精气的聚合。人是大自然造就的，也就是天地阴阳之气交错运动的产物，人体的构成，就是以"气"作为基本物质的。人体要靠天地之气提供的物质条件而获得生存，同时还要适应四时阴阳的变化规律，才能发育成长。天地为人体提供了一个生存的空间，以及自然界的春夏秋冬的时间规律。人类在这样的空间、时间里才能生存、发展，故人受天地阴阳升降运动的影响，应当顺应四时气候变化的原则。人类在漫长的进化过程中，为了生存、发展，必须去认识自己所生存的环境，必须去向环境学习，并与之相适应。

【原文】

岐伯曰：夫人生于地，悬命于天，天地合气，命之曰人。人能应四时者，天地为之父母[①]；知万物者，谓之天子[②]。天有阴阳，人有十二节[③]；天有寒暑，人有虚实。

【校注】

①人能应四时者，天地为之父母：人能顺应自然四时规律，天地即对人施舍养育之恩，故为人之父母。

②知万物者，谓之天子：能掌握自然界万物变化规律的人，可称作自然之子女。

③十二节：手足十二大关节，即左右肩、肘、腕和左右髋、膝、踝关节。

【译文】

岐伯说：一个人的生活，和自然界是密切相关联的。人能顺应自然四时规律，天地即对人施舍养育之恩，故为人之父母。能掌握自然界万物变化规律的人，可称作自然之子女。所以天有阴阳，人有十二关节；天有寒暑，人有虚实盛衰。

【解读】

人虽然生活在大地上，但是离不开天时气候的影响，天地阴阳相错，上下相因，最终才进化产生了人。人可以通过对环境的观察而得到知识，可以通过学习而逐步了解、掌握自然变化的规律，并且可以在一定程度上或范围内保护自然环境。能够通过学习而认识天地万物的只有人，能够顺应四时而养生、耕稼、收割、贮藏谷物、建设环境，以求发展，也只有人类。当然，人类也会犯错误，甚至是极大的错误。所以《黄帝内经》说天地是人类的父母，人是天地的骄子。

本段从人与自然的关系出发，阐述了宝命全形之道即为人体气血虚实与自然界阴阳五行变化的密切关系。指出人类要保护自己的生命和形体，必须根据自然界阴阳五行的变化规律来养生，以及防治疾病。古人运用地理学的知识，近取诸身，远取诸物，采用观察研究与取象比类的方法说明人体生理病理现象。人秉承天地之气而生，天地犹如万物的父母，生养万物以供人受用，体现了"天人相应"的中医理论整体观。所以，强调人要"能经天地阴阳之化"，才能"不失四时"之养。

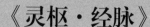

《灵枢·经脉》

【篇解】

本篇详述了十二经脉在全身的分布和循行情况，以及十五络脉的名称、循行路径及其虚实病候的表现。全篇内容着重说明经脉具有决生死、处百病、调虚实的重要作用，故名"经脉"。

【原文】

人始生，先成精，精成而脑髓生，骨为干，脉为营，筋为刚，肉为墙①，皮肤坚而毛发长，谷入于胃，脉道以通，血气乃行。雷公②曰：愿闻经脉之始生。黄帝曰：经脉者，所以能决死生，处百病，调虚实③，不可不通。

【校注】

①筋为刚：刚，《太素》杨注为"纲"。肢体运动以筋为纲维，故曰筋为纲。骨为干，脉为营，筋为刚，肉为墙：指骨、脉、筋、肉的功能，共同构成人之躯体。以骨骼支撑人体故为干，脉道营运血气以养周身故

为营，筋能约束骨骼维系肢体运动故为纲，肌肉护卫于内脏组织之外故为墙。

②雷公：《内经》以黄帝与岐伯、雷公、少俞、伯高等人问答之语而成书，雷公为其中之一。

③决死生，处百病，调虚实：决断死生，诊断百病，调和虚实。

【译文】

人的最初生成，先形成于精，由精发育而生成脑髓，以骨骼为支干，以脉管藏血气而养周身，以筋为纲约束骨骼维系肢体运动，以肉为墙壁保护内脏，当皮肤坚韧时，毛发就附着生长。五谷入于胃，化生出各种营养，脉道借之通行全身，血气运行不息。

雷公说：我想彻底地听听经脉最初生成的情况。

黄帝说：根据经脉的变化，可以决断死生，处理百病，调整虚实，这是不可不通晓的。

【解读】

人在孕育之初，最先由父母精血所构成，随着不断发育，逐渐由精血发育成脑髓，以后又形成形体，骨髓成为整体支架，以脉道作为营运气血、营养灌溉周身的通道，坚韧有力的筋联系关节骨骼，周身的肌肉作为墙壁以保护内脏、血脉、筋骨，皮肤发育坚韧，毛发随之而生，这时人形已成，待到初生之后，饮食入于胃中，脉

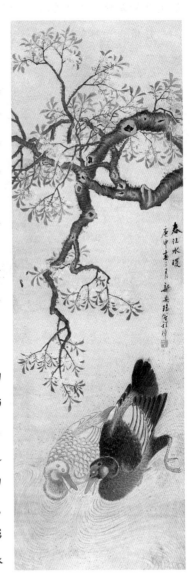

道内外贯通，血气就可以在脉中循环不止，这就是成形始于精（先天），养形在于谷（后天）的道理。

脑、髓、骨、脉均属奇恒之腑，功能上类似五脏。其共同特点是它们同是一类相对密闭的组织器官，却不与水谷直接接触，即似腑非腑；但具有类似于五脏贮藏精气的作用，即似脏非脏。奇恒之腑，除胆属六腑外，都没有和五脏的表里配属关系，但有的与八脉相联系。

经络，是人体气血运行、内外贯通、上下联络的通路。它贯脏腑，外达肌表，上下贯通，网络全身。经络在人体内纵横交错，维系阴阳，构成了又一个统一的整体系统，是中医学理论体系中很重要的组成部分。无论在生理、病理的研究，还是在诊断、治疗诸方面，都起到了不可替代的作用。

《灵枢·天年》

【篇解】

天年，指天赋予的寿命。本篇主要论述了人体生长衰老过程中各个阶段的生理特点，以及气血盛衰、脏腑强弱同寿命长短的关系。因文中论述主要围绕生命寿数问题，故名"天年"。

【原文】

黄帝问于岐伯曰：愿闻人之始生，何气筑为基？何立而为楯？何失而死？何得而生？岐伯曰：以母为基，以父为楯①，失神者死，得神者生。黄帝曰：何者为神？岐伯曰：血气已和，荣卫已通，五藏已成，神气舍心②，魂魄毕具，乃成为人。

【校注】

①以母为基，以父为楯（shǔn）：基，基础，基质。楯，即栏杆，在这里引申为遮蔽和捍卫之意。人类胚胎的形成，是以母之阴血为基础，以父精所化阳气为护卫，阴阳交感，精气结合而成。

②神气舍心：神气藏居于心中。舍（shè），居住。《素问·宣明五气》曰："心藏神。"

【译文】

黄帝问岐伯说：人的生命形成之初，是什么筑起它的基础？是什么建立起它的外卫？失去什么就死？得到什么就生？

岐伯说：以母为基础，以父为护卫，失神则死，得神则生。

黄帝说：什么是神？

岐伯说：血气已经和调，荣卫已经通畅，五脏都已形成，神气居藏于心中，魂魄俱备，便成为人。

【解读】

《黄帝内经》不仅研究自然界物质的循环运动，研究人体与自然界所进行的物质交换，还系统地研究了人体以气血、脏腑为物质基础而产生的各种精神意识表现——神。神是人体生命运动现象的总称，它包括了神、魂、魄、意、志、思、虑、智等高级思维活动。神在人体，居于极重要的位置，神存则生命运动存。故神存则生，神亡则亡，神充则健，神衰则弱。脏腑化生气血，气血旺盛，则神机相应旺盛。

《内经》中神的涵义颇多，主要有宇宙变化莫测的动力，生命现象的总称，专指精神意识思维活动。无论是哪一类，都足以说明它在生命过程中的地位和作用的重要。

《灵枢·本神》

【篇解】

本，根本，有探本求源的意思，这里引申指推求。神，指精神意识思维活动，包括精、神、魂、魄、意、志、思、智、虑等。本篇论述了这些精神活动的产生过程，以及养生与健康的关系；并具体指出了因七情耗伤，而使精神活动发生变动，所形成的不同的病理征象。因为本篇着重强调了必须在详细了解患者精神活动状况的基础上才可以进行针刺这一治疗原则，故曰"本神"。

【原文】

天之在我者德①也，地之在我者气②也，德流气薄③而生者也。故生之来谓之精，两精相搏谓之神，随神往来者谓之魂，并精而出入者谓之魄，所以任物④者谓之心，心有所忆谓之意⑤，意之所存谓之志⑥，因志而存变谓之思，因思而远慕谓之虑⑦，因虑而处物谓之智。故智者之养生也，必顺四时而适寒暑，和喜怒而安居处，节阴阳而调刚柔，如是则僻邪⑧不至，长生久视⑨。

【校注】

①德：天德即天之正常运行变化。天气为阳，表现为自然界的气候，如阳光雨露等，是天赋予人类生存的基本条件。

②气：地气即地之正常运行变化。地气为阴，表现为大地蕴育长养万物，如五谷杂粮等，是地赋予人类生存的基本条件。

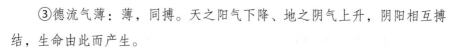

③德流气薄：薄，同搏。天之阳气下降、地之阴气上升，阴阳相互搏结，生命由此而产生。

④任物：任，担任；物，事物。言心担任着分析、认识与处理事物的职能，具体过程即下文意志思虑智。

⑤意：意念，为心主任物之始，指心生念头而尚未决定。

⑥志：志向，为意念已定。

⑦虑：深思远虑，计划未来、预测结果。

⑧僻邪：致病邪气。

⑨长生久视：视，活也。长生久视指寿命绵长、不易衰老。

【译文】

天赋予我的是德，地赋予我的是气，天德地气交流搏击就生成了人。因此，演化成人体的原始物质叫做精，阴阳两精结合而产生的生命运动叫做神，随着神的往来活动而出现的知觉机能叫做魂，跟精气一起出入而产生的运动机能叫做魄，可以支配外来事物的叫做心，心对外来事物有所记忆而留下的印象叫做意，意念积累而形成的认识叫做志，根据认识而研究事物的变化叫做思，由思考而产生远的推想叫做虑，依靠思虑能抓住事物发展规律处理得当叫做智。因此，明智之人的养生方法，必定顺应四时寒暑气候的变化，调和喜怒而安定起居，节制阴阳之偏而调谐刚柔，像这样，才不至被虚邪贼风所侵袭，可以长生不老。

【解读】

本文对生命与神的本源进行了探讨，明确地指出生命本源于天地阴阳之气，即自然界物质性的德与气，不仅对生命的起源给予了科学唯物主义的阐释，同时又突显了人与自然的关系。

精，禀受于先天，与生俱来。《黄帝内经》唯物地认为，神是以精作为物质基础的。《黄帝内经》不仅研究自然界物质的循环运动，研究人体与自然界所进行的物质交换，还系统地研究了人体以气血、脏腑为物质基础而产生的各种精神意识表现——神。神是人体生命运动现象的总称，它包括了神、魂、魄、意、志、思、虑、智等高级思维活动。《黄帝内经》研究了人的精神意识活动，提出了"所以任物者谓之心"的理论。这里所谓的心，已经包括了大脑的功能。精神意识活动并不先物质而产生，而是产生于心的实体和其功能运动对物质基础的依赖之上。

魂，是人的精神活动之一。魂舍于血，藏于肝，所谓魂就是心及肝的生理活动产生的一种精神意识活动，心（包括大脑的一部分生理功能）及肝的生理功能正常，就能随着神的功能活动对外界反复认识，获得感性乃至理性的知识，这种复杂的生理过程和对外界客观事物的认识所形成的主观意识，就可以看成"魂"。魄，《黄帝内经》认为其也是一种以精气作为物质基础的精神活动。魄即以精气作为基础，所以精气足，则魄力大，感觉敏锐，决断果敢，动作准确。

意、志是人类的一种精神意识活动，是大脑分析各种思维意识活动的最后阶段。依照《黄帝内经》的定义，意又可看成是意识、回忆；志又是意识、经验等的存在，这些精神活动又都与大脑有关，而大脑的这些功能活动，《黄帝内经》又将其包含在心肾功能之中。这与肾主髓的功能密切相关。

思，指反复思考；虑，指深谋远虑；智，指随机应变。人处万物，是否符合客观实际，须反复认真思考，针对具体情况采取正确的方法、步骤，才能达到预期的目的。《黄帝内经》所定义的思、虑、智，完全符合人类思维活动的规律。

文中对人认知的思维过程描述非常详细，包含了由感性到理性，由低级到高级，由认识到综合判断的意识思维过程。人类思维活动的最高层次是"智"，智者能在深谋远虑的基础上处理事物，也必定能以意志来调控养生，采取正确的方法：一则顺应四时以避邪气；二则调和情志以免过激；三则生活规律以安居处，从而调和阴阳、健康长寿。

《素问·六节藏象论》

【篇解】

节，度，周期之意，古人以甲子纪天度，一节为六十日，一年三百六十日为六节。藏象，指体内脏腑的功能及其表现于外的现象。本篇始论天度、气数，继论藏象、脉象，故篇名为"六节藏象论"。中国历中阳历和阴阳合历是用以正天度以制日月之行的，干支运气历是用以明气数以纪化生之用的，在此章节多有阐述。

【原文】

帝曰：善！余闻气合而有形①，因变以正名②，天地之运，阴阳之化，其于万物，孰少孰多，可得闻乎？岐伯曰：悉乎哉问也！天至广，不可度，地至大，不可量，大神灵问，请陈其方。草生五色，五色之变，不可胜视；草生五味，五味之美，不可胜极，嗜欲不同，各有所通。天食人以五气③，地食人以五味④。五气入鼻，藏于心肺，上使五色修明，音声能彰；五味入口，藏于肠胃，味有所藏，以养五气⑤，气和而生，津液相成，神乃自生。

【校注】

①气合而有形：天地之气结合产生万物之形态。

②因变以正名：万物因各有不同的化育规律，产生不同的形态，根据其形态确定各自的名称。

③天食人以五气：天（自然界）供养人类生存必需的清气（呼吸之

气）。因其随时令气象变化表现为寒暑燥湿风，故称为"五气"。食（sì），音意同饲，即供养。

④地食（sì）人以五味：大地为人类生存提供酸苦甘辛咸等五类饮食物。

⑤五气：此指五脏之气。

【译文】

黄帝说：好。我听说由于天地之气结合而产生万物的形态，又由于万物各有不同的化育规律，产生不同的形态，根据其形态确定各自的名称。天地的气运，阴阳的变化，它们对于万物的生成，就其作用而言，哪个多，哪个少，可以听你讲一讲吗？

岐伯说：问的实在详细呀！天极其广阔，不可测度，地极其博大，也很难计量，像您这样伟大神灵的圣主既然发问，就请让我陈述一下其中的道理吧。草木显现五色，而五色的变化，是看也看不尽的；草木产生五味，而五味的醇美，是尝也尝不完的。诸物之性不同，因而嗜欲不同，与五脏各有所通。天供给人们以五味。五味由鼻吸入，贮藏于心肺，其气上升，使面部五色明润，声音洪亮。五味入于口中，贮藏于肠胃，经消化吸收，五味精微内注五脏以养五脏之气，脏气和谐而保有生化机能，津液随之生成，神气也就在此基础上自然产生了。

【解读】

本篇首先阐述了宇宙万物形、名不同的道理。"气合而有形"，这个自然界包括人体在内，"气"就是指天地阴阳之气，天地阴阳之气相合，天阳与地阴之气相合，而变为无穷的种种形体，不管动物、植物还是人类，都是阴阳两气相合以后的种种形态。"因变以正名"，因为各种物质的禀赋不同，所以就有变化的不同，所以就有数不清的事物，有的是属于动物，有的属于植物，有的属于矿物，高级的是人类，叫因变以正名。故说天地阴阳五行各种事物，都离不开阴阳五行之气。

然后论述了天地之气与人体五脏之气的相互通应及其对生命活动的重

要意义。人与自然息息相通，赖自然以生存，从自然界不断摄取生命所需的物质。神乃生命活动的主宰，也是以五脏精气为物质基础的。因此，从自然与五脏取类比象的通应关系来认识人体复杂的生命活动规律。

《素问·上古天真论》

【篇解】

上古，即远古；天真指先天真气，即元气。本篇主要讨论了上古之人保养先天真气以避免疾病的发生而延年益寿的原则方法和道理，以及先天真元之气在人体生长发育过程中的重要作用，故名《上古天真论》。

【原文】

岐伯曰：女子七岁，肾气盛，齿更发长①；二七而天癸至②，任脉通，太冲脉③盛，月事④以时下，故有子；三七肾气平均，故真牙⑤生而长极；四七筋骨坚，发长极，身体盛壮；五七阳明脉衰，面始焦⑥，发始堕；六七三阳脉衰于上，面皆焦，发始白；七七任脉虚，太冲脉衰少，天癸竭，地道不通⑦，故形坏而无子也。丈夫八岁，肾气实，发长齿更；二八肾气盛，天癸至，精气溢泄，阴阳和⑧，故能有子；三八肾气平均，筋骨劲强，故真牙生而长极；四八筋骨隆盛，肌肉满壮；五八肾气衰，发堕齿槁；六八阳气衰竭于上，面焦，发鬓颁白⑨；七八肝气衰，筋不能动；八八天癸竭，精少，肾藏衰，形体皆极，则齿发去。肾者主水，受五藏六府之精而藏之，故五藏盛乃能泻。今五藏皆衰，筋骨解堕⑩，天癸尽矣，故发鬓白，身体重，行步不正，而无子耳。

【校注】

①发长（zhǎng）：头发开始生长茂盛。

②天癸至：天癸发育充盛。天癸，具有生殖作用的精微物质，由肾精化生，藏于肾中。至，此作充盛解。

③太冲脉：即冲脉，因肾脉与冲脉相合而经气充盛，故名。

④月事：即月经。

⑤真牙：真，通"巅"。真牙，尽头齿，即智齿。

⑥面始焦：面部开始憔悴。焦，同"憔"，憔悴。

⑦地道不通：地道，即通行月经之道。地道不通即月经停止，进入绝经期。

⑧阴阳和：男女两性交合及其气血合和。

⑨发鬓颁白：头部两侧耳际的头发黑白相杂，俗称"花白"。颁，同"斑"。

⑩解堕：怠惰无力。解，音意同"懈"。

【译文】

岐伯说：女子到了七岁，肾气盛旺了起来，乳齿更换，头发开始茂盛。十四岁时，天癸产生，任脉通畅，太冲脉旺盛，月经按时来潮，具备了生育子女的能力。二十一岁时，肾气充满，真牙生出，牙齿就长全了。二十八岁时，筋骨强健有力，头发的生长达到最茂盛的阶段，此时身体最为强壮。三十五岁时，阳明经脉气血渐衰弱，面部开始憔悴，头发也开始脱落。四十二岁时，三阳经脉气血衰弱，面部憔悴无华，头发开始变白。四十九岁时，任脉气血虚弱，太冲脉的气血也衰少了，天癸枯竭，月经断绝，所以形体衰老，失去了生育能力。男子到了八岁，肾气充实起来，头发开始茂盛，乳齿也更换了，十六岁时，肾气旺盛，天癸产生，精气满溢而能外泻，两性交合，就能生育子女。二十四岁时，肾气充满，筋骨强健有力，真牙生长，牙齿长全。三十二岁时，筋骨丰隆盛实，肌肉亦丰满健壮。四十岁时，肾气衰退，头发开始脱落，牙齿开始枯槁。四十八岁时，上部阳气逐渐衰竭，面部憔悴无华，头发和两鬓花白。五十六岁时，肝气衰弱，筋的活动不能灵活自如。六十四岁时，天癸枯竭，精气少，肾脏衰，牙齿头发脱落，形体衰疲。肾主水，接受其他各脏腑的精气而加以贮藏，所以五脏功都已衰退，筋骨懈惰无力，天癸以竭，所以发鬓都变白，身体沉重，步伐不稳，也不能生育子女了。

【解读】

本篇阐述人体肾气与生长发育及生殖的关系，人体生长壮老的生命过程是肾气由盛转衰变化过程的外在表现。人体生长发育各个阶段表现及生理功能强弱均是肾气的作用结果，从而突出肾气在整个生命活动中的重要作用。《黄帝内经》认为：男子八岁，女子七岁，在古中医里为肾气盛、肾气实，相当于现代人的幼儿期。古中医认为女孩子到七岁的时候，肾气开始旺盛起来，因此才更换牙齿，把乳牙换成恒齿，头发也开始茂盛。而男孩子"肾气实"就是肾气开始充实，所以有"齿更发长"的表现。这个是人生命的第一阶段。故以"七"代表女子，"八"代表男子。

女子二七时，就是十四岁，相当于现代人的青春期，相对来说肾气就更旺盛了，所以"天癸"这个物质才发挥作用。"天癸"是人与生俱来，和生殖力密切相关的一种物质，它发挥作用人就具备生殖能力，它枯竭了、没有了，人也就没有生育能力了，而这种物质是和肾气密切相关的。只有肾气旺了，它才开始发挥作用，所以叫做"天癸"。所以女子"月事以时下"，妇女月经就按时而下。每月有事，所以叫月事。"故有子"也就是到"二七"，任脉通，太冲脉盛，月事以时下，这个情况下就具有了生殖能力。而男子"二八"，也就是相当于十六岁，这时候肾气盛，天癸至，可以有遗精的现象，有生殖能力了，所以"阴阳合，故能有子"，女子三七，男子三八，肾气平均，"故真牙生而长极"。女子二十一岁，男子二十四岁，就有肾气平均的现象，相当于现代人的青壮年期。"肾气平均"指的是肾气更充足了，比一七、二七或一八、二八还要充足，"长极"其实是发长极，"真牙"就是智齿，最巅顶的、最边上的牙，所谓智齿。到"三七""三八"肾气充足的时候可以生智齿了，而头发也长得茂密了，这是发育的一种现象。

女子"四七"，男子"四八"筋骨坚，发长极身体强壮"，女子到了二十八岁、男子三十二岁是人最健康的时候，所以筋骨坚硬，头发也长得最茂盛，男子肌肉最壮满。三十二岁的男子比二十几岁坚固程度更强，耐受力更好，这个时候男子应该是最健壮的，从身体发育这个角度来讲，这是最完美的阶段。

女子五七、六七的时候相当于古代人的中年期，现代妇女也许三十五岁仍然很健壮。但是从《黄帝内经》时候来看，"五七"三十五岁的女性身体开始走下坡路，它是"阳明脉衰"，"面始焦"，"发始堕"，也就是面部开始憔悴，头发开始脱落，掉得多、生得少了，肾气开始衰。"六七""面皆焦"，"发始白"，这时候头发不但开始脱落，还开始变白，男子"五八""六八"肾气衰，发堕齿槁，发乃肾之华，齿为骨之余，所以它提出特征性的生理现象，是齿和发的变化。到了"六八"发鬓斑白，那就不单是肾气衰，阳气也开始衰，头发花白了，所以男子四十八岁鬓角开始发白了。

女子"七七"，任脉虚，太冲脉衰少，天癸竭，地道不通，也就是相当于现代人的四十九岁，在《黄帝内经》中，相当于老年期了，这是在表明这时候肾气、肾精很虚了，也就是说人的气血都不足了，没有生殖能力，"地道"不通，说明月经已经没有或者很少，就类似"绝经"的现象，而男子"七八""八八"肝气衰，筋不能动，天癸竭，精少、肾脏衰，形体皆极，这又涉及了肝脏"筋不能动"，这里虽然不是说绝对没有，但是已经很少了，到"八八"六十四岁后，头发开始脱落，牙齿也开始掉了，极少数人超过八八还能生育，相当于现代人的老年期。

第三章 论阴阳

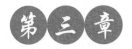 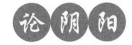

　　阴阳是指对自然界相互关联的某些事物和现象对立双方属性的概括，阴阳是对立的又是统一的。阴阳学说不仅是主要的哲学工具，也是贯穿于《内经》全书，是中医理论的指导思想。本篇主要论述了阴阳的基本概念和内容，以举例的方式，运用阴阳学说理论来阐发体内"精形气化"过程、人体的生理功能及病理变化、指导疾病的诊断治疗及确立养生防病的原则方法等内容。阴阳学说内容丰富，对中医理论体系的完善和发展起到重要作用。

《素问·阴阳应象大论》

【篇解】

"阴阳应象"，即人体生命活动规律与自然界四时阴阳的消长变化其象相应的意思。人的阴阳和天地之阴阳息息相通，无论养生、治病，皆法于阴阳，莫不合于阴阳之道，才能取得临床效应，故本篇名《阴阳应象大论》。正如张志聪《素问集注》所云："此篇言天地水火、四时五行、寒热气味，合人之脏腑身形、清浊气血、表里上下，成象成形者，莫不合于阴阳之道。"正如马莳《素问注证发微》所云："此篇以天地之阴阳，万物之阴阳，合于人身之阴阳，其象相应。"

【原文】

黄帝曰，阴阳者，天地之道①也，万物之纲纪②，变化之父母，生杀之本始③，神明之府④也。治病必求于本。

【校注】

①道：事理；规律；法则。《礼记·中庸》："道也者，不可须臾离也。"朱熹注："道者，日用事物当行之理。"《易·说卦》："是以立天之道，曰阴与阳。"

②纲纪：纲领；总则。张介宾曰："大曰纲，小曰纪；总之为纲，周之为纪。"

③生杀（shài）之本始：生，发生；成长。杀，消耗；衰退。《吕氏春秋·长利》："是故地日削，子孙弥杀。"高诱注："杀，衰也。"本始，

即本原、缘由。

④神明之府：阴阳之气玄妙的运动规律是天地万物变化的根本。府，本；根本。《玉篇·广部》："府，本也。"又，聚集之处、处所。

【译文】

黄帝说：阴阳是宇宙间的一般规律，是一切事物的纲纪，万物变化的起源，生长毁灭的根本，有很大道理在乎其中。凡医治疾病，必须求得病情变化的根本，而道理也不外乎阴阳二字。

【解读】

本段论述了阴阳的概念。

"阴阳者，天地之道也"指出阴阳是自然界的一切规律和法则，"万物之纲纪"指阴阳是一切事物的总纲，"变化之父母，生杀之本始"指出一切事物的变化、产生、消亡都由阴阳产生，说明阴阳广泛地存在于自然界、存在于万物、存在于事物变化、产生、消亡之中，作用是巨大的。"神明之府也"，"神明"指事物复杂变化的动力和主宰，"府"是府地所在，说明事物变化的动力来源于事物本身的阴阳双方。

由于阴阳的广泛性和作用的巨大，因此治疗疾病时要探求阴阳，也就是"治病必求于本"，本指阴阳。生理上，阴阳平衡是维持机体生命活动的必要条件；病理上，阴阳失调导致疾病的发生；诊断上，"察色按脉，先别阴阳"，先明确患者的病性属阴还是属阳，属于寒还是热，在表还是在里等；治疗上，要调理阴阳使之平衡，恢复人体健康。

【原文】

故积阳为天，积阴为地。阴静阳躁。阳生阴长，阳杀阴藏①。阳化气，阴成形。寒极生热，热极生寒。寒气生浊，热气生清。清气在下，则生飧泄②；浊气在上，则生䐜胀③。此阴阳反作，病之逆从也。

【校注】

①阳生阴长，阳杀阴藏：二句互文，认为阴阳是天地万物生长、杀藏

的本源，阳主生发、主肃杀，阴主长养、主敛藏。

②飧泄：粪便中夹杂有未消化食物的泄泻。

③䐜胀：胸脘胀满。

【译文】

清阳之气聚于上，而成为天，浊阴之气积于下，而成为地。阴是比较静止的，阳是比较躁动的；阳主生成，阴主成长；阳主肃杀，阴主收藏。

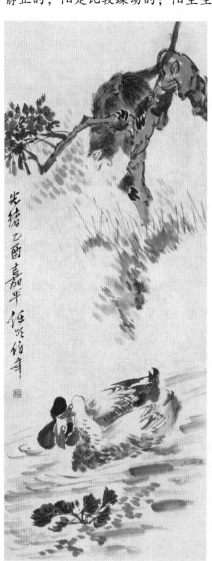

阳能化生力量，阴能构成形体。寒到极点会生热，热到极点会生寒；寒气能产生浊阴，热气能产生清阳；清阳之气居下而不升，就会发生泄泻之病。浊阴之气居上而不降，就会发生胀满之病。这就是阴阳的正常和反常变化，因此疾病也就有逆证和顺证的分别。

【解读】

本段论述了阴阳的属性即"阴静阳躁"，阴是比较静止的，阳是比较躁动的。阴阳的属性既可以代表相互对立的事物或现象，如天与地，水与火等；也可以代表同一事物或现象内部对立着的两个方面，如寒与热、升与降。凡是运动的、外向的、上升的、温热的、兴奋的都属于阳，相对静止的、内向的、下降的、寒冷的、抑制的都属于阴。将阴阳的属性引入医学领域，例如，在人体中，脏为阴，腑为阳；血为阴，气为阳等。事物的阴阳属性既是绝对的，又是相对的。

通过举例天地、生长杀藏、寒热、清浊等说明阴阳的基本规律。"积阳为天，积阴为地"，指天地的形成是清轻上扬的清阳之气积累得多了形成天，重浊下降的浊阴之气积累得多了形成地；"阳生阴长，阳杀阴藏"，阴阳互根互用，阳气生发的同时阴气会滋长，阳气肃杀的同时阴气会收藏，杀和藏本属于阴，但阴阳之中复有阴阳，所以相对的，杀属于阳，藏属于阴；"阳化气，阴成形"，阳的作用使物质从有形变成无形，阴的作用使物质从无形凝聚成有形；"寒极生热，热极生寒"，事物的阴阳属性在一定条件下（发展到极点），会向相反的方向转化；"寒气生浊，热气生清"，也是从阳化气，阴成形角度出发，寒性凝敛成有形之物，就会生浊，阳性热，阳化气，就产生清轻上扬的清阳之气。

清浊之气与脾胃的关系。当清阳之气不升反降，会产生泄泻，病机为脾气虚，无力升清阳，清阳下陷所致，临床常用健脾升清阳方法，如补中益气汤健脾气，其中升麻、柴胡升清阳。浊阴之气不降反升，会产生脘腹胀满，病机为胃气不降反而上逆，要用降胃气的方法，此属于"阴阳反作，病之逆从也"，即清阳之气不升，浊阴之气不降，会产生病变。

【原文】

故清阳为天，浊阴为地。地气上为云，天气下为雨；雨出地气，云出天气[①]。故清阳出上窍，浊阴出下窍；清阳发腠理，浊阴走五藏；清阳实四支，浊阴归六府。

【校注】

①雨出地气，云出天气：雨虽自天而降，实由属阴的地湿之气升腾所致；云虽由地而升，实由天阳之气熏蒸而成。

【译文】

所以大自然的清阳之气上升为天，浊阴之气下降为地。地气蒸发上升为云，天气凝聚下降为雨；雨是地气上升之云转变而成的，云是由天气蒸发水气而成的。人体的变化也是这样，清阳之气出于上窍，浊阴之气出于下窍；清阳发泄于腠理，浊阴内注于五脏；清阳充实与四肢，浊阴内走于六腑。

【解读】

本段论述了阴阳清浊升降理论。

"清阳为天，浊阴为地"与"积阳为天，积阴为地"一个意思，即清阳之气形成天，浊阴之气形成地。"地气上为云，天气下为雨；雨出地气，云出天气"，虽然地气上升为云，但云是由天阳之气蒸发地面水气而成，虽然天气下降为雨，但雨是由地气的吸纳而成。天属阳，地属阴，天气下降，地气上升，天地阴阳二气相互作用交感合和，才产生事物并完成事物的运动、发展。

"清阳出上窍，浊阴出下窍"清阳之气清轻上扬，上窍部位属阳，同气相求，故"清阳出上窍"，上七窍指耳目口鼻，清阳指泪、涕、唾、呼吸等，在临床上若出现七窍病理表现，可考虑采用升清阳或开窍的方法治疗；浊阴之气重浊下降，下窍部位属阴，同气相求，故"浊阴出下窍"，下窍指前后二阴，浊阴指带下等。"清阳发腠理，浊阴走五藏"清阳指卫气，若风寒侵袭人体，阳气郁闭，会发热，要开宣腠理，用发汗的方法治疗；浊阴指营血。"清阳实四支，浊阴归六府"清阳指水谷精微之气，也可说脾气，因为脾主四肢，水谷精微之气充实于四肢，四肢才能发挥正常作用，例如"四逆汤"治疗因"阳虚"所致的四肢不温的病症；浊阴指水谷糟粕，六腑传化物而不藏，例如"大承气汤"通腑泄浊治疗"阳明腑实，大便热结"的病症。要了解"清阳"与"浊阴"所指的具体内容是不同的

【原文】

水为阴，火为阳。阳为气[①]，阴为味[②]。味归形[③]，形归[④]气[⑤]；气归精[⑥]；精归化[⑦]；精食[⑧]气，形食味；化生精，气生形。味伤形，气伤精[⑨]；精化为气，气伤于味[⑩]。

阴味出下窍，阳气出上窍。味厚者为阴，薄为阴之阳；气厚者为阳，薄为阳之阴。味厚则泄^⑪，薄则通；气薄则发泄^⑫，厚则发热^⑬。壮火之气衰，少火之气壮^⑭；壮火食气^⑮，气食少火^⑯；壮火散气，少火生气。气味辛甘发散为阳，酸苦涌泄为阴。

【校注】

①气：药物或食物之气。

②味：药物或食物的酸、苦、甘、辛、咸、淡、涩之味。下同。

③形：人身可视、可察、可以触及的形体。下同。

④归：归附；专任。《广雅·释诗一》："为，往也。"引申义，为充养，生成。下同。

⑤气：人体正气。

⑥精：生命赖依为继的脏腑之精。

⑦化：气化活动，生命存在的方式。

⑧食（sì）：养，后作"饲"。引申为"被……所滋养（或长养）"。下同。

⑨味伤精，气伤形：药、食之气、味虽能养人之精、之形，但是药食气、味太过则能伤人之精、伤人之形，故王冰谓之为"过其节（制）也"。

⑩精化为气，气伤于味：人体之精能化生为人身之气，人身之气不但可被药食的气所伤，亦可因药食之味太过而被伤。

⑪泄：利、通利。谓"味厚"药食具有通利的功用。《资治通鉴·唐僖宗光启三年》"披泄积愤"胡三省注："决壅为泄。"与下文"通"义同。

⑫发泄：发散。《篇海类编·水部》："泄，出也，发也。"王冰曰："发泄，发汗也。"

⑬发热：药食之气浓酽的可助阳化热。王冰曰："阳气炎上，故气厚则发热。"

⑭壮火之气衰，少火之气壮：壮火、少火，一谓壮火为饮食药物之气味辛热纯厚（属阳）者，少火为饮食药物之气味辛甘温和者；一谓火指阳

气，壮火即过亢之阳气（病理概念），少火指温和而不亢之阳气（生理概念）。气，指人身之正气。气衰、气壮，作使动用法理解。

⑮壮火食气：药食气味浓烈的可以消耗人体正气。食，通"蚀"。《洪武正韵·陌韵》："食，与蚀同。"

⑯气食少火：人体正气被气味平和的药物所滋养。

【译文】

水火分为阴阳，则水属阴，火属阳。人体的功能属阳，饮食物属阴。饮食物可以滋养形体，而形体的生成又须赖气化的功能，功能是由精所产生的，就是精可以化生功能。而精又是由气化而产生的，所以形体的滋养全靠饮食物，饮食物经过生化作用而产生精，再经过气化作用滋养形体。如果饮食不节，反能损伤形体，机能活动太过，亦可以使精气耗伤，精可以产生功能，但功能也可以因为饮食不节而受损伤。

味属于阴，所以趋向下窍，气属于阳，所以趋向上窍。味厚的属纯阴，味薄的属于阴中之阳；气厚的属纯阳，气薄的属于阳中之阴。味厚的有泄下的作用，味薄的有疏通的作用；气薄的能向外发泄，气厚的能助阳生热。阳气太过，能使元气衰弱，阳气正常，能使元气旺盛，因为过度亢奋的阳气，会损害元气，而元气却依赖正常的阳气，所以过度抗盛的阳气，能耗散元气，正常的阳气，能增强元气。凡气味辛甘而有发散功用的，属于阳，气味酸苦而有通泄功用的，属于阴。

【解读】

一．药食之气味在人体中的气化过程

药物饮食进入人体之后，其气与味分别转化为人体的形、精、气、化，药物饮食的气、味与人体的形、精、气、化之间的相互转化关系，体现了阴阳互根和阴阳转化的辩证关系，对后世精气互根理论的产生有重要影响。

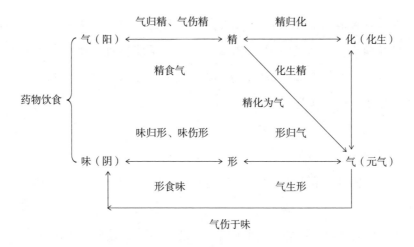

二．药物饮食气与味的阴阳属性及其性能

药物饮食不仅有气味之别，气味还有厚薄之分。

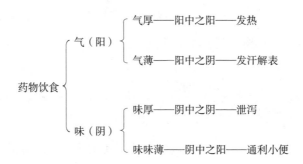

辛味性散，甘入脾而灌溉四旁，所以辛甘为阳而有发散作用。酸主收敛，又依赖春生木性而上涌，苦主泻下，又炎上作苦，所以酸苦为阴而有涌泻作用。

三．壮火、少火的概念及其对人体的影响

本段论述了壮火、少火的概念及对人体的影响，原文的本义，壮火是指药物饮食气味浓厚者，如附子，壮火之品，非阳气大亏者不用，否则易耗伤人体正气，即壮火食气，壮火散气；少火指药物饮食气味温和者，如人参，少火之品，能平和地温补人体正气，即"气食少火""少火生气"。

后世医家认为壮火是人体病理之火，是阳气过亢的亢烈火邪，能灼伤阴精，耗蚀阳气；少火是人体生理之火，具有温煦作用、使人体平和的阳气。例如，夏天暑热之气旺盛侵袭人体容易耗气，如乏力、气短等症，此为壮火食气，壮火散气。

【原文】

阴胜则阳病，阳胜则阴病。阳胜则热，阴胜则寒。重寒则热，重热则寒。

风胜则动，热胜则肿，燥胜则干，寒胜则浮①，湿胜则濡泻②。

天有四时五行，以生长收藏，以生寒暑燥湿风。人有五藏化五气，以生喜怒悲③忧恐。故喜怒伤气，寒暑伤形④；暴怒伤阴，暴喜伤阳⑤。厥气上行，满脉去形⑥。喜怒不节，寒暑过度，生乃不固。故重阴必阳，重阳必阴。故曰：冬伤于寒，春必温病⑦；春伤于风，夏生飧泄；夏伤于暑，秋必痎疟⑧；秋伤于湿，冬生欬嗽。

【校注】

①寒胜则浮：张介宾："寒胜者阳气不行，为胀满虚浮之病。"浮，浮肿。

②湿胜则濡泻：湿胜伤脾，运化失常，证见泄泻。濡泻，即泄泻。

③悲：《新校正》曰："按《天元纪大论》，'悲'作'思'。"

④喜怒伤气，寒暑伤形：喜怒，概指七情，七情过激，伤五脏气机，故云"伤气"；寒暑，概指六淫，六淫袭人，先伤肌表形身，故云"伤形"。

⑤暴怒伤阴，暴喜伤阳：张介宾曰："气为阳，血为阴；肝藏血，心藏神。暴怒则肝气逆而血乱，故伤阴；暴喜则心气缓而神逸，故伤阳。"

⑥厥气上行，满脉去形：王冰曰："厥，气逆也。逆气上行，满于经络，则神气浮越，去离形骸矣。"

⑦春必温病：明熊宗立种德堂刊本、道藏本均作"春必病温"。冬伤

于寒，邪不即发，寒气伏藏，春时阳气外出，邪随气而化热，发为温病。温病是感受温邪引起的以发热为主症，具有热象偏重、易化燥伤阴的一类外感热病的总称。

⑧痎疟：泛指各种疟疾。

【译文】

人体的阴阳是相对平衡的，如果阴气发生偏生，则阳气受损而为病阳气发生了偏倚，则阴气耗损而为病。阳气发生了偏倚，则阴气耗损而为病。

风邪太过，则能发生痉挛动摇；热邪太过，则能发生红肿；燥气太过，则能发生干枯；寒气太过，则能发生浮肿；湿气太过，则能发生濡泻。

大自然的变化，有春、夏、秋、冬四时的交替，有木、火、土、金、水五行的变化，因此，产生了寒、暑、燥、湿、风的气候，它影响了自然界的万物，形成了生、长、化、收藏的规律。人有肝、心、脾、肺、肾五脏，五脏之气化生五志，产生了喜、怒、悲、忧、恐五种不同的情志活动。喜怒等情志变化，可以伤气，寒暑外侵，可以伤形。突然大怒，会损伤阴气，突然大喜，会损伤阳气。气逆上行，充满经脉，则神气浮越，离去形体了。所以喜怒不加以节制，寒暑不善于调适，生命就不能牢固。阴极可以转化为阳，阳极可以转化为阴。所以冬季受了寒气的伤害，春天就容易发生温病；春天受了风气的伤害夏季就容易发生飧泄；夏季受了暑气的伤害，秋天就容易发生疟疾；秋季受了湿气的伤害，冬天就容易发生咳嗽。

【解读】

一、阴阳偏盛的病理表现

指阴阳二气任意一方偏盛，破坏了人体的阴阳平衡。"阳盛则阴病"，"阳盛则热"，指阳气偏盛，既会损伤人体阴气，也会产生热证；"阴胜则阳病"，"阴胜则寒"，指阴气偏盛，既会损伤人体阳气，也会产生寒证；

"重寒则热，重热则寒"，指寒极生热，热极生寒，寒热在一定条件下会相互转化。

二、六淫致病特点

如果气候变化异常，六气发生太过或不及，或非其时而有其气，以及气候变化过于急骤，超过了一定的限度，使机体不能与之相适应的时候，就会导致疾病的发生。于是，六气由对人体无害而转化为对人体有害，成为致病的因素。"风胜则动"指风邪太过，肢体震颤抽搐，此为肝风内动；"热胜则肿"指热邪太过，聚于肉腠，熏灼肌肤血脉，则会出现痈痒红肿；"燥胜则干"指燥邪易伤津液，会使肌肤干燥，尿少等；"寒胜则浮"指寒邪太过，易伤阳气，肢体浮肿；"湿胜则濡泻"指湿邪伤脾，脾主湿，会泄泻便溏。

三、七情内伤致病特点

"人有五藏化五气，以生喜怒悲忧恐"，所以情志活动与五脏关系密切。若情志活动太过或不及，超越了人体生理或心理的适应和调节能力，会引发疾病。本条提出的"暴怒伤阴，暴喜伤阳"指暴怒则肝气逆而血乱，故伤肝阴；暴喜则心气缓而神逸，故伤心阳。阴阳失调了，最终会导致"厥气上行，满脉去形"。因此要调畅情志，做到"喜怒不节，寒暑过度，生乃不固"，即养生防病中，要外避邪气，内调情志，符合养生原则。

四、邪气伏而后发的表现

如"冬伤于寒，春必温病"，即感受邪气后延时发病，为后世"伏邪"说的创立奠定了基础。后世温病学家以此理论为依据，提出了"伏气温病"的观点。

【原文】

故曰：天地者，万物之上下也；阴阳者，血气之①男女也；左右者，阴阳之道路也②；水火者，阴阳之征兆③也；阴阳者，万物之能始④也。

故曰：阴在内，阳之守也；阳在外，阴之使也[⑤]。

【校注】

①之：连词。表示并列关系，相当于"与""及"。清王引之《经传释词》卷九："之，犹与也。"《左传·文公十一年》："皇父之二子死焉。"杜预注："皇父与谷甥及牛父皆死。"

②左右者，阴阳之道路也：古人面南站立，观察天象，由于地球从西向东自转，人类直觉所及天空日、月、星、辰的视运动方向是左升右降，因此说人体的左右两侧分别是（包括天地自然界）阴阳之气升降运行之道路。

③征兆：征候；先兆。引申为"标记""标志"。

④能始：本始；起始。能，通"胎"。清孙诒让《札迻》卷十一："'能'为'胎'之借字。"《尔雅·释诂》云："胎，始也。"

⑤阴在内，阳之守也；阳在外，阴之使也：吴昆曰："阴静故为阳之镇守，阳动故为阴之役使，见阴阳相为内外，不可相离也。"说明阴阳之间互根互用、相反相成的关系。守，镇守于内；使，役使于外。

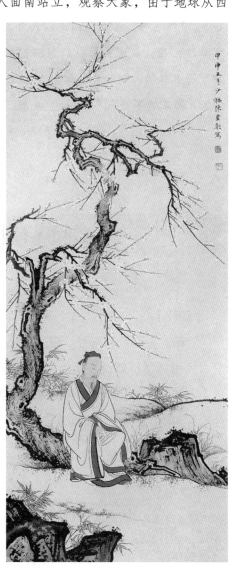

【译文】

所以说：天地是在万物的上下；阴阳如血气与男女相对待；左

右为阴阳运行不息的道路；水性寒，火性热，是阴阳的象征；阴阳的变化，是万物生长的原始能力。所以说：阴阳是互相为用的，阴在内，为阳之镇守；阳在外，为阴之役使。

【解读】

本段通过天地、上下、血气、男女、左右、水火等实例，如男为阳，女为阴，血为阴，气为阳，说明阴阳的重要性和阴阳相互依存、相互为用关系。"阴在内，阳之守也；阳在外，阴之使也"，阴阳双方不能脱离另一方单独存在，后世医家对此有深刻的阐发，如张介宾提出的"善补阳者，必于阴中求阳，则阳得阴助而生化无穷；善补阴者，必于阳中求阴，则阴得阳升而泉源不竭"。

《素问·阴阳离合论》

【篇解】

阴阳，指阴经和阳经。离，分也；合，并也。本篇分别论述了三阴三阳六经虽然循行部位及其功能各不相同（即"离"），但六经彼此紧密联系，密切配合，共同支撑经脉系统的整体机能（即"合"），故名《阴阳离合论》。正如明马莳《素问注证发微》云："阴阳者，阴经阳经也。其义论离合之数，故名篇。"

【原文】

岐伯对曰：阴阳者，数①之可十，推②之可百，数之可千，推之可万，万之大不可胜数，然其要一也③。

【校注】

①数（shǔ）：考察；审；辨。《字汇·攴部》："数，辨也。"

②推：推演；寻求。《字汇·手部》："推，寻绎也。"

③其要一也：言天地万事物是千变万化，复杂纷繁的，但共同遵循的基本规律只有一个，即阴阳的对立统一法则。故姚止庵曰："合而不离，则阴阳之气闭；离而不合，则阴阳之理乖；有离有合，千变万化，其至道之宗乎。"

【译文】

岐伯回答说：天地阴阳，范围极其广泛，在具体运用时，经过进一步推演，则可以由十到百，由百到千，由千到万，再演绎下去，甚至是数不尽的，然而其总的原则仍不外乎对立统一的阴阳道理。

【解读】

本段论述阴阳的无限可分性，阴阳的表现多种多样，范围广泛，例如上为阳，下为阴，心为阳中之阳等，但阴阳是不能用数目推算的，虽然其表现多样，然其要一也，关键还是遵循阴阳的对立统一。

《素问·生气通天论》

【篇解】

人体阴阳之气（即"生气"）与自然界阴阳之气相互通应，互相贯通，符合"天人合一"的整体观。故名为《生气通天论》。正如高士宗《素问直解》所云："生气通天者，人身阴阳五行之气，生生不已，上通于天气也。"

【原文】

黄帝曰：夫自古通天者，生之本，本于阴阳①。天地之间，六合②之内，其气九州③、九窍、五藏、十二节④，皆通乎天气。其生五，其气三⑤，数犯此者，则邪气伤人，此寿命之本也。

苍天之气，清净则志意治⑥，顺之则阳气固，虽有贼邪⑦，弗能害也。此因时之序⑧。故圣人传精神⑨，服天气⑩，而通神明⑪。失之，则内闭九窍，外壅肌肉，卫气散解⑫，此谓自伤，气之削⑬也。

【校注】

①生之本，本于阴阳：生命的根本在于阴阳双方的协调统一。

②六合：空间概念，指一年。因一年四季各有两个月在季节变化方面有相对应的特点，名曰合，共为六合，故《淮南子·时则训》曰："六合，孟春与孟秋为合，仲春与仲秋为合，季春与季秋为合；孟夏与孟冬为合，仲夏与仲冬为合，季夏与季冬为合。"

③九州：王冰曰："九州，谓冀、兖、青、徐、扬、荆、豫、梁、雍也。"地有九州，人有九窍。然俞樾《内经辩言》曰："九州即九窍……古谓窍为州。"如此，"九州"与下文"九窍"义重，疑衍。

④十二节：即双侧腕、肘、肩、踝、膝、髋等十二个大关节。

⑤其生五，其气三：自然界的阴阳之气所化生的木、火、土、金、水五行，亦可用三阴三阳予以分类认识。其，指自然界的阴阳。五，即木、火、土、金、水五行。三，即三阴三阳（少阳、阳明、太阳，厥阴、少阴、太阴）。

⑥清净则志意治：自然界阴阳之气清静（正常范围内的运动变化）而无异常变化，则有利于人的精神乃至生命活动保持正常。净，通"静"。志意，指人的精神活动。治，正常、安定。

⑦贼邪：伤害人的邪气。贼，伤害。

⑧此因时之序：顺应四时气候变化的规律而养生。因，顺。《庄子·养生主》："因其固然也。"

⑨传精神：俞樾《内经辩言》注："传，读为抟，聚也。"又，"抟"的古字为"专"，专一，精神专注，聚精会神，全神贯注。

⑩服天气：顺应自然界阴阳之气的变化。服，顺。

⑪通神明：通晓阴阳变化规律并精通养生之术。通，通晓。《释言·释言语》："通，洞也。无所不洞穿也。"《易·系辞上》："曲成万物而不遗，通乎昼夜之道而知。"孔颖达疏："言通晓于幽明之道而无事不知也。"神明，阴阳变化的规律。《易·系辞下》"以通神明之德"孔颖达疏："万物变化，或生或成，是神明之德。"

⑫卫气散解：卫气耗散。解，涣散、离散。《广雅·释诂三》："解，散也。"

⑬气之削：阳气减少。削，减少、贫弱。《广雅·释诂》："削，弱也。"

【译文】

黄帝说：自古以来，都以通于天气为生命的根本，而这个根本不外天之阴阳。天地之间，六合之内，大如九州之域，小如人的九窍、五脏、十二节，都与天气相通。天气衍生五行，阴阳之气又依盛蜇消长而各分为三。如果经常违背阴阳五行的变化规律，那么邪气就会伤害人体。因此，适应这个规律是寿命得以延续的根本。

苍天之气清净，人的精神就相应地调畅平和，顺应天气的变化，就会阳气固密，虽有贼风邪气，也不能加害于人，这是适应时序阴阳变化的结果。所以圣人能够专心致志，顺应天气，而通达阴阳变化之理。如果违逆了适应天气的原则，就会内使九窍不通，外使肌肉塞，卫气涣散不固，这是由于人们不能适应自然变化所致，称为自伤，阳气会因此而受到削弱。

【解读】

本段提出"生气通天"的论断，生气指生命之气、阴阳之气，"生之本，本于阴阳"，指生命本源于自然界阴阳二气。阴阳不仅是自然界运动变化的现象、规律，也是人体生命活动规律，在任何空间、时间（"天地之间""六合之内"）的阴阳之气，又或是人体五脏、九窍、十二节等部位的阴阳之气，"皆通乎天气"，皆与自然界阴阳二气相通应。"生气通天"符合天人相应的整体观。

因此要顺应自然规律，做到"传精神，服天气，而通神明"，则"虽有贼邪，弗能害也"，若不顺应自然规律，就会损伤身体，"则内闭九窍，外壅肌肉，卫气散解，此谓自伤，气之削也"，这也符合内经的养生防病思想。

【原文】

阳气者，若天与日，失其所①则折寿而不彰②。故天运③当④以日光明。是故阳因而上⑤，卫外者也。

【校注】

①失其所：阳气失去其生理（循行、作用、特性）规律。所，道、道理、规律。《礼记·哀公问》："求得当欲，不以其所。"郑玄注："所，犹道也。"

②折寿而不彰：若人身阳气功能失常，可折伤寿命。高世栻曰："通体之气，经脉之气，各有其所。若失其所，则运行者不周于通体，旋转者不循行于经脉，故短折其寿，而不彰著于人世矣。"折寿，即短寿。不彰，不显著。

③天运：天体的运行。

④当：连词，相当于"则"表示承接。

⑤阳因而上：阳气凭借其上升向外的运行和分布，发挥卫外作用。因，凭借、利用。《孟子·离娄上》："为高必因丘陵，为下必因川泽。"

【译文】

人身的阳气像天上的太阳一样重要，假若阳气失去了正常的位次而不能发挥其重要作用，人就会减损寿命或夭折，生命机能亦暗弱不足。所以天体的正常运行，是因太阳的光明普照而显现出来，而人的阳气也应在上在外，并起到保护身体、抵御外邪的作用。

【解读】

本段论述阳气的重要性及阳气卫外的生理作用。

以自然界太阳作比喻，指出天体的运行依赖太阳的光明，人体的生命活动依赖阳气的温养，说明人体阳气的重要性，若阳气不能正常运行，则会损伤寿命，因此要保养阳气。

阳气有保卫抵御邪气入侵的生理作用。"阳因而上，卫外者也"，阳气有向上向外的特性，有保卫机体、卫外防御的功能。

【原文】

因于①寒，欲如运枢②，起居如惊，神气乃浮③；因于暑，汗，烦则喘喝，静则多言④。体若燔炭，汗出而散。因于湿，首如裹，湿热不攘⑤，大筋緛短，小筋弛长⑥，緛短为拘，弛长为痿；因于气⑦，为肿。四维相代⑧，阳气乃竭。

【校注】

①于：语气词。

②欲如运枢：卫阳之气如户枢般开合运转自如。运，运转。户枢，即门轴。

③起居如惊，神气乃浮：生活起居的正常规律被扰乱，邪气侵犯，卫阳之气则上浮与邪气抗争。惊，卒暴之意。神气，即阳气。浮，指阳气从体内深层向表层运行。

④烦则喘喝，静则多言：烦，烦躁不安。喘喝，气喘息急，喝喝有声。烦则喘喝，为阳热内盛所致；静，相对烦而言，指神昏嗜卧。多言，如神昏谵语、郑声之类。静则多言，为暑邪伤神所致。

⑤攘（rǎng）：除。

⑥大筋緛短，小筋弛长：本句互文，即大筋、小筋或为收缩拘挛，或为弛缓松软。

⑦气：指风邪。高世栻曰："气，犹风也，《阴阳应象大论》云：'阳

之气，以天地之疾风名之。'故不言风而言气。"

⑧四维相代：寒、暑、湿、风（气）四时邪气交替伤人。四维，四方四时，此处指上文所言的风、寒、暑、湿等四时邪气。代，更代、交替。

【译文】

由于寒，阳气应如门轴在门臼中运转一样活动于体内。若起居猝急，扰动阳气，则易使神气外越。由于暑，则汗多烦躁，喝喝而喘，安静时多言多语。若身体发高热，则像碳火烧灼一样，一经出汗，热邪就能散去。由于湿，头部像有物蒙裹一样沉重。若湿热相兼而不得排除，则伤害大小诸筋，而出现短缩或弛纵，短缩的造成拘挛，弛纵的造成痿弱。由于风，可致浮肿。以上四种邪气维系缠绵不离，相互更代而伤人，就会使阳气倾竭。

【解读】

本段论述阳失卫外的病理表现。阳气失于卫外，寒邪、暑邪、湿邪、风（气）邪易侵袭人体。寒邪入侵，症见发热，伴恶寒、无汗、脉浮紧等。暑为阳邪，其性炎热，可见汗多心烦、咳喘且暑热扰神，致神识昏乱，则见神昏，多言。湿为阴邪，其性重浊，若侵袭人体可见头重如裹，甚则昏蒙，湿邪日久郁而化热，湿热阻滞筋脉，气血不能通达

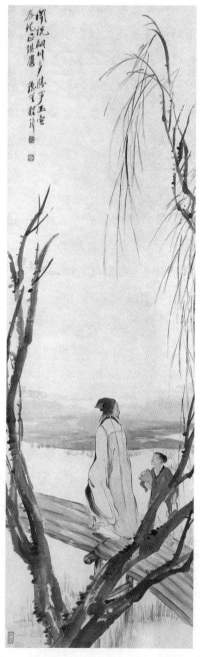

濡润，出现肢体功能障碍。风邪外袭，肺肾功能失调，肺主行水、肾主水功能失调，会出现头面甚或全身水肿，《素问·水热穴论篇》称之为风水。

【原文】

阳气者，烦劳则张①，精绝，辟积②于夏，使人煎厥③。目盲不可以视，耳闭不可以听。溃溃乎若坏都，汩汩乎不可止④。阳气者，大怒则形气绝⑤，而血菀⑥于上，使人薄厥⑦。有伤于筋，纵，其若不容⑧。汗出偏沮⑨，使人偏枯。汗出见湿，乃生痤疿⑩。高粱之变，足生大丁⑪，受如持虚⑫。劳汗当风，寒薄为皶⑬，郁乃痤。

【校注】

①张：炽张亢盛。

②辟积：重复、屡次。辟，通"襞"，即衣裙褶。

③煎厥：病名。指过度烦劳，阳气炽张亢盛，火炎则水干，阴精虚衰，又逢盛夏阳热之气，则两热相合，如煎如熬，以致阴气竭绝而昏厥的病证。

④溃溃乎若坏都，汩汩（gǔ gǔ）乎不可止：形容煎厥病势凶猛，犹如洪水决堤般的病证特点。溃溃，是形容洪水泛滥的样子。都，防水之堤。汩汩，水急流的声音。

⑤形气绝：脏腑经络之气阻绝不通。形，即形体，此处指脏腑经络。绝，阻滞隔绝。马莳曰：此"绝"是"阻绝之义，非断绝之谓"。

⑥菀：同"郁"。

⑦薄厥：病名。因大怒而气血上逆所致突然昏厥的病证。张介宾曰："相迫曰薄，气逆曰厥，气血俱乱，故为薄厥。""薄"通"暴"，言病发突然而急猝。

⑧不容：肢体不能随意运动。容，通"用"。

⑨汗出偏沮：汗出受阻而半侧身体无汗的症状。沮，阻，阻止。

⑩痤疿：痤，即小疖。疿，即汗疹、痱子。

⑪高粱之变，足生大丁：高，通"膏"，即脂膏类食物。粱，通"梁"，即精细的食物。膏粱，在此指肥甘厚味。足，俞樾《内经辩言》云："疑'是'字之误。上云乃生痤疿，此云是生大丁，语意一律，'是'误为足。"胡澍《素问校义》亦云："'足'，当作'是'字之误也。是，犹则也。"丁，通"疔"，泛指疮疡。吴昆曰："膏粱之人，内多滞热，故其病变，能生大疔。"《新校正》曰："按丁生之处，不常于足，盖谓膏粱之变，饶生大丁，非偏著是也。"此处"足"字，有足以、完全可以之义。亦通。

⑫受如持虚：得病犹如手持空虚之器受物一样容易。

⑬皶（zhā）：生长于面部的粉刺。

【译文】

在人体烦劳过度时，阳气就会亢盛而外张，是阴精逐渐耗竭。如此多次重复，阳愈盛而阴愈亏，到夏季暑热之时，便易使人发生煎厥病，发作的时候眼睛昏蒙看不见东西，耳朵闭塞听不到声音，混乱之时就像都城崩毁，急流奔泻一样不可收拾。人的阳气，在大怒时就会上逆，血随气生而淤积于上，与身体其他部位阻隔不通，使人发生薄厥。若伤及诸筋，使筋弛纵不收，而不能随意运动。经常半身出汗，可以演变为半身不遂。出汗的时候，遇到湿邪阻遏就容易发生小的疮疖和痱子。经常吃肥肉精米厚味，足以导致发生疔疮，患病很容易，就像以空的容器接收东西一样。在劳动出汗时遇到风寒之邪，迫聚于皮腠形成粉刺，郁积化热而成疮疖。

【解读】

本条继续论述阳气的病理表现，内容如下：

一、阳亢阴竭

本条指出煎厥是由于烦劳过度，阳气亢盛损伤阴液致阴精亏耗，因阳亢阴竭，会发生突然昏厥、"耳闭""目盲"等症。此证来势凶猛，病情危重，类似于暑厥证。

二、阳气逆乱

本条指出薄厥是由于大怒后气机上逆，血随气逆于上，临床会有面红耳赤、神情亢奋，严重者会突然昏厥，也会筋脉损伤，不能随意运动，甚至会出现半身不遂，类似于后世所说的"中风"。

三、阳气偏阻

由于阳气虚不能温运全身而偏阻一侧，表现为半身汗出之症，则可能导致气虚血瘀的半身不遂证。

四、阳热蓄积

本条指出疔疮是由于过食肥甘厚味，易生痰湿生热，痰湿也易化热，热毒内盛，易腐肉成脓而生疔疮，"肥者令人内热，甘者令人中满，故其气上溢，转为消渴"，消渴病后期常有皮肤反复感染的并发症，产生"糖尿病足"。

五、阳气郁遏

人体出汗之时，猝受湿邪、风邪侵袭，汗出不畅，郁遏于肌肤而生疿、痱、皶。

【原文】

阳气者，精则养神，柔则养筋①。开合不得，寒气从之，乃生大偻②；陷脉为瘘③；留连肉腠，俞气化薄④，传为善畏，及为惊骇⑤；营气不从，逆于肉理，乃生痈肿；魄汗⑥未尽，形弱而气烁⑦，穴俞以闭，发为风疟⑧。

【校注】

①精则养神，柔则养筋：当作"养神则精，养筋则柔"解。精，指精神爽慧。柔，即筋脉柔和，活动自如。此句提示阳气具有温养精神和筋脉的作用。

②大偻（lǔ）：阳气不能温养筋脉，导致形体伛偻之症。偻，背曲不伸。

③陷脉为瘘：邪气内陷经脉而生瘘管。

④俞气化薄：邪气从腧穴传入而内迫五脏。俞，同"腧"，即腧穴，

为经脉气血输注之处。化，传化，传入。薄，迫也。

⑤传为善畏，及为惊骇：五脏主藏神，脏气被邪所迫，阳气不能养神，故见心神不安之善畏、惊骇症。传，通"转"，转化。

⑥魄汗：不因暑热而致的出汗，即自汗。魄，通"白"，魄汗即白汗，后世称为自汗。

⑦形弱而气烁：形弱，腠理不固，自汗出而形体虚弱，易感受外邪。烁，消烁。气烁，指阳气被邪热所消耗。

⑧风疟：疟疾之一，因感受风邪，症见寒热往来，恶风汗出的疟疾，故以风邪名之。

【译文】

人的阳气，既能养神而使精神慧爽，又能养筋而使诸筋柔韧。汗孔的开闭调节失常，汗气就会随之侵入，损伤阳气，以致筋失所养，造成身体俯曲不伸。寒气深陷脉中，留连肉皮之间，气血不通而郁积，久而成为疮瘘。从腧穴侵入的寒气内传而迫及五脏，损伤神志，就会出现恐惧和惊骇的症象。由于寒气的稽留，营气不能顺利地运行，阻逆于肌肉之间，就会发生痈肿。汗出未止的时候，形体与阳气都受到一定的削弱，若风寒内侵，俞穴闭阻，就会发生风疟。

【解读】

阳气开合失司病理表现。若阳气开合失司，寒邪入侵，损伤阳气，则易致阳虚邪恋的诸多病证。如阳虚，寒邪入侵背部筋脉，筋失温养而拘急，生成大偻病；寒邪凝阻于肌肉，郁热腐肉成脓，发为痈肿；若寒邪深陷经脉，气血凝滞，日久成"瘘"；寒邪留连肉腠，内迫五脏，五脏不能藏神，可见恐惧惊骇的情志症状；若阳虚失于卫外，汗出不止，风寒邪气侵袭，发为风疟之病等。

阳气有温煦肌体的生理作用。"阳气者，精则养神，柔则养筋"，当作"养神则精，养筋则柔"解，即阳气具有温养精神和筋脉的作用。阳气的温养作用也推动全身脏腑经络功能活动。结合前面所述，阳气还有保卫抵

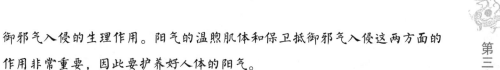

御邪气入侵的生理作用。阳气的温煦肌体和保卫抵御邪气入侵这两方面的作用非常重要，因此要护养好人体的阳气。

【原文】

故风者，百病之始也，清静则肉腠闭拒，虽有大风苛毒①，弗之能害②。此因时之序也。故病久则传化，上下不并③，良医弗为。故阳畜积病死，而阳气当隔，隔者当写④。不亟正治，粗乃败之⑤。

故阳气者，一日而主外，平旦人气生，日中而阳气隆，日西而阳气已虚，气门⑥乃闭。是故暮而收拒，无扰筋骨，无见雾露，反此三时⑦，形乃困薄⑧。

【校注】

①大风苛毒：泛指致病性强的病邪。苛，暴也。

②弗之能害：即"弗能害之"。弗，不，不能。

③上下不并：指人体阳气运行阻隔，升降失常，上下不相交通的病理变化。并，交并，交通之意。

④阳气当隔，隔者当写：阳气被阻隔不通所致之证，应当采用泻法治疗，使蓄积的阳气得以畅通。前一"当"字，通"挡"，阻挡、阻隔。写，通"泻"。

⑤不亟正治，粗乃败之：不能迅速给予正确的治疗，这样水平低劣的医生只能使病情败坏、恶化。亟，急也。粗，粗工，即医疗水平低劣的医生。

⑥气门：指汗孔。王冰曰："所以发泄经脉营卫之气，故谓之气门也。"

⑦三时：即上文的平旦、日中、日西。

⑧形乃困薄：形体困顿而衰弱。马莳曰："未免困窘而衰薄矣。"

【译文】

风是引起各种疾病的起始原因，而只要人体保持精神的安定和劳逸适度等养生的原则，那么，肌肉腠理就会密闭而有抗拒外邪的能力，虽有大风苛毒的侵染也不能伤害，这正是循着时序的变化规律保养生气的结果。病久不愈，邪留体内，则会内传并进一步演变，到了上下不通、阴阳阻隔的时候，虽有良医，也无能为力了。所以阳气蓄积，郁阻不通时，也会致死。对于这种阳气蓄积，阻隔不通者，应采用通泻的方法治疗，如不迅速正确施治，而被粗疏的医生所误，就会导致死亡。

人身的阳气，白天主司体表：清晨的时候，阳气开始活跃，并趋向于外，中午时，阳气达到最旺盛的阶段，太阳偏西时，体表的阳气逐渐虚少，汗孔也开始闭合。所以到了晚上，阳气收敛拒守于内，这时不要扰动筋骨，也不要接近雾露。如果违反了一天之内这三个时间的阳气活动规律，形体被邪气侵扰则困乏而衰薄。

【解读】

本段论述阳气病变的治疗和护养。治疗上，对于阳气阻隔，上下不通者，隔者当泻，此为急症处理。养生上，人体要顺应自然界阳气变化规律调节生活起居，故"暮而收拒，无扰筋骨，无见雾露"，傍晚阳气收敛，人体也要减少活动，收敛神气，避免体内阳气的衰弱。

【原文】

岐伯曰：阴者藏精而起亟①也；阳者卫外而为固也。阴不胜其阳，则脉流薄疾②，并乃狂③；阳不胜其阴，则五藏气争④，九窍不通。是以圣人陈阴阳，筋脉和同⑤，骨髓坚固，气血皆从。如是则内外调和，邪不能害，耳目聪明，气立如故⑥。

凡阴阳之要，阳密乃固⑦。两者不和，若春无秋，若冬无夏。因而和之，是谓圣度。故阳强不能密，阴气乃绝⑧；阴平阳秘，精神乃治⑨；阴阳离决，精气乃绝⑩。

因于露风⑪，乃生寒热。是以春伤于风，邪气留连，乃为洞泄⑫；夏伤于暑，秋为痎疟⑬；秋伤于湿，上逆而欬⑭，发为痿厥⑮；冬伤于寒，春必温病⑯。四时之气，更伤五藏⑰。

【校注】

①起亟：阴精不断地起而与阳气相应（说明阴为阳之基）。亟，频数。

②脉流薄疾：阳气亢盛，使脉中气血流动急迫而快疾（临证可见出血、脉数之症）。薄，迫也。

③并乃狂：阳气亢盛而致神志狂乱。并，交并，引申为重复、加甚。

④五脏气争：五脏功能失调，气机失和。争，不和之意。

⑤筋脉和同：筋脉功能协调。和同，即和谐、协调。

⑥气立：生物体与自然环境之间"气"的交流与转化。吴昆曰："气立者，人受天地之气以立命，故有生谓之气立。"

⑦阴阳之要，阳密乃固：阴精与阳气关系的关键在于阳气坚实地在外防护，阴气才能固守于内。张介宾曰："阳为阴之卫，阴为阳之宅。必阳气闭密于外，无所妄耗，则邪不能害，而阴气完固于内，此培养阴阳之要，即'生气通天'之道。"要，关键，要领。

⑧阳强不能密，阴气乃绝：阳气亢盛，但却不能坚实的为阴防护于外，则阴气就不能内守而外泄，以至衰竭亡绝。张介宾曰："强，亢也，孤阳独用，不能固密，则阳气耗而竭绝矣。《痹论》曰：'阴气者，静则神藏，躁则消亡'。躁即阳强不密之谓。"密，坚实。绝，竭、尽。

⑨阴平阳秘，精神乃治：阴气调和，阳气闭藏（谓阴阳和调），生命活动健康。平，调和。《广韵·庚韵》："平，和也。"《左传·襄公二十九年》："五声和，八风平。"秘，闭藏。《文选·谢灵运〈入彭蠡湖口〉》"异人秘精魂"李善注："毛苌《诗》传曰：秘，闭也。"治，正常。精神，复词偏义，即"神"，指生命活动。

⑩阴阳离决，精气乃绝：阴阳分离决裂，则孤阳不生，独阴不长，精气无以滋生而竭绝。张介宾曰："有阳无阴则精绝，有阴无阳则气绝，两相离绝，非病则亡。正以见阴阳不可偏废也。"离，分离、分散。决，破裂。

⑪露风：触冒风邪（泛指外感致病因素，如下文所言风、暑、湿、寒

诸邪）。露，触冒。

⑫洞泄：水谷不化，下利无度的重度泄泻。

⑬痃疟：疟疾的总称。

⑭秋伤于湿，上逆而咳：张介宾曰："湿土用事于长夏之末，故秋伤于湿也。秋气通于肺，湿郁成热，则上乘肺金，故气逆而为咳嗽。"

⑮痿厥：肢体枯萎不用而逆冷的病证。厥，逆冷。

⑯冬伤于寒，春必温病：因冬季养生不当，感受寒邪，阴精亏虚，至春天阳气升发，或又感新邪，发为温病。

⑰四时之气，更伤五脏：四时不正之气，交替损伤五脏。此与"四维相代，阳气乃竭"同义。更，交替。

【译文】

岐伯说：阴是藏精于内部断地扶持阳气的；阳是卫护于外使体表固密的。如果阴不胜阳，阳气亢盛，就使血脉流动迫促，若再受热邪，阳气更盛就会发为狂症。如果阳不胜阴，阴气亢盛，就会使五脏之气不调，以致九窍不通。所以圣人使阴阳平衡，无所偏胜，从而达到筋脉调和，骨髓坚固，血气畅顺。这样，则会内外调和，邪气不能侵害，耳目聪明，气机正常运行。

大凡阴阳的关键，以阳气的致密最为重要。阳气致密，阴气就能固守于内。阴阳二者不协调，就像一年之中，只有春天而没有秋天，只有冬天而没有夏天一样。因此，阴阳的协调配合，相互为用，是维持正常生理状态的最高标准。所以阳气亢盛，不能固密，阴气就会竭绝。阴气和平，阳气固密，人的精神才会正常。如果阴阳分离决绝，人的精气就会随之而竭绝。

由于雾露风寒之邪的侵犯，就会发生寒热。春天伤于风邪，留而不去，会发生急骤的泄泻。夏天伤于暑邪，到秋天会发生疟疾病。秋天伤于湿邪，邪气上逆，会发生咳嗽，并且可能发展为痿厥病。冬天伤于寒气，到来年的春天，就要发生温病。四时的邪气，交替伤害人的五脏。

【解读】

一、阳气与阴精的关系

1.阴阳互根互用。阴精藏在内且化生阳气，阳气卫外固护肌体。

2.阴阳对立制约。阴不胜阳，阳气亢盛，脉中气血流动迅速，还会扰乱神明出现狂病，如果阳不胜阴，阴气亢盛，五脏功能异常，人体九窍不通畅。

3.提出阴阳之要，阳密乃固。阴阳最重要的是阳气的固密作用，阳气致密于外，阴精才能固守于内，若阳气过盛不能固密，阴气会离失。

4.提出阴平阳秘，精神乃治。说明阴阳平衡协调，人体才能保持正常。中医讲"正气存内，邪不可干，邪之所凑，其气必虚"，就是如果我们把身体维持在一个阴阳平衡的状态下，即"阴平阳秘"的状态，致病因子就无法使你的身体生病。

二、"四时之气，更伤五脏"的发病观

人体五脏与自然界四时阴阳相统一，符合天人相应观。若四时之气失调，会更替伤害五脏，邪气侵袭人

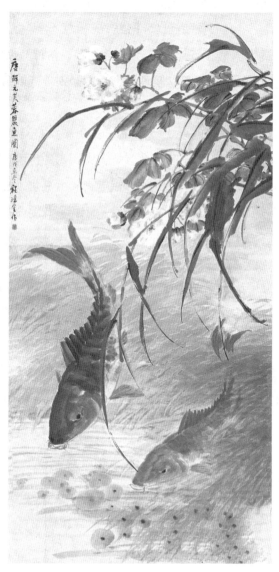

体，伏而不发，至下一个季节经某些病因诱发而发病，论述了邪气伏而后发的表现。

【原文】

阴之所生，本在五味①；阴之五宫②，伤在五味。是故味过于酸，肝气以津③，脾气乃绝④。味过于咸，大骨⑤气劳，短肌⑤，心气抑。味过于甘⑥，心气喘满⑦，色黑⑧，肾气不衡⑨。味过于苦⑩，脾气不濡⑪，胃气乃厚⑫。味过于辛，筋脉沮弛⑬，精神乃央⑭。是故谨和五味⑮，骨正⑯筋柔，气血以流，腠理以密，如是则骨气以精⑰。谨道如法，长有天命⑱。

【校注】

①阴之所生，本在五味：阴精的产生，本源于饮食五味。阴，即阴精。五味，酸、苦、甘、辛、咸，此泛指饮食物。

②阴之五宫：化生和藏蓄阴精的五脏。五宫，即五脏。

③肝气以津：因过食酸味而致肝气偏亢。津，张介宾曰："溢也。"

④脾气乃绝：肝气偏盛，木气乘土，故脾气运化受阻。绝，止，阻滞不通。

⑤短肌：因脾所运化营养肌肉的水谷精气减少，故而肌肉消瘦无力。短，衰少、不足。

⑤大骨：张介宾谓为"肩、脊、腰、膝，皆大骨也"。张志聪认为"腰高之骨"为"大骨"，二说并通，似以前者为胜。

⑥甘：《太素·调阴阳》作"苦"，形近而误。

⑦心气喘满：苦味过度，反伤心气，故心跳急促及烦闷。喘，指心跳急促。满，通"懑"。

⑧色黑：过咸伤肾，久则面色甚至肤色黧黑。

⑨不衡：肾气失去平衡。衡，平也。

⑩苦：《太素·调阴阳》作"甘"，形近致误。

⑪脾气不濡：脾失运化，水谷精气不能滋养润泽。又《太素·调阴阳》

无"不"字，亦通。因为"濡"有迟滞、滞留之义，言脾气运化碍滞。《字汇·水部》："濡，滞也。"

⑫胃气乃厚：胃气纳降作用迟缓。厚，重也。重，迟缓。《礼记·玉藻》"足容重"郑玄注"重"有"迟"意。

⑬筋脉沮弛：筋失所养而败坏弛缓。沮，坏，败坏。《集韵·语韵》："沮，败也。"

⑭精神乃央：精神受到殃及而损伤。央，通"殃"。

⑮谨和五味：认真谨慎地调和饮食五味。

⑯骨正：骨直有力。正，直，不弯曲。《尚书·说命上》"惟木从绳则正"孔颖达传，训"正"为"直"。

⑰骨气以精：谓人体的骨、筋、气、血、腠理均得到饮食五味的滋养而强健。精，强盛。骨气，泛指上文骨、筋、气、血和腠理。

⑱天命：人的自然寿命。

【译文】

阴精的产生，来源于饮食五味。储藏阴精的五脏，也会因五味而受伤，过食酸味，会使肝气淫溢而亢盛，从而导致脾气的衰竭；过食咸味，会使骨骼损伤，肌肉短缩，心气抑郁；过食甜味，会使心气满闷，气逆作喘，颜面发黑，肾气失于平衡；过食苦味，会使脾气过燥而不濡润，从而使胃气滞；过食辛味，会使筋脉败坏，发生弛纵，精神受损。因此谨慎地调和五味，会使骨骼强健，筋脉柔和，气血通畅，腠理致密，这样，骨气就精强有力。所以重视养生之道，并且依照正确的方法加以实行，就会长期保有天赋的生命力。

【解读】

本段论述饮食五味是人体阴精化生的来源及饮食五味偏嗜损害五脏。

"阴之所生，本在五味；阴之五宫，伤在五味"，强调了饮食五味的双重性，一方面饮食五味能化生人体阴精，是五脏精气来源，另一方面若五味偏嗜会破坏人体阴阳平衡而损伤五脏，因为五味从阴阳属性上分，气属阳，味属阴，味厚者为阴中之阴，薄者为阴中之阳；从五味运动转化而言，辛甘发散属阳，酸苦涌泄属阴，咸味涌泄属阴，淡味渗泄属阳。故本节总结道："是故谨和五味，骨正筋柔，气血以流，腠理以密，如是则骨气以精，谨道如法，长有天命。"由此可见，人体的生理结构与功能都与五味的作用是密切相关的。

依据五行生克乘侮理论，阐明五味偏嗜对五脏的损害，例如，过食酸，会肝木乘脾，脾气衰弱；过食咸，不仅会损伤肾气，也会反侮脾土，会肢体消瘦无力，同时还会水气凌心，出现心悸怔忡等症；过食苦，会伤心气，心气不足则肾水乘之；过食甜味，会使脾胃呆滞，无力运化；过食辛，肺气乘肝，肝主筋，则筋脉失养，筋脉或拘急或弛缓。因此养生中要调和饮食五味，不能偏嗜某一类口味。

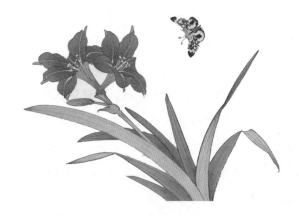

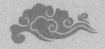

第四章　论五行

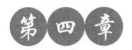 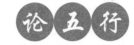

　　阴阳五行疗法是中国古代唯物哲学朴素的自发的辩证法思想，有先天阴阳五行与后天阴阳五行之分，它认为世界是在阴阳二气作用的推动下孕生、发展和变化，并认为木、火、土、金、水五种最基本的条件是构成世界不可缺少的属性。这五种特性相互资生、相互制约，处于不断的运动变化之中。这种学说对后来古代哲学有着深远的影响，如中国的天文学、气象学、化学、算学、音乐和医学，都是在阴阳五行学说的协助下发展起来的。

《素问·藏气法时论》

【篇解】

本篇通过系统地论述五脏病的症状、变化、宜忌、预后、治疗、调养，指出脏气、四时与五行生治承制的规律是一致的，故曰"藏气法时论"。

【原文】

岐伯对曰：五行者，金木水火土也，更贵更贱^①，以知死生，以决成败而定五藏之气，间甚^②之时，死生之期也。

【校注】

①更贵更贱：指四时五行之气交替衰旺。高世栻曰："四时之气，不外五行。五行者，金木水火土也。贵者，木旺于春，火旺于夏；贱者，木败于秋，火灭于冬。更贵更贱者，生化迭乘，寒暑往来也。"更，交替。

②间甚：病情的轻重、缓急。张志聪曰："间者，持愈之时；甚者，加甚之时也。"

【译文】

岐伯回答说：五行就是金、木、水、火、土，配合时令气候，有衰旺盛克的变化，从这些变化中可以测知疾病的死生，分析医疗的成败，并能确定五脏之气的盛衰、疾病轻重的时间，以及死生的日期。

【解读】

本篇阐述了五行的基本内容及其在医学之中的应用。五行学说中的相生相克理论在对于疾病的预测具有重要的意义。五行学说将人体五脏与自然界的五色、五音、五味等都作了相应联系，构成了天人一体的五脏系统，因而观察分析望、闻、问、切四诊所搜集的外在表现，依据事物属性的五行归类和五行生克乘侮规律，可以确定五脏病变的部位，推断病情进展和判断疾病的预后。

《素问·宝命全形论》

【篇解】

见本书第二章论生命。

【原文】

木得金而伐，火得水而灭，土得木而达①，金得火而缺②，水得土而绝③。万物尽然，不可胜竭④。

【校注】

①达：畅通。引申为疏松。谓土在木的作用下而疏松。《玉篇·辵部》："达，通也。"

②缺：废弃。引申为失去、丧失。谓金在火的作用下失去其坚硬之性。《广雅·释诂二》："缺，去也。"

③绝：阻隔不通。

④不可胜竭：无穷无尽。谓人类的认知力是有限的，因此对无穷尽的天地万物不可能——穷究。

【译文】

木遇到金，就能折伐；火受到水，就能熄灭；土被木殖，就能疏松；

金遇到火，就能熔化；水遇到土，就能遏止。这种变化，万物都是一样，不胜枚举。

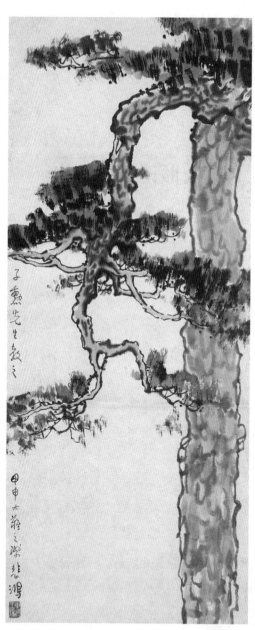

【解读】

五行相克是五行理论的重要组成部分。五行相克，是指木、火、土、金、水之间存在着有序的递相克制、制约的关系。五行相克次序是：木克土、土克水、水克火、火克金、金克木。

五行相乘，是指五行中一行对其所胜的过度制约或克制，又称为"倍克"。五行相乘的次序与相克相同，即木乘土，土乘水，水乘火，火乘金，金乘木，导致五行相乘的原因有"太过"和"不及"两种情况。

相乘与相克虽然在次序上相同，但本质上是有区别的。相克是正常情况下五行之间的制约关系，相乘则是五行之间的异常制约现象。在人体，相克表示生理现象，相乘表示病理变化。

五行生克图

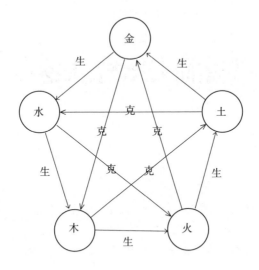

五行相乘图

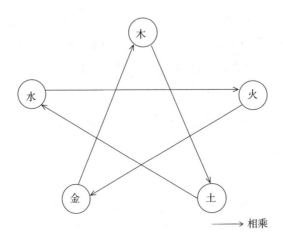

《素问·六微旨大论》

【篇解】

见本书第一章论天地。

【原文】

亢则害①，承乃制②，制则生化③，外列盛衰，害则败乱，生化大病。

【校注】

①亢则害：（六气）偏亢（太盛）就会引起灾害。亢，即盛之极也。张介宾曰："亢，盛之极也。"

②承乃制：（六气）能相互顺奉（或沿袭）而且能制约（偏盛）。承，奉迎；顺奉。乃，连词，表示递进关系，相当于"而且"。制，约束；控制。

③制则生化：有（六气间能够互相）制约存在，于是就会存在万物有序的生化。

【译文】

岐伯说：六气中某气过盛，则对其所胜者过度克制而造成危害，从而使自然界的阴阳五行失去正常平衡协调关系。在此情况下，能够克制该过盛之气者则起而承袭之，使其受到制约而不过亢为害。六气间能够互相制约，万物就会有序的生化。六气有序的盛衰变化，都有相应的征象表现于外，气盛者必衰，衰者必盛，若亢盛为害则生化之机毁败紊乱，必然发生大病。

【解读】

在长期研究了气候反常的基础变化、五行的生克乘侮、胜复相随，人体脏腑功能失调等情况的基础上《黄帝内经》提出了"亢则害，承乃制，制则生化"的理论，认为自然之中，五行之内任何一行若产生偏亢，都势必造成危害，但是随之而来的就是另一行对其的制约，有了这种制约，才能有新的生化之机，这是《黄帝内经》对五行学说生克制化思想的总结。

宇宙万物，造化之机，不能没有生，也不能没有制，没有生就不能发展，没有制就要发生亢盛造成灾难。从自然界气候变化来看，人类进化至今两百万年的气候一直都没有从根本上打破人类生存的最基本条件，这无疑是自然气候"承制"的结果；再从人体神经兴奋来看，兴奋到了顶点，随之而来的就是抑制，又从人的饮食过量发生食滞满闷来观察，这时机体的第一反应就是拒食，这正是机体自身调节应变的结果。这都是"承乃制"的作用。

《黄帝内经》"亢则害，承乃制，制则生化"的哲学思想，可以看待任何事物，可用于疾病的防治、气候的预测、环境的保护、社会的管理、国家的治理等。

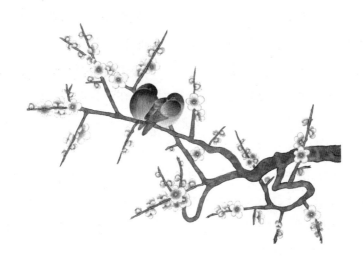

《素问·阴阳应象大论》

【篇解】

见本书第三章论阴阳。

【原文】

帝曰：余闻上古圣人，论理人形，列别^①藏府，端络^②经脉，会通六合^③，各从其经；气穴所发，各有处名；谿谷属骨^④，皆有所起；分部逆从^⑤，各有条理；四时阳阴，尽有经纪^⑥。外内之应，皆有表里。其信然乎^⑦？

岐伯对曰：东方生风^⑧，风生木^⑨，木生酸^⑩，酸生肝，肝生筋，筋生心，肝主目。其在天为玄，在人为道，在地为化；化生五味。道生智，玄生神^⑪。神在天为风，在地为木，在体为筋，在藏为肝，在色为苍^⑫，在音为角^⑬，在声为呼^⑭，在变动为握^⑮，在窍为目，在味为酸，在志为怒。怒伤肝，悲胜怒；风伤筋，燥胜风；酸伤筋，辛胜酸。

南方生热，热生火，火生苦，苦生心，心生血，血生脾，心主舌。其在天为热，在地为火，在体为脉，在藏为心，在色为赤，在音为徵，在声为笑，在变动为忧^⑯，在窍为舌，在味为苦，在志为喜。喜伤心，恐胜喜；热伤气，寒胜热；苦伤气，咸胜苦。

中央生湿，湿生土，土生甘，甘生脾，脾生肉，肉生肺，脾主口。其在天为湿，在地为土，在体为肉，在藏为脾，在色为黄，在音为宫，在声为歌，在变动为哕，在窍为口，在味为甘，在志为思。思伤脾，怒胜思；湿伤肉，风胜湿；甘伤肉，酸胜甘。

西方生燥，燥生金，金生辛，辛生肺，肺生皮毛，皮毛生肾，肺主鼻。其在天为燥，在地为金，在体为皮毛，在藏为肺，在色为白，在音为商，在声为哭，在变动为欬，在窍为鼻，在味为辛，在志为忧。忧伤肺，喜胜忧；热伤皮毛，寒胜热；辛伤皮毛，苦胜辛。

北方生寒，寒生水，水生咸，咸生肾，肾生骨髓，髓生肝，肾主耳。其在天为寒，在地为水，在体为骨，在藏为肾，在色为黑，在音为羽，在声为呻，在变动为栗，在窍为耳，在味为咸，在志为恐。恐伤肾，思胜恐；寒伤血，燥胜寒⑰；咸伤血，甘胜咸。

【校注】

①列别：罗列辨别，即比较、分辨的意思。

②端络：审查并掌握（经脉的起始及循行分布）。端：详审。《古今韵会举要·寒韵》："端，详审也。"络，网，套住。引申为掌握。

③六合：指十二经脉中阴阳表里两经相配成为六对组合。

④谿谷属骨：肌肉连接着骨骼。《素问·气穴论》："肉之大会为谷，肉之小会为谿。"谿谷，指大小分肉。

⑤分部逆从：皮肤各有条理。张志聪曰："分部者，皮之分部也。皮部中之浮络，分三阴三阳，有顺有逆，各有条理也。

⑥经纪：指四时阴阳变化的规律。经，经纬；纪，纲纪。

⑦其信然乎：从"帝曰"开始至此提出了问题，而下文岐伯答语仅论及四时五行等个别方面，问答不符。故张琦《素问释义》认为，"问辞与下岐伯对文义不合，他经错简也"。此处以反诘句式（这些内容都是可信的吗？），肯定了所论观点让人确信无疑。

⑧东方生风：东、西、南、北、中，称"五方"，风、热、湿、燥、寒，为在天之"五气"，两者均配属五行并与自然界春、夏、长夏、秋、冬相应，以我国地理气候环境而言，东方滨海，春季多风，且东风化雨，生发万物，故谓"东方生风"。下文"南方生火""中央生湿""西方生燥""北方生寒"也分别指南方和夏季气候多热、中央（黄河中游平原地

区）和长夏气候潮湿、西方和秋季气候干燥、北方和冬季气候寒冷。

⑨风生木：风、热、湿、燥、寒为在天之五气，木、火、土、金、水为在地之五行，在天之五气化生在地之五行。以自然现象而言，风动则木荣，热极则火生，湿润则土气旺而化生万物，干燥则器物具有金属般的刚劲之性，气为寒凝则化为水，故有"风生木"及下文"热生火""湿生土""燥生金""寒生水"之说。

⑩木生酸：按五行学说，酸、苦、甘、辛、咸五味也为五行所化生。古代根据实物滋味总结出了五行与五味化生关系，其中木气能生酸味。

⑪其在天为玄……玄生神：其，指阴阳变化规律；玄，指自然界幽微深远的生化力量；道，规律，此处指人的生命活动规律；化，指大地化生万物的作用；神，指自然界阴阳不测神妙的变化规律。

⑫在色为苍：苍，即青，为木之色。下文赤、黄、白、黑的属性分别为火、土、金、水之色。

⑬在音为角：角、徵、宫、商、羽为古代五音，也分别有其相应的五行属性，角音应木气而展放，徵音应火气而高亢，宫音应土气而平稳，商音应金气而内收，羽音应水气而沉降。

⑭在声为呼：呼、笑、歌、哭、呻为五声，五声发自五脏，为五脏情志活动的外在表现：肝在志为怒，怒则呼；心在志为喜，喜则笑；脾在志为思，思而有得则歌；肺在志为悲，悲伤则哭；肾在志为恐，恐则气下，声欲呻而出之。

⑮在变动为握：握、忧、哕、咳、栗称为"五变"，为五脏病变所表现的五种病症；握，抽搐握拳，为肝所主的筋的病理表现；忧，气逆声嘶，为心火上炎的病理表现；哕，干呕，为与脾相表里的胃的病变表现；咳，为肺气上逆的病变表现；栗，战栗，为肾阳虚衰，失于温煦的病变表现。

⑯在变动为忧：心之变动为忧，与下文言肺之志为忧者不同。忧即为肺志，自不应复为心之变动也。"忧"为气逆声嘶哑之义，又为言语吞吐反复不定，盖'心主言'，心神不宁则言语反复不清。

⑰寒伤血，燥胜寒：寒能伤血，燥（湿）能够抑制寒。丹波元简注："据《太素》，血作骨，燥作湿，为是，张云：'若以五行正序，当云湿胜寒'，但寒湿同类，不能相胜，故曰燥胜寒也。"

【译文】

黄帝问道：我听说上古时代的圣人，讲求人体的形态，分辨内在的脏腑，了解经脉的分布，交会、贯通有六合，各依其经之许循行路线；气穴之处，各有名称；肌肉空隙以及关节，各有其起点；分属部位的或逆或顺，各有条理；与天之四时阴阳，都有经纬纪纲；外面的环境与人体内部相关联，都有表有里。这些说法都正确吗？

岐伯回答说：东方应春，阳生而日暖风和，草木生发，木气能生酸味，酸味能滋养肝气，肝气又能滋养于筋，筋膜柔和则又能生养于心，肝气关联于目。它在自然界是深远微妙而无穷的，人能够知道自然界变化的道理。大地有生化功能，所以能产生一切生物；人能知道自然界变化的道理，就能产生一切智慧；宇宙间的深远微妙，是变化莫测的。变化在天空中为风气，在地面上为木气，在人体为筋，在五脏为肝，在五色为苍，在五音为角，在五声为呼，在病变的表现为握，在七窍为目，在五味为酸，在情志的变动为怒。怒气能伤肝，悲能够抑制怒；风气能伤筋，燥能够抑制风；过食酸味能伤筋，辛味能抑制酸味。

南方应夏，阳气盛而生热，热甚则生火，火气能产生苦味，苦味能滋长心气，心气能化生血气，血气充足，则又能生脾，心气关联于舌。它的变化在天为热气，在地为火气，在人体为血脉，在五脏为心，在五色为赤，在五音为徵，在五声为笑，在病变的表现为忧，在窍为舌，在五味为苦，在情志的变动为喜。喜能伤心，以恐惧抑制喜；热能伤气，以寒气抑制热；苦能伤气，咸味能抑制苦味。

中央应长夏，长夏生湿，湿与土气相应，土气能产生甘味，甘味能滋养脾气，脾气能滋养肌肉，肌肉丰满，则又能养肺，脾气关联于口。它的变化在天为湿气，在地为土气，在人体为肌肉，在五脏为脾，在五色为黄，在五音为宫，在五声为歌，在病变的表现为哕，在窍为口，在五味为甘，在情志的变动为思。思虑伤脾，以怒气抑制思虑；湿气能伤肌肉，以风气抑制湿气，甘味能伤肌肉，酸味能抑制甘味。

西方应秋，秋天天气急而生燥，燥与金气相应，金能产生辛味，辛味能滋养肺气，肺气能滋养皮毛，皮毛润泽则又能养肾，肺气关联于鼻。它的变化在天为燥气，在地为金气，在人体为皮毛，在五脏为肺，在五色为白，在五音为商，在五声为哭，在病变的表现为咳，在窍为鼻，在无味为辛，在情致的变动为忧。忧能伤肺，以喜抑制忧；热能伤皮毛，寒能抑制热；辛味能伤皮毛，苦味能抑制辛味。

北方应冬，冬天生寒，寒气与水气相应，水气能产生咸味，咸味能滋养肾气，肾气能滋长骨髓，骨髓充实，则又能养肝，肾气关联于耳。它的变化在天为寒气，在地为水气，在人体为骨髓，在五脏为肾，在五色为黑，在五音为羽，在五声为呻，在病变的表现为战栗，在窍为耳，在五味为咸，在情致的变动为恐。恐能伤肾，思能够抑制恐；寒能伤血，燥（湿）能够抑制寒；咸能伤血，甘味能抑制咸味。

【解读】

本段经文阐述了外内相应的五脏功能系统。经文基于阴阳化五行的基本观点，进一步以五行学说的基本内容以及生克制化的关系，揭示了人体与自然的整体联系性，形成了以五脏为主体，外应五方、五季、五气等，内联五脏、五官、形体、情志等的五个功能活动系统。

"东方生风"按季节来讲意味着温和气候产生于春天。以四时配五方，东方主春令。春风一起，万物复苏，春季温暖的气候使自然界中冬眠的生物苏醒并开始新的生长，酸味的东西大都是植物生成的，适量的酸味食物能促进肝的正常生长，联系到人体，则筋是由肝血濡养生成的，筋又和心紧密联系。人的眼睛受肝血营养而能视物。东方在天是太阳初升的地方，是产生微妙深奥变化的地方，所以说"在天为玄"。在人则要遵循自然变化的规律，所以说"在人为道"。在大地上则是生长变化，有生化才有万物，有万物然后才有辛、酸、甘、苦、咸五味。人的肝脏，《黄帝内经》也称其为"将军之官"，主谋虑，所以说"道生智"。自然界气候的变化促进了万物的生长，其中深藏了很多奥妙神奇的道理，所以说"玄生神"。这些奥妙神奇的变化在自然界就表现为风，在地上就能使草木生长。在五体为筋，在五脏为肝，在五色为苍，在五音为角（相当于现代简谱中的"3"），生理病理变化反应在动作上都是握住拳头（肝风内动，高热抽扯的病患每每都会拳握不开），在五窍为目，在五味为酸，在五志为怒。精神的刺激使人发怒会损伤肝脏，按五志相克则"悲胜怒"（此处是反克，即土侮木）；气候反常，风邪伤人的筋，按五气相克则"燥胜风"（即金胜木）；饮食嗜酸偏食过多，则伤人的筋，按五味相克则"辛胜酸"（即金胜木）。

以四时配五方，则南方主夏令，夏季气候炎热，热极则生火，凡物被火烧后，味道都是苦的，适量的苦味食物可以促进心的正常功能。心主藏血，并依靠心气推动血液的运行。心血又能濡养脾胃，促进脾胃的功能，体现了"火生土"的相生关系。心在五官上与舌有密切联系。五行归类的"火"，其在自然空间表现为热，在地上表现为火，在五体则与血脉相应，在五脏则为心，在五色为红色，在五音则为徵（读 zhǐ，音止，相当于现代简谱中的"5"），在五声为笑，病理变化反应在情绪上则表现为忧愁，在五窍为舌，在五味为苦，在五志为喜。过度的喜乐会产生不良的刺激因素而损害心的功能，按五志相克则"恐胜喜"（即水胜火）；超过正常限度的热会损伤人体正气，按五气相克则"寒胜热"（即水胜火）；味过于苦也同样伤人的正气，按五味相克则"咸胜苦"（即水克火）。

以四时配五方，中央主长夏，长夏在中国农历六月夏末秋初之季，其时气候多雨湿润，土地湿润则可以生发万物。土地能生长瓜果五谷，五谷瓜果味道甘美，甜美的食物能促进脾胃的运化功能。脾胃的功能健运可以促进肌肉的生长，促使肺功能正常，这也体现了"土生金"的五行相生关系。脾在五官与口有密切关系。五行归类的土，其在自然空间表现为雨湿，在大地上表现为万物孕育、生发于土，在五体为肉，在五脏为脾，在五色为黄，在五音为宫（相当于现代简谱中的"1"），在五声为歌，脾胃发生病变，其表现在外的反应一般都会呕呃，在五窍为口，在五味为甘甜，在五志为思，过度的思虑就形成不良的精神刺激而影响脾胃的功能，按五志相克则"怒胜思"（即木克土）；超过正常限度的湿热下气会损伤人的肌肉，按五气相克则"风胜思"（即木克土）；饮食过嗜甘甜，日久则伤人的脾胃，按五味相克则"酸胜甘"（即木克土）。

以四时配五方，西方主秋令，秋季干燥，秋天自然现象有萧条肃杀的气氛，好像经过刀兵一样。大凡金属都有一定的辛味，辛味的事物能宣通肺脏。肺功能通畅正常可以输送营养物质供应皮毛，促进肾脏功能正常，这又体现了"金生水"的五行相生关系。肺在五官与鼻的关系甚为密切。五行归类的金，其在自然空间表现为干燥空气，在大地上表现为萧条肃杀的景象，在五体为皮毛，在五脏为肺，在五色为白，在五音为商（相当于现代简谱中的"2"），在五声为哭，发生病变为咳，在五窍为鼻，在五味为辛，在五志为忧，过度的忧伤悲痛必然形成不良的精神刺激，而损伤肺功能，按五志相克则"喜胜忧"（即火克金）；超过正常限度的热会损伤人的肺，按五气相克则"寒胜热"（即水克火）；水性寒凉湿润自然能胜干燥炎热；过食辛辣食物，形成偏食，日久必伤肺脏，按五味相克则"苦胜辛"（即火克金）。

以四时配五方，北方主冬令，冬季寒冷，另从中国地理气候来看，北方较南方为冷，天气寒冷低温能将空气里的水分凝结成雨露霜雪，即化成水；地表水、地下水溶解了土壤和岩石里的盐分而成为咸的。咸味的食物能入肾，肾脏功能正常，能促进骨髓的正常生长发育，肾和骨髓的功能正常可以精血濡养肝脏，这同样也体现了"水生木"的五行相生关系。肾在五官与耳的关系最密切。五行归类的水，其在自然空间为寒冷的天气，在大地上为水，在五体为骨，在五脏为肾，在五色为黑，在五音为羽（相当于现代简谱中的"6"），在声为呻，发生病变时可能会出现战栗，在五窍为耳，在五味为咸，在五志为恐。过度的恐惧就形成不良的精神刺激而损伤肾功能，按五志相克则"思胜恐"（即土胜水）；超过正常限度的寒冷会使人体气血运行凝滞不畅而造成痹阻，按五气相克则"燥胜寒"；味过于咸的食物，食之日久会伤人的肾脏，按五味相克则"甘胜咸"（即土克水）。

五行属性归类表						
	五行	木	火	土	金	水
自然界	时令（五季）	春	夏	长夏	秋	冬
	发展过程（五化）	生	长	化	收	藏
	气候（五气）	风	暑	湿	燥	寒
	方位（五方）	东	南	中	西	北
	时间	平旦	日中	日西	日入	夜半
	五音	角3	征5	宫1	商2	羽6
	天干	甲乙	丙丁	戊己	庚辛	壬癸
	地支	寅卯	巳午	辰未戌丑	申酉	亥子
	五色	青	赤	黄	白	黑
	五味	酸	苦	甘	辛	咸
人体	五脏	肝	心、心包	脾	肺	肾
	六腑	胆	小肠、三焦	胃	大肠	膀胱
	五官	目	舌	口	鼻	耳
	形体	筋	脉	肉	皮毛	骨
	情志	怒	嘉	思	悲	恐
	五声	呼（吐气）	笑	歌	哭	呻（吟）
	变动	握	忧（心）	哕（呕吐）	咳	栗（哆嗦发拦）

《素问·天元纪大论》

【篇解】

见本书第一章论天地。

【原文】

帝曰：善。何谓气有多少①，形有盛衰②？鬼臾区曰：阴阳之气，各有多少，故曰三阴三阳也。形有盛衰，谓五行之治，各有太过不及也③。故其始也，有余而往，不足随之；不足而往，有余从之④。知迎知随，气可与期⑤。应天为天符⑥，承岁为岁直⑦，三合为治⑧。

【校注】

①气有多少：指风、寒、暑、湿、燥、火（热）六气的阴阳属性有三阴三阳之分。

②形有盛衰：指木、火、土、金、水五行之气有盛有衰，有太过有不及，如逢甲之气，土运之气太过，逢己之所，土运不及。形，指地之五行。

③五行之治，各有太过不及也：主岁的五运之气，分别有太过和不及，如逢丁之年，木运不及；逢壬之年，木运太过。逢丙之年，水运太过；逢辛之年，水运不及等。治，司；主管。

④有余而往，不足随之；不足而往，有余从之：此言主岁的五运之气，其一般规律是太过之运与不及之运交替发生，若前一年份岁运太过（或不及），次年不及（或太过）的岁运就随之出现。随、从，意同。紧承

其后为随为从。

⑤知迎知随，气可与期：掌握岁运之气太过不及运行变化规律，对何年出现岁运太过或者不及，就可以预测。知，掌握、掌管。期，动词，预料、预测。与，给予。迎，指未来的气运变化。随，指已过去的气运变化。

⑥应天为天符：岁运之气与司天之气五行属性相合的年份称为"天符"，或称"天符之年"。符，相合。

⑦承岁为岁直：岁运之气与岁支五行属性相合的年份，称为"岁直"，又叫"岁会"。如丁卯年，岁运为木运，岁支卯应东方木位，二者五行属性相合，故曰"岁会"。承，逢，迎奉。

⑧三合为治：岁运之气、司天之气及岁支三者的五行属性一致，共同主司一年的气候，该年即为太一天符之年。为，介词，表示对象，相当于"与""同"。治，司、主管。

【译文】

黄帝说：好。什么叫气有多少，形有盛衰呢？鬼臾区说：阴气和阳气各有多少的不同，厥阴为一阴，少阴为二阴，太阴为三阴，少阴为一阳，阳明为二阳，太阳为三阳，所以叫做三阴三阳。形有盛衰，指天干所主的运气，各有太过不及的区别。例如开始是太过的阳年过后，随之而来的是不及的阴年，不及的阴年过后，从之而来的是太过的阳年。只要明白了迎之而至的是属于什么气，随之而至的是属于什么气，对一年中运气的盛衰情况，就可以预先知道。凡一年的中运之气与司天之气相符的，属于"天符"之年，一年的中运之气与岁支的五行相同的，属于"岁直"之年，一年的中运之起与司天之气年支的五行均相合的，属于"三合"之年。

【解读】

本篇主要阐述了五运六气学说的一些基本法则，说明和解释了气的多少及太过、不及、平气，以及天符、岁会、三合等运气学说中的一些概念。

《黄帝内经》按阴阳的多少顺序将阴阳分为三阴，即厥阴为一阴，少阴为二阴，太阴为三阴；三阳，即少阳为一阳，阳明为二阳，太阳为三阳。五行主岁运，也会表现太过和不及，如果开始的时候是太过，那么下一运便是不及；开始是不足，那么下一运就是太过，其中的规律总是"有余而往，不足随之，不足而往，由余从之"。明白掌握了这一规律，就可以推算预测运气的变化。所以，凡是值年大运的五行属性与同年司天之气的五行属性相同，就叫"天符"之年。凡事值年大运的五行属性与同年年支的五行属性相同，就叫"岁会"之年。在推算年运太过和不及的情况时，要将值年大运、司天之气及同年年支的五行属性三者结合起来分析，才可能得出正确的判断，作出符合客观实际的结论，也会有利于治疗。故说"三合为治"。

第五章　论脏腑

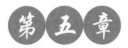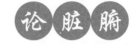

　　本章节详细阐述了《内经》藏象观，即藏象学说，这是一门研究脏腑形体官窍的结构、生理功能及其相互关系的理论，也是有关脏腑认识的核心理论。"藏"指藏于人体内的具有一定形态结构的脏腑组织器官；"象"是指内脏功能活动反映于外的征象及脏腑的实质形象。"藏"是"象"的内在本质；"象"是"藏"的外在反映。因而"藏象"是对人体生命本质与现象诸种联系的高度概括。藏象是在古代解剖学、实践观察、临床积累的基础上，逐步形成的系统、宏观概括，从"象"把握"藏"的本质方法，是藏象学说的特点。因此，临床上可以通过诊察患者的外部表现，来分析判断脏腑的功能变化，同样可以通过调和脏腑治疗肢体官窍的病证。

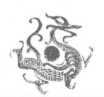

《素问·灵兰秘典论》

【篇解】

灵兰，即灵台兰室，相传为古代帝王藏书之所；秘典，秘藏之典籍。本篇以"灵兰秘典"为题，意在强调所论内容的重要性。

【原文】

黄帝问曰：愿闻十二脏之相使，贵贱①何如？岐伯对曰：悉乎哉问也，请遂言之。心者，君主之官也，神明出焉②。肺者，相傅之官，治节出焉③。肝者，将军之官，谋虑出焉④。胆者，中正之官，决断出焉⑤。膻中者，臣使之官，喜乐出焉⑥。脾胃者，仓廪之官，五味出焉。大肠者，传道之官，变化出焉。小肠者，受盛之官，化物出焉。肾者，作强之官，伎巧出焉⑦。三焦者，决渎之官⑧，水道出焉。膀胱者，州都之官⑨，津液藏焉，气化⑩则能出矣。

凡此十二官者，不得相失也。故主明则下安⑪，以此养生则寿，殁世不殆，以为天下则大昌。主不明则十二官危，使道闭塞而不通⑫，形乃大伤，以此养生则殃；以为天下者，其宗⑬大危，戒之戒之。

【校注】

①十二脏之相使，贵贱：指十二脏腑在生理活动中的分工合作关系。脏，概言脏腑。相使，相互使用。贵贱，主次，这里指心与其他脏腑的君臣关系。

②心者，君主之官也，神明出焉：君主，古代国家的最高统治者。心

脏统领脏腑百骸，故以君主之官喻之。神明，此指精神意识，聪明智慧。出焉，指于此生出。

③肺者，相傅之官，治节出焉：相傅，古代官名，辅助君王治国者，如宰相、相国等。治节，治理、调节之意。肺主气而朝百脉，有辅助心脏而治理调节脏腑气血的功能。

④肝者，将军之官，谋虑出焉：将军，刚武善战，主司护卫；有勇有谋，象征肝护卫并协助统摄机体的功用。

⑤胆者，中正之官，决断出焉：中正，正直无私，不偏不倚。胆性勇敢而主决断，刚正不阿，故称中正之官。

⑥膻中者，臣使之官，喜乐出焉：膻中即为心包络。此作为十二官之一，当指心包络。心包行君相之令，命为臣使。心包为心之外围，心之志为喜，故心气畅达，令人喜乐。

⑦肾者，作强之官，伎巧出焉：作强，指功能作用强大。伎，同"技"，多能也。巧，精巧也。肾藏精舍志，主骨生髓，主司生育，其功能强大，故曰作强之官。脑为髓海，髓充则骨强，智

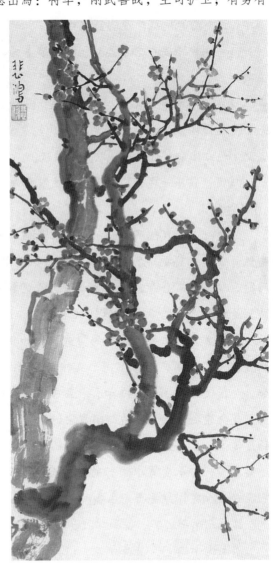

81

多生巧，故曰伎巧出焉。

⑧决渎之官：指三焦具有主管水液代谢，通调水道的作用。决，疏通。渎，水道。

⑨州都之官：州，水中陆地。都，水泽所聚之意。州都即水液集聚之处。膀胱位居下焦，是三焦水液所归之地，故称为州都之官。

⑩气化：此指以肾中阳气为主的心、肝、肺、脾胃、肾、三焦等诸脏腑之气，对膀胱所藏津液的蒸化作用。

⑪主明则下安：君主圣明，则百官各司其职，安于其位，喻脏腑功能协调。

⑫主不明则十二官危，使道闭塞而不通：心主不明则神无所主，而脏腑相使之道闭塞不通，致使脏腑的功能失常。使道，十二脏腑相使之道，也就是气血往来、脏腑相互联系的通道。

⑬宗：宗庙社稷，引申为国家的统治地位。

【译文】

黄帝问道：我想听你谈一下人体六脏六腑这十二个器官的责任分工，高低贵贱是怎样的呢？岐伯回答说：你问得真详细呀！请让我谈谈这个问题。心，主宰全身，是君主之官，人的精神意识思维活动都由此而出。肺，是相傅之官，犹如相傅辅佐着君主，因主一身之气而调节全身的活动。肝，主怒，像将军一样的勇武，称为将军之官，谋略由此而出。胆，性勇敢而主决断，刚正不阿，是中正之官。膻中，维护着心而接受其命令，是臣使之官，心志的喜乐，靠它传布出来。脾和胃司饮食的受纳和布化，是仓廪之官，五味的阴阳靠它们的作用而得以消化、吸收和运输。大肠是传导之官，它能传送食物的糟粕，使其变化为粪便排除体外。小肠是受盛之官，它承受胃中下行的食物而进一步分化清浊。肾，是作强之官，它能够使人发挥力量而产生各种伎巧。三焦，是决渎之官，它能够通行水道。膀胱是州都之官，蓄藏津液，通过气化作用，可以排除尿液。

以上这十二官，虽有分工，但其作用应该协调而不能相互脱节。所以君主如果明智顺达，则下属也会安定正常，用这样的道理来养生，就可以使人长寿，终生不会发生危殆，用来治理天下，就会使国家昌盛繁荣。君主如果不明智顺达，那么，包括其本身在内的十二官就都要发生危险，各器官发挥正常作用的途径闭塞不通，形体就要受到严重伤害。在这种情况下，谈养生续命是不可能的，只会招致灾殃，缩短寿命。同样，以君主之昏聩不明来治理天下，那政权就危险难保了，千万要警惕再警惕呀！

【解读】

本篇论述了十二脏腑的功能及其协调互用的关系，并且特别强调了心的主导作用。

经文以古代朝廷官职作比喻，论述了十二脏腑的功能及其相互协调的关系。十二脏腑特性不同，功能各异，彼此之间存在着既分工又合作的相互协调关系，以维持人体正常生命活动，所以十二脏腑行使功能时不能脱节。十二脏腑互相为用的理论，充分体现了中医藏象学说的整体观，提示我们无论在平时的养生保健亦或临床治疗疾病时，不仅要注意各个脏腑单独的生理功能是否正常，还应多注意十二脏腑的协调关系。

心为君主，五脏六腑之主宰，就像君主一样主持一身的功能活动，若心气受损，则如国家失去君主，必定会出现危险。心藏神，主神明，这里的神明泛指一切精神意识思维活动，所以可以说心统领全身。

肺为宰相，辅佐君主，在君主旁边，辅助心脏治理调节脏腑气血营卫。肺气的正常运行，才能调节全身气血营卫的正常运行，才能保证脏腑百骸的功能活动正常。

肝为将军，保卫机体，抵抗外来邪气的干扰，捍卫健康，主谋虑。肝的功能正常，人才能够正常地思维、谋虑，深入地思考问题。在生活中我们时常可以观察到，人一旦发怒，办事就不合乎情理，因为他的谋虑之官不能正常工作，就不能仔细考虑事情了。究其原因，肝藏血，在志为怒，怒气一旦爆发，肝血则会逆乱，所以无法正常谋虑。

胆为中正之官，主勇怯，帮助人们下决断。我们日常生活中说的一个人胆小，则会思前想后，无法干脆地做决定。这就是体现了在肝谋虑完之后，决断的功能落在了胆上。

膻中为臣使，这里的膻中是指心包络，在君主心的周围，是近臣，心主神明的喜乐都是通过膻中表达出来。心为君主，不能受邪，膻中作为君主的近臣，就起到了保护心的作用，所以邪气犯心，首先侵犯膻中。

脾胃为仓廪之官，仓廪，就是储藏粮食的建筑，说明了脾胃受纳饮食水谷的功能。饮食物进入人体后，都需要经过脾胃的受纳和运化才能变成滋养全身的精微物质。

大肠为传导之官，传导水谷糟粕。饮食物进入大肠后产生变化，水液可以渗入膀胱变成尿液，食物糟粕化为粪便排出体外，所以说变化出焉。

小肠为受盛之官，接受从胃传下来的饮食物，进一步消磨，分清别浊，把营养的部分吸收，糟粕的部分继续向下传。

肾为作强之官，作用功能强大，技术灵巧，聪明智慧都与其有关。肾主藏精，肾精充足，人才能充满智慧，发明创造，有很巧的手艺，能做出很多东西。当肾精不足，人的精神也会出现迟钝，痴呆，甚至于无缘无故地哭泣发怒。阿尔茨海默病就是肾精不足而脑髓空虚的一个代表，主要表现为智慧的流失和技巧的丧失。

三焦为决渎之官，就是管理疏通水渠的官。人体的水渠就是三焦的水道，只有上中下三焦气化正常，才能使人体的水液代谢正常，气化正常。

膀胱为州都之官，管理人体的津液。膀胱可以藏津液，所藏的津液需要气化才能散出来。这里的气化不仅有膀胱的气化，还有心、肝、脾、肺、肾和三焦的气化作用。而散出的途径也不是仅为尿液，还有汗液和血液两条路径。

以上十二脏需要相互协调，相互使用，才能保证各自的功能正常。其中君主之官心尤为重要，只有君明，神明正常，其他十一脏才能平静，容易协调。所以在养生时，首先要调摄好心神，心理状态好了，才能清醒地指挥全身的活动，不会做一些错误的事损害健康，这样其他脏腑就好调摄了。

《素问·六节藏象论》

【篇解】

见本书第二章论生命。

【原文】

帝曰：藏象何如？岐伯曰：心者，生之本，神之变^①也，其华在面，其充在血脉，为阳中之太阳，通于夏气^②。肺者，气之本，魄之处也，其华在毛，其充在皮，为阳中之太阴^③，通于秋气。肾者，主蛰，封藏之本^④，精之处也，其华在发，其充在骨，为阴中之少阴^⑤，通于冬气。肝者，罢极之本^⑥，魂之居也，其华在爪，其充在筋，以生血气，其味酸，其色苍^⑦，此为阳中之少阳^⑧，通于春气。脾胃大肠小肠三焦膀胱者，仓廪之本，营之居也，名曰器，能化糟粕，转味而入出者也^⑨，其华在唇四白^⑩，其充在肌，其味甘，其色黄，此至阴^⑪之类，通于土气。凡十一脏取决于胆^⑫也。

【校注】

①神之变：神的居所。

②阳中之太阳，通于夏气：指心，心为火脏，在脏上属于为阳中之阳，从时令上看，夏主火，心亦属火，故通于夏气。

③阳中之太阴：指肺，此"太阴"应是"少阴"，《新校正》云："按'太阴'，《甲乙经》并《太素》作'少阴'，当作'少阴'。"指代肺为华盖居至高位，而上为阳，又极为娇嫩，为娇脏，属少阴的特殊性质。

④肾者，主蛰，封藏之本：蛰，蛰虫，即冬眠蛰藏之虫，此喻肾气闭藏精气。肾旺于冬，应冬气主闭藏，是人体封闭潜藏功能之根本，以维护人体精气固守而不妄泄。

⑤阴中之少阴：指肾，此"少阴"应是"太阴"，《新校正》云："按全元起本并《甲乙经》、《太素》'少阴'，当作'太阴'。"《灵枢·阴阳系日月》篇曰："肾为阴中之太阴。"指代肾作为至阴之位又主水的生理地位。

⑥肝者，罢极之本：一，从生理解释，"罢"通熊黑之"黑"，黑即雌熊，耐劳而多勇力，用以喻肝脏任劳勇悍之性。二，从病理解释，罢，音义同"疲"，是劳累的意思；极，《说文》云："燕人谓劳曰极"。罢极，即劳困之意，意指不得劳累过度，否则易伤肝之本。

⑦其味酸，其色苍：味道是酸的，颜色是青色的。

⑧阳中之少阳：指肝，据《新校正》解释："按全元起本并《甲乙经》《太素》作'阴中之少阳'。此句当作'阴中之少阳'。《灵枢·阴阳系日月》篇曰：'肝为阴中之少阳'。"指代肝可藏一身之血为阴脏，但是又为将军之官，带有阳刚之性的特殊地位。

⑨转味而入出者也：指六腑受纳水谷，化生精微，排泄糟粕的功能活动。

⑩唇四白：口唇四周的白肉。

⑪至阴：至，到达。春夏为阳，秋冬为阴，脾应长夏，为二者转择点，由阳而到阴，叫做至阴。

⑫凡十一脏取决于胆：胆者，属木，时节配属于春，春气生则万化安然升发，是个生机最蓬勃的季节，胆气就象征着春气，它一升发就有了蓬勃的生命力，那么其余各藏也就安逸平顺，所以十一脏取决于胆也。

【译文】

黄帝说：脏象是怎样的呢？岐伯说：心，是生命的根本，为神所居之处，其荣华表现于面部，其充养的组织在血脉，为阳中的太阳，与夏气相通。肺是气的根本，为魄所居之处，其荣华表现在毫毛，其充养的组织在皮肤，极为娇嫩，是阳中的太阴，与秋气相通。肾主蛰伏，是封藏经气的根本，为精所居之处，其荣华表现在头发，其充养的组织在骨，为阴中之少阴，与冬气相通。肝，是罢极之本，为魄所居之处，其荣华表现在爪甲，其充养的组织在筋，可以生养血气，其味酸，其色苍青，为阳中之少阳，与春气相通。脾、胃、大肠、小肠、三焦、膀胱，是仓廪之本，为营气所居之处，因其功能象是盛贮食物的器皿，故称为器，它们能吸收水谷精微，化生为糟粕，管理饮食五味的转化、吸收和排泄，其荣华在口唇四旁的白肉，其充养的组织在肌肉，其味甘，其色黄，属于至阴之类，与土气相通。以上十一脏功能的发挥，都取决于胆气的升发。

【解读】

本节表达了"人与天地相应"的观点，以五脏之气通于四时之气，充分说明五脏功能活动与自然四时阴阳的关系。藏象学说通过长期对"象"的观察推论总结突破了解剖学概念的局限，从"整体观"的角度把从外部观察到的生理现象加以归纳，使之与各脏腑功能活动密切联系起来。

"藏象"一词在《内经》中首次出现在《素问·六节藏象论》之中，其含义是藏于体内的脏腑组织器官和表现于外的生理、病理现象。据本节经文所论述藏象的基本内容主要有以下三个方面：一是五脏的主要生理功能及与体表组织的通应关系，二是五脏的阴阳属性，三是五脏与四时的通应关系。

心，生命的根本，神明的居处。心脏处于上焦，属火，火性炎上，而颜面在于上，所以心的荣华与否表现在人体的颜面部。心主血脉，故心脏功能的盛衰在血脉上有明显的表现。心位于上焦胸中，所以属阳，而通于火，阳气最为旺盛，所以是阳中之太阳，通于夏气，也是一年四季中阳气最旺盛的季节。

肺，藏气，司呼吸之气，主一身之气，所以是气之本，魄的居处。魄也是精神思维范畴里的一个内容，是人与生俱来的反应，如吮吸动作，听觉、触觉、痛觉等引起的条件反射动作这样的感觉意识。魄藏于气，气足，魄才能充。肺的荣华在外表现于皮毛，肺主气，气布达于毫毛，充实肌肤，所以肺气衰则皮毛焦枯，肺气充则皮毛滋润。肺和心同样位于上焦胸中，故属阳；肺主肃降，通于秋气，有肃杀之意，本质是凉，所以是阳中之太阴。

肾，主封藏蛰伏，精藏于内，就像冬天冬眠的虫子一样，静藏但是有很强的生命力。肾的荣华表现在头发上，肾藏精，发为血之余，精血可以互化，所以肾精充足，气血也就旺盛，头发就会浓密有光泽；反之，肾藏精，精充养骨髓，故说其充在骨。当肾气衰时，则会头发变白变枯，脱落，骨质疏松，骨骼不再强劲有力。肾位于下焦腹中，属阴，通于冬气，主闭藏，阴气盛，故为阴中之少阴。

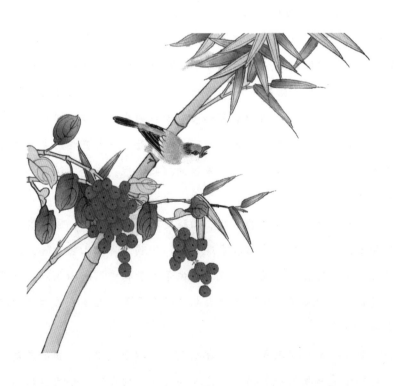

肝，主筋，筋脉应当舒缓，如果拘急，则会非常疲劳。肝是魂的居处，魂也是一种精神意识活动，魂藏于体内，人没有特殊感觉，可以正常思维活动，但魂不藏时，则会出现幻觉，做梦，甚至梦游等症。所以出现这些症状时，就需要敛肝魂。肝的荣华表现在爪甲上，这是因为肝藏血，血充盈了爪甲就会坚硬红润有光泽。肝的功能充实在筋，肝气血充足，筋脉就柔韧有力；若肝发生病理改变，则出现筋脉拘急，如抽风、半身不遂、肢体痿废不用等。肝气通于春，春日万物生发，阳气生发，故肝为阳中之少阳。

　　脾、胃、大肠、小肠、三焦、膀胱这六者合在一起，是因为它们都与脾胃关系密切，和饮食物的受纳、运化、排泄有关，所以是仓廪之本。营气是通过水谷精微的运化产生的，故名营之居。它们就像盛东西的器物一样，不仅能够运化水谷，化生营卫气血，还能把精华和糟粕分开，并排除糟粕。荣华表现在嘴唇的四周，其运化产生的水谷精微充养肌肉。文中把这六脏都归于至阴之类，至阴，是由阳到阴的意思，并不是最阴，是阳气过渡到阴的枢纽。通于土气，土是万物生长之本，这六脏对饮食物的受纳转化形成的精微充养全身，故说通于土气。

　　本节还有一个重要的观点即"凡十一藏取决于胆"，这句话有两种主要的解读意见：一种观点认为"十一"二字乃"土"字之误，本句话强调了胆对"土藏"即脾胃的特殊而重要的作用；另一种观点认为胆气通春之气，自然四季中，春气升则万物化生，故胆气升，余下十一脏也随之而升，所以说十一脏皆取决于胆。本观点为中医治疗某些病证提供了依据，如疏肝利胆以健脾胃的常用临床治疗方法。

《素问·五藏生成》

【篇解】

生成，指生化形成。本篇从生理、病理、诊断等方面，论述了五脏、五体、五色、五脉之间的相生相克、相因相成的关系，故名"五藏生成"。

【原文】

心之合脉^①也，其荣色^②也，其主肾^③也。肺之合皮^④也，其荣毛也，其主心也。肝之合筋也，其荣爪也，其主肺也。脾之合肉也，其荣唇也，其主肝也。肾之合骨也，其荣发也，其主脾也。

是故多食咸，则脉凝泣^⑤而变色；多食苦，则皮槁而毛拔；多食辛，则筋急而爪枯；多食酸，则肉胝皱^⑥而唇揭^⑦；多食甘，则骨痛而发落，此五味之所伤也。故心欲苦，肺欲辛，肝欲酸，脾欲甘，肾欲咸，此五味之所合也。

【校注】

①心之合脉：合，配合，联系之意。心生血而藏神，血行脉中，所以脉为血行走的通道，同样也被心所产生的神应用，所以中医认为心是和脉高度联系的。

②其荣色：荣，养而华也。色，此指面色。指心的好坏可以反映到面色。

③其主肾：意指肾水根据五行克制关系，可以制约心火。

④肺之合皮：肺主气，皮肤的汗孔中医认为叫做气门，意为肺外对应

皮肤。

⑤泣：音义同"涩"。

⑥胝皱：胝，皮厚的意思；皱，肉皱。胝皱即皮肉坚厚皱缩。

⑦唇揭：口唇干薄而掀起的样子。

【译文】

心脏与脉相应，它的荣华表现在面色上，肾水可以制约心火；肺脏与皮肤相应，它的荣华表现在毫毛上，心火制约肺金；肝脏与筋相应，它的荣华表现在爪甲上，肺金制约肝木；脾脏与肌肉相应，它的荣华表现在口唇上，肝木制约脾土；肾与骨骼相应，它的荣华表现在头发上，脾土制约肾水。

正因为如此，所以过食咸味，则使血脉凝塞不畅，而颜面色泽发生变化。过食苦味，则使皮肤枯槁而毫毛脱落。过食辛味，则使筋脉劲急而爪甲枯干。过食酸味，则使肌肉粗厚皱缩而口唇掀揭。过食甘味，则使骨骼疼痛而头发脱落。这是偏食五味所造成的损害。所以心欲得苦味，肺欲得辛味，肝欲得酸味，脾欲得甘味，肾欲得咸味，这是五味分别与五脏之气相合的对应关系。

【解读】

本篇叙述了人体五脏与五体（脉、皮、筋、肉、骨）、五华（面、毛、爪、唇、发）、五味（苦、辛、酸、甘、咸）的内在联系，以及五脏之间的相互制约关系，反映了五脏功能系统的活动规律。五脏之间有相互制约的关系，若制约太过或制约不及，可致相应的五脏功能活动受到影响。

本篇也阐述了五脏与五味的生理病理联系。在生理上，五脏与五味具有一定的亲和性。即心喜苦，肺喜辛，肝喜酸，脾喜甘，肾喜咸。掌握这种味与脏的亲和关系对于正确运用药食五味具有重要意义。但若食之不当，用之无节，则又是伤害五脏，导致疾病的因素之一。五味失当，损伤五脏具有一定的规律，一般按照五行的生克关系，首先损伤本脏所制之脏，并通过该脏的所合与所荣表现于外。

《素问·五藏别论》

【篇解】

五藏，这里是脏腑的总称；别论，即作为一般常论的补充和羽翼。本篇在内容上是《六节藏象》《五脏生成》等脏腑一般常论的补充和羽翼，故曰"五藏别论"。

【原文】

黄帝问曰：余闻方士，或以脑髓为藏，或以肠胃为藏，或以为府。敢问更相反，皆自谓是，不知其道，愿闻其说。岐伯对曰：脑、髓、骨、脉、胆、女子胞^①此六者，地气之所生也，皆藏于阴而象于地^②，故而不泻，名曰奇恒之府^③。

夫胃、大肠、小肠、三焦、膀胱此五者天气之所生也，其气象天^④，故泻而不藏。此受五藏浊气^⑤，名曰传化之府^⑥，此不能久留，输泻者也。魄门亦为五藏使^⑦，水谷不得久藏。所谓五藏者，藏精气而不泻也，故满而不能实^⑧。六腑者，传化物而不藏，故实而不能满^⑨也。所以然者，水谷入口则胃实而肠虚，食下则肠实而胃虚^⑩。故曰实而不满，满而不实也。

【校注】

①女子胞：亦名胞宫，即子宫。

②地气之所生也，皆藏于阴而象于地：脑、髓、骨、脉、胆、女子胞，这六种是禀承地气而生的，都能贮藏阴质，就像大地包藏万物一样，有静而藏纳的特点。

③奇恒之府：奇，异也。恒，常也。即言异于恒常之腑。

④天气之所生也，其气象天：胃、大肠、小肠、三焦、膀胱，这五者是禀承天气所生的，受天之阳气所化，它们的作用，像天一样的健运周转，因而取象于地，具有动的特点。

⑤此受五藏浊气：言腑接受五脏气化后的废物。浊气，此与精气相对而言，指五脏代谢后的产物。

⑥传化之府：谓传导化物之腑。

⑦魄门亦为五藏使：肛门也为五脏行使输泻浊气。魄门，即肛门。粕为糟粕之意，以肛门为排泄粪便糟粕之门户，故称魄门。使，使役、支配、制约之意。

⑧满而不能实：指五脏贮藏经气而不向外发泻，经常要保持精神饱满，而不是一时地得到充实。

⑨实而不能满：指六腑，是将水谷加以传化，而不是加以贮藏，所以它有时显的充实，但却不能永远保持盛满，不易运转传送食糜、糟粕。

⑩胃实而肠虚：水谷入口都是下行的，胃充实了，但肠中还是空

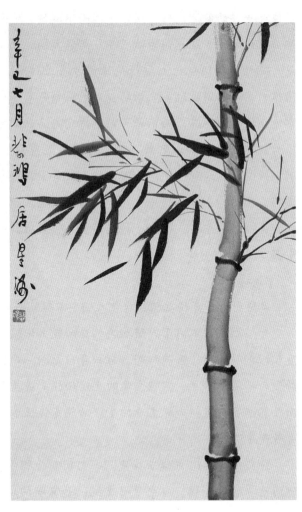

虚的，食物再下行，肠充实了，而胃中就空虚了，这样依次传递。

【译文】

黄帝问道：我听说方士之中，有人以脑髓为脏，有人以肠胃为脏，也有的把这些都称为腑，如果向他们提出相反的意见，却又都坚持自己的看法，不知哪种理论是对的，希望你谈一谈这个问题。岐伯回答说：脑、髓、骨、脉、胆、女子胞，这六种是禀承地气而生的，都能贮藏阴质，就像大地包藏万物一样，所以它们的作用是藏而不泻，叫做奇恒之腑。

胃、大肠、小肠、三焦、膀胱，这五者是禀承天气所生的，它们的作用像天一样的健运周转，所以是泻而不藏的，它们受纳五脏的浊气，所以称为传化之腑。这是因为浊气不能久停其间，而必须及时转输和排泄的缘故。此外，肛门也为五脏行使输泻浊气，这样，水谷的糟粕就不会久留于体内了。所谓五脏，它的功能是贮藏精气而不向外发泻的，所以它是经常地保持精神饱满，而不是一时地得到充实。六腑，它的功能是将水谷加以传化，而不是加以贮藏，所以它有时显得充实，但却不能永远保持盛满。所以出现这种情况，是因为水谷入口下行，胃充实了，但肠中还是空虚的，食物再下行，肠充实了，而胃中就空虚了，这样依次传递。所以说六腑是一时的充实，而不是持续的盛满，五脏则是持续盛满而不是一时的充实。

【解读】

本段讨论了奇恒之腑、传化之腑、五脏及六腑的功能特点及区别。

奇恒之腑，不同于六腑之腑。在功能上似脏，主藏；形态似腑，中空有腔，似脏非脏，似腑非腑，故曰奇恒之腑。奇恒之腑的功能特点为贮藏精气而不传化水谷。五脏主要的生理功能是藏精气，宜时刻保持精气盈满而没有水谷充实；六腑主要的生理功能是传化水谷，宜保持水谷充实而没有精气盈满。

经文中"魄门亦为五脏使"一句阐明了魄门与五脏之间的密切关系。魄门是胃肠的末端，应受胃肠支配，具有腑的功能，但又受五脏的制约。

如魄门的启闭依赖于心神的主宰，肝气的条达，脾气的升提，肺气的宣降，肾气的固摄。所以，魄门启闭正常是脏腑功能协调的表现，通过魄门的异常也可以推测脏腑的病变。同样，魄门功能正常，又对脏腑的气机升降有重要影响，所以可通过调治魄门以利脏腑气机的调节。

《素问·藏气法时论》

【篇解】

见本书第四章论五行。

【原文】

岐伯曰：肝主春，足厥阴少阳主治。其日甲乙①。肝苦急，急食甘以缓之②。心主夏，手少阴太阳主治。其日丙丁。心苦缓，急食酸以收之③。脾主长夏，足太阴阳明主治。其日戊己。脾苦湿，急食苦以燥之④。肺主秋，手太阴阳明主治。其日庚辛。肺苦气上逆，急食苦以泄之⑤。肾主冬，足少阴太阳主治。其日壬癸。肾苦燥，急食辛以润之⑥，开腠理，致津液，通气也⑦。

肝色青，宜食甘⑧。粳米、牛肉、枣、葵皆甘。心色赤，宜食酸⑨。小豆、犬肉、李、韭皆酸。肺色白，宜食苦⑩。麦、羊肉、杏、薤皆苦。脾色黄，宜食咸⑪。大豆、猪肉、栗、藿⑫皆咸。肾色黑，宜食辛⑬。黄黍⑭、鸡肉、桃、葱皆辛。辛散、酸收、甘缓、苦坚、咸软。

【校注】

①肝主春，足厥阴少阳主治。其日甲乙：肝属木、旺于春，肝与胆为

表里，春天是足厥阴肝和足少阳胆主治的时间，甲乙属木，足少阳胆主甲木，足厥阴肝主乙木，所以肝胆旺日为甲乙。

②肝苦急，急食甘以缓之：肝为将军之官，其志怒，其气急，急则自伤，甘味能缓急，故宜急食甘以缓之。

③心苦缓，急食酸以收之：心藏神，其志喜，心气过缓则心气虚而散，酸味能收敛，故宜急食酸以收之。

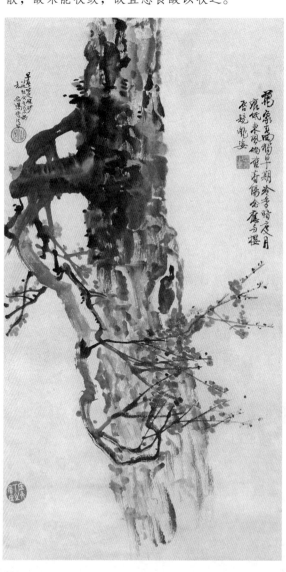

④脾苦湿，急食苦以燥之：脾以运化水谷，制水为功能，而脾性恶湿，湿盛则伤脾，苦味能燥湿，故宜急食苦以燥之。

⑤肺苦气上逆，急食苦以泄之：肺主气，其性清肃，若气上逆则肺病，苦味能泄，故宜急食苦以泄之。

⑥肾苦燥，急食辛以润之：肾为水脏，喜润而恶燥，故宜急食辛以润之。

⑦开腠理，致津液，通气也：可以开发腠理，运行津液，宜通五脏之气。

⑧肝色青，宜食甘：食甘以缓肝之急。

⑨心色赤，宜食酸：食酸以收心气之散。

⑩肺色白，宜食苦：食苦以泄肺气之逆。

⑪脾色黄，宜食咸：食咸调肾以化行脾胃之气。

⑫藿：即豆叶，嫩时可食。

⑬肾色黑，宜食辛：食辛以润肾之燥。

⑭黄黍：即黍米。张介宾注："黍，糯米也，可以酿酒，北人称为黄米，又曰黍子。"

【译文】

岐伯说：肝属木、旺于春，肝与胆为表里，春天是足厥阴肝和足少阳胆主治的时间，甲乙属木，足少阳胆主甲木，足厥阴肝主乙木，所以肝胆旺日为甲乙；肝在志为怒，怒则气急，甘味能缓急，故宜急食甘以缓之。心属火，旺于夏，心与小肠为表里，夏天是手少阴和手太阳小肠主治的时间；丙丁属火，手少阴心主丁火，手太阳小肠主丙火，所以心与小肠的旺日为丙丁；心在志为喜，喜则气缓，心气过缓则心气虚而散敛，酸味能收敛，故宜急食酸以收之。脾属土，旺于长夏（六月），脾与胃为表里，长夏是足太阴脾和足阳明胃主治的时间；戊己属土，主太阴脾主己土，主阳明胃主戊土，所以脾与胃的旺日为戊己；脾性恶湿，湿盛则伤脾，苦味能燥湿，故宜急食苦以燥之。肺属金，旺于秋；肺与大肠为表里，秋天是手太阴肺和手阳明大肠主治的时间；庚辛属金，手太阴肺主辛金，手阳明大肠主庚金，所以肺与大肠的旺日为庚辛；肺主气，其性清肃，若气上逆则肺病，苦味能泄，故宜急食苦以泄之。肾属水，旺于冬，肾与膀胱为表里，冬天是足少阴肾与足太阴膀胱主治的时间；壬癸属水，足少阴肾主癸水，足太阳膀胱主壬水，所以肾与膀胱的旺日为壬癸；肾为水脏，喜润而恶燥，故宜急食辛以润之。如此可以开发腠理，运行津液，宜通五脏之气。

肝合青色，宜食甘味，粳米、牛肉、枣、葵菜都是属于味甘的。心合赤色，宜食酸味，小豆、犬肉、李、韭都是属于酸味的。肺合白色，宜食苦味，小麦、羊肉、杏、薤都是属于苦味的。脾合黄色，宜食咸味，大豆、猪肉、栗、藿都是属于咸味的。肾合黑色，宜食辛味，黄黍、鸡肉、桃、葱都是属于辛味的。五味的功用：辛味能发散，酸味能收敛，甘味能缓急，苦味能坚燥，咸味能坚。

【解读】

本段论述脏气法时，其所述之时主要有两种：一是以季节论时，即春、夏、长夏、秋、冬五时；二是以天干论日，十日为周。脏气法时主要是通过五行将五脏与时间变化周期联系起来，用以阐述人"以四时之法成"的理论，说明五脏之气有随季节时间盛衰的特性。这个理论对于理解五脏概念的时间内涵，分析疾病的轻重生死规律，确定相应治疗方法，有重要意义。本段对五脏所苦提出了从两个方面进行治疗：其一，从表里相合两经主治；其二，五味治疗。每味有其不同的治疗作用，其治疗规律一般是逆其所苦，使五脏之苦得以解除，所以肝苦急的就要用甘味药，急食甘以缓之；心苦缓的，就要急食酸以收之等，以此类推。五味辛散、咸软、甘缓、酸收、苦坚有不同的作用，五脏各有宜食之味。因此，在临床用药或者我们的日常食品当中，都要注意适当配伍，既要知道某一味对应某一脏，可以用其解决某一方面的问题，又要防止其太过，才能取得圆满的效果。

《素问·宣明五气》

【篇解】

宣明，宣扬阐明的意思。五气，指五脏五行之气。本篇承《素问·藏气法时论》五脏之气、法象四时的理论，按照五行法则加以分类归纳，宣扬阐明了人体五脏之气的生理、病理等活动的变化规律，从而作为临床诊治的指导原则，故名"宣明五气"。

【原文】

五味所入：酸入肝，辛入肺，苦入心，咸入肾，甘入脾，是谓五入[①]。

五藏所恶[②]：心恶热，肺恶寒，肝恶风，脾恶湿，肾恶燥，是谓五恶。

五藏化液[③]：心为汗，肺为涕，肝为泪，脾为涎，肾为唾，是谓五液。

五味所禁[④]：辛走气，气病无多食辛[⑤]；咸走血，血病无多食咸[⑥]；苦走骨，骨病无多食苦[⑦]；甘走肉，肉病无多食甘[⑧]；酸走筋，筋病无多食酸[⑨]，是谓五禁，无令多食。

五藏所藏：心藏神，肺藏魄，肝藏魂，脾藏意，肾藏志，是谓五藏所藏。

五藏所主：心主脉，肺主皮，肝主筋，脾主肉，肾主骨，是谓五主。

五劳所伤[⑩]：久视伤血[⑪]，久卧伤气，久坐伤肉[⑫]，久立伤骨，久行伤筋[⑬]，是谓五劳所伤。

【校注】

①五入：指五味酸、辛、苦、咸、甘所入的分别是肝、肺、心、肾、脾。

②恶：憎厌的意思。

③五藏化液：五脏化生的液体。

④五味所禁：五味所禁忌的。

⑤辛走气，气病无多食辛：辛味走气，气病不可多食辛味。这就是五味的禁忌，不可使之多食。

⑥咸走血，血病无多食咸：咸味走血，主散，不利血的汇聚，血病不

可多食咸味。

⑦苦走骨，骨病无多食苦：苦味走骨，苦味疏泻，不利骨致密地生长，故骨病不可多食苦味。

⑧甘走肉，肉病无多食甘：甜味走肉，甘味滋腻碍肉生长，肉病不可多食甜味。

⑨酸走筋，筋病无多食酸：酸入肝而走筋，酸主收敛，故筋病不宜多食酸。

⑩五劳所伤：泛指各种过度劳作对五脏之气的损害。

⑪久视伤血：如久看则劳于精气而伤血。

⑫久卧伤气，久坐伤肉：久卧则阳气不伸而伤气，久坐则血脉灌输不畅而伤肉。

⑬久立伤骨，久行伤筋：久立则劳于肾及腰、膝、胫等而伤骨，久行则劳于筋脉而伤筋。

【译文】

五味酸、辛、苦、咸、甘所入的分别是肝、肺、心、肾、脾。

五脏所厌恶的是：心厌恶热，肺厌恶寒，肝厌恶风，脾厌恶湿，肾厌恶燥。

五脏化生的液体：心之液化为汗，肺之液化为涕，肝之液化为泪，脾之液化为涎，肾之液化为唾。这是五脏化生的五液。

五味所禁：辛味走气，气病不可多食辛味；咸味走血，血病不可多食咸味；苦味走骨，骨病不可多食苦味；甜味走肉，肉病不可多食甜味；酸味走筋，筋病不可多食酸味。这就是五味的禁忌，不可使之多食。

五脏所藏：心藏神、肺藏魄、肝藏魂、脾藏意、肾藏志。这就是五脏所藏。

五脏所主：心主脉、肺主皮、肝主筋、脾主肉、肾主骨。这就是五脏所主的部位。

五种过度的疲劳可以伤耗五脏的精气：如久看则劳于精气而伤血，久卧则阳气不伸而伤气，久坐则血脉灌输不畅而伤肉，久立则劳于肾及腰、膝、胫等而伤骨，久行则劳于筋脉而伤筋。这就是五劳所伤。

【解读】

按照五行法则归纳五味所入、五脏所恶、五脏化液、五味所禁、五脏所藏、五脏所主、五劳所伤等，以此阐明五脏的生理活动、病理变化的规律，作为临床诊治的指导原则。疾病的五味禁忌，就是不可多食的意思，其大致原理是五味入五脏，过食则会伤其脏或使病情加重。

心：苦味入；恶热；在液为汗；血病时不能多食咸味，因为咸入肾，肾水克心火；藏神；主血脉；用眼过度会耗伤血。

肺：辛味入；恶寒；在液为涕；气病时不能多食辛味；藏魄；主皮毛；躺的时间过长会使阳气无法舒展而伤气。

肝：酸味入；恶风；在液为泪；筋病时不能多食酸味，酸味收引，以防筋脉拘挛；藏魂；主筋；过度行走就会劳伤筋脉。

脾：甘味入；恶湿；在液为涎；肉病时不能多食甘味；藏意；主肉；坐的时间过长，血脉运行不

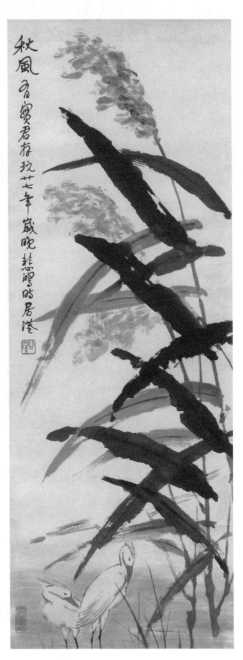

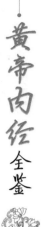

畅则会伤肉。

肾：咸味入；恶燥；在液为唾；骨病时不能多食苦味，苦为阴味，肾属阴，骨为肾所主也属阴，故苦能入骨，加重骨病；藏志；主骨；站立的时间长了会伤肾，累及腰、膝之骨。

《灵枢·脉度》

【篇解】

脉，即经脉；度，度量、衡量之意。脉度，即计算经脉的长度，因为本篇重点讨论二十八脉的长度，所以篇名"脉度"。

【原文】

五藏常内阅于上七窍也①。故肺气通于鼻，肺和则鼻能知臭香矣；心气通于舌，心和则舌能知五味矣；肝气通于目，肝和则目能辨五色矣；脾气通于口，脾和则口能知五谷矣；肾气通于耳，肾和则耳能闻五音矣。五藏不和，则七窍不通；六府不合则留为痈②。故邪在府则阳脉不和，阳脉不和则气留之，气留之则阳气盛矣。阳气太盛，则阴不利，阴脉不利则血留之，血留之则阴气盛矣。

【校注】

①五脏常内阅于上七窍也：五脏精气的盛衰常常可以从人体头面七窍反映出来。

②六府不合则留为痈：六腑的功能失于调顺，那邪气就会滞留结聚而生成痈。

【译文】

五脏精气的盛衰常常可以从人体头面七窍反印出来。肺气通鼻窍，肺的功能正常，鼻子才能闻到各种气味；心气通舌窍，心的功能正常，舌才能辨别出各种滋味；肝气通眼窍，肝的功能正常，眼睛才能辨别各种颜色；脾气通于口脾的功能正常，口中才能辨别食物的各种味道；肾气通耳窍，肾的功能正常，双耳才能听见各种声音。五脏的功能失于调和，与其对应的七窍就不能正常地发挥功能；六腑的功能失于调顺，那邪气就会滞留结聚而生成痈。因此，若是邪气留在六腑之中，那么属阳的经脉就不能和顺通利，阳脉不和顺，阳气就会发生停歇、留滞，阳气留滞，就会相对偏盛。阳气太盛就会导致阴脉不通利，阴脉不通利，会导致血流停滞，血流停滞则阴气过盛。

【解读】

本段论述了五脏与七窍的关系。五脏的精气通过经脉向上充养于颜面和七窍，使七窍发挥正常生理功能，于此同时，如果五脏功能不协调，也会导致七窍不通。其有关内容在《内经》中论述颇多，它不仅反映了人体的整体性，还说明这个整体是以五脏为中心的整体，通过经络的作用，广泛联系六腑、诸窍、四肢百骸。这一认识对于指导临床分析和认识疾病以及确定治疗方法，都有其现实意义。如伤风鼻塞，嗅觉不灵，治宜宣肺透窍；心火上炎舌赤红肿，治宜清心降火；肝血不足之眼目干涩，治宜补血养肝；脾虚失运之口淡乏味，治宜健脾消滞；肾精亏虚耳鸣耳聋，治宜滋肾补精。这是七窍有病治从内脏着眼的依据。

《素问·刺禁论》

【篇解】

本篇论述的内容为针刺禁忌，故篇名为"刺禁论"。

【原文】

黄帝问曰：愿闻禁数①？

岐伯对曰：藏有要害，不可不察。肝生于左，肺藏于右②，心部于表，肾治于里③，脾为之使，胃为之市④。

【校注】

①禁数：禁刺的部位。

②肝生于左，肺藏于右：以肝肺脏气运行而言，肝气从左而升，肺气从右而降，合天地之气东升西降之理。

③心部于表，肾治于里：心脏调节在表的阳气，肾脏管理在里的阴气。

④脾为之使，胃为之市：趋走不息谓之使，百物聚集谓之市；脾主运化，水谷精微赖以转输，所以叫"使"胃主受纳，饮食水谷汇聚于此，所以为"市"。

【译文】

黄帝问道：我想了解人体禁刺的部位。

岐伯回答说：内脏各有要害之处，不能不细看详审！肝气生发于左，肺气肃降于右，心脏调节在表的阳气，肾脏管理在里的阴气，脾主运化，水谷精微赖以转输，胃主受纳，饮食水谷汇聚于此。

【解读】

　　从气机输布运行讨论了五脏的功能特点，肝气从左生升，肺气从右肃降，相反相成；心属火性炎散其气布于表，肾属水性内沉其气治于里，而脾胃为使为市，反映了水谷化生、精微出入四布的功能活动特点。这些是《内经》藏象学说的重要组成内容，无论对于中医理论研究，还是临床疾病的辨治用药，都有指导意义。

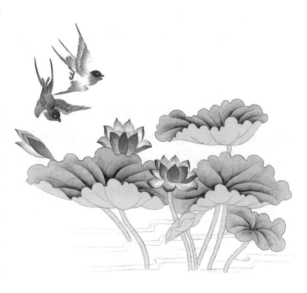

《灵枢·本藏》

【篇解】

　　本，根本，有推本求源之意；藏，指脏腑。本藏，即本于脏腑之意。本篇首先论述了血气精神皆化藏于脏腑，脏腑正常则人常平，故人以脏腑为本，故名"本藏"。

【原文】

五藏者，所以精神血气魂魄者也；六府者，所以化水谷而行津液者也。

【译文】

五脏，是孕藏精神血气魂魄的；六腑，是消化水谷而输送化成的津液到全身去的。

【解读】

本篇强调了血气精神与脏腑关系的密切。血气精神源于五脏六腑，藏之于五脏，需要六腑运化水谷、运行津液的不断补充滋养。五脏六腑的功能正常，则血气精神生化有源，血气精神充足又能滋养五脏六腑使其功能正常。因此，血气精神与脏腑功能之间相辅相成，关系密切。

第六章　论气血

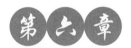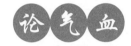

　　气与血为人体最宝贵的基本物质，它们不仅是四肢百骸，脏腑经络的能源和动力，也是营卫津液精神情志的气化源泉和物质基础。进而言之：它们在临床实践中的运用更为重要，因为气血理论直接贯穿和作用于病因、病理、诊法、辨证、治则和方药之中。总之气与血循行周身、贯通上下，无处无气血，无时不运行，所以说："气血学说"应是祖国医学体系的理论基础。

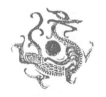

《素问·调经论》

【篇解】

本篇以经脉为人体气血运行之通道，内连五脏六腑，外络四肢百骸，凡外邪犯人，可以通过经脉而外达肢节内传脏腑；脏腑肢体的病变，也可以波及经脉，故调治经脉能治肢节、脏腑虚实百病，所以篇名曰"调经论"。

【原文】

帝曰：人之所有者，血与气耳。

【译文】

黄帝说：人身的重要物质是血和气。

【解读】

气与血是人体内的两大类基本物质，在人体生命活动中占有很重要的地位，是人体脏腑、经络等一切组织器官进行生理活动的物质基础。气是人体内活动力很强运行不息的极度精微物质，是构成人体和维持人体生命活动的基本物质之一。血是循行于脉中而富有营养的红色液态物质，是构成人体和维持人体生命活动的基本物质之一。

气的作用体现在推动与调控，温煦与凉润，防御，固摄，中介作用。气的推动作用，是指阳气的激发、兴奋、促进等作用。气的温煦作用，是指阳气的促进产热，消除寒冷，使人体温暖的作用。气既能护卫肌表，防御外邪入侵，同时也可以祛除侵入人体内的病邪。固摄作用，是指气对于体内血、津液、精等液态物质的固护、统摄和控制作用。人体内各个脏腑组织器官都是相当独立的，但是在它们之间充满着气这一物质气充斥于人体各个脏腑组织器官之间，成为它们相互之间联系的中介。

血主要具有濡养和化神两个方面的功能。血液由水谷精微所化生，含有人体所需要的丰富营养物质。血在脉中循行，内至五脏六腑，外达皮肉筋骨，不断地对全身各脏腑组织器官起着濡养和滋润作用。以维持各脏腑组织器官发挥生理功能。血化神是指血是机体精神活动的主要物质基础，人体的精神活动必须得到血液的营养，只有物质基础的充实，才能产生充沛而舒畅的精神情志活动。

《灵枢·决气》

【篇解】

决为分别、辨别之意。气，这里指精、气、津、液、血、脉六种气。本篇主要论述了将人体之气（主要是水谷精微之气）分为精、气、津、液、血、脉六种气，故曰"决气"。

【原文】

黄帝曰：余闻人有精、气、津、液、血、脉，余意以为一气耳，今乃辨为六名①，余不知其所以然。岐伯曰：两神相搏②，合而成形，常先身生，是谓精。何谓气？岐伯曰：上焦开发，宣五谷味③，熏肤，充身，泽毛，若雾露之溉，是谓气。何谓津？岐伯曰：腠理发泄，汗出溱溱④，是谓津。何谓液？岐伯曰：谷入气满，淖泽⑤注于骨，骨属⑥屈伸，泄泽⑦

补益脑髓，皮肤润泽，是谓液。何谓血？岐伯曰：中焦受气取汁⑧，变化而赤，是谓血。何谓脉？岐伯曰：壅遏营气，令无所避，是谓脉。

【校注】

①辨为六名：辨，别也。精、气、津、液、血、脉皆由气化，故曰一气。然因其形体不同而名称各有所异，故当辨之。

②两神相搏：两神，指男女两性；搏，交也。此言男女媾合，孕育产生一个新的形体，其变化神妙，故谓之"神"。

③五谷味：言五谷所化之精微。

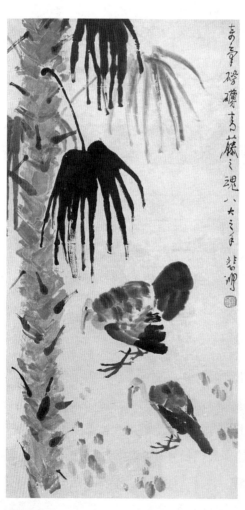

④汗出溱溱：溱（zhēn），形容汗出很多状。

⑤淖泽：淖（nào），满而外溢；泽，作濡润解。

⑥骨属：骨与骨之连接处。

⑦泄泽：泄，渗出之意。泄泽，渗出而起润泽作用。

⑧受气取汁：受气，此处"气"指水谷而言；取汁，即吸取水谷中的精华，是为生成血液的最基本物质。

【译文】

黄帝说：我听说人有精、气、津、液、血、脉，我本来认为都是一气，现在却分为六种名称，不知道其中的道理。

岐伯说：男女阴阳相交，合为新的形体，在新的形体产生之前的物质叫做精。

那么，什么叫做气呢？岐伯说：从上焦传播，发散五谷精华，滋养皮肤，充实身体，滋润毛发，就像晨雾雨露滋润万物一样，这就叫做气。什么叫做津呢？岐伯说：从皮肤、肌肉、脏腑纹理发泄出来的汗液，就叫做津。什么叫做液呢？岐伯说：谷物入胃，精气充满全身，湿润的汁液注入骨内外，使骨关节屈伸自如，渗出的液体可滋补脑髓，使皮肤润泽，这就叫做液。什么叫做血呢？岐伯说：中焦接受五谷的精气和汁液的精华，经过变化而化生成红色的液体，这就叫做血。什么叫做脉呢？岐伯说：控制着气血，使之无所回避地到达各部位，叫做脉。

【解读】

本篇所说的一气，包括父母所给之气和后天五谷精气。精是构成人体和维持人体生命活动的物质基础。精有两个不同的来源，故可分为先天之精和后天之精。先天之精指肾所藏的具有生殖功能的基本物质，禀受父母，常先身生，故称先天之精，又称生殖之精，与后天之精相对而言。后天之精是指水谷所化的一种营养物质。饮食经人体消化吸收后变成水谷精微物质，以充养五脏、灌溉六腑，从而维持生命活动和机体代谢。

气是构成人体和维持人体生命活动的最基本物质，是不断运动的精微物质，对人体的生命活动起着重要作用。

血是运行在脉中的红色液态物质，具有重要的营养作用，血在体内循环贯注，流行不止，是构成和维持人体生命活动的基本物质之一。

津液是体内一切正常水液的总称，是构成人体和维持人体生命活动的基本物质之一。津与液在性状、分布部位及功能方面，存在着一定的区别。一般而言，津：质清稀，流动性较大，主要分布于体表皮肤、肌肉孔窍，并能渗入脉中，对机体各部起着滋润作用。液：质稠厚，流动性较小，主要灌注于脑、髓、骨关节、脏腑等组织，发挥其濡养作用。

脉是血液运行的管道，血液在脉中循行于全身，所以又将脉称为"血府"。脉起着约束血液运行的作用，血液循脉运行周身，内至脏腑，外达肢节，周而复始。

《灵枢·五癃津液别》

【篇解】

五，即津液在人体代谢中化生的汗、溺、唾、泪、髓五种体液。癃，即癃闭，指五液代谢障碍后出现的痹阻不通的病证。别，区别之意。本篇论述了人体津液的功能及其区别以及水液癃闭在不同的部位产生不同疾病的机制，故名"五癃津液别"。

【原文】

黄帝问于岐伯曰：水谷入于口，输于肠胃，其液别为五，天寒衣薄则为溺与气①，天热衣厚则为汗，悲哀气并②则为泣，中热胃缓③则为唾。邪气内逆，则气为之闭塞而不行，不行则为水胀④，余知其然也，不知其何由生，愿闻其道。

岐伯曰：水谷皆入于口，其味有五，各注其海⑤，津液各走其道。故三焦出气⑥，以温肌肉，充皮肤，为其津，其流⑦而不行者为液。

【校注】

①溺与气：溺与"尿"通；气，指排出体外的水气。

②并：在此处有偏胜之意。

③中热胃缓：缓，松弛之意，可理解为功能障碍。言中焦脾胃有热，功能障碍，唾液分泌过多。

④水胀：病名，水肿之别称。因水邪停留，溢于肌肤而肿胀故得名。

⑤各注其海：海，即冲脉为血海、膻中为气海、胃为水谷之海、脑为

髓海。各注其海，指水谷精微（包括津液）分别输注于人身的四海，以营养周身。

⑥三焦出气：水谷所化生的营卫气血等精气均由三焦输出而布散于全身内外。如宗气出于上焦、营气出于中焦、卫气出于下焦，皆为三焦出气。

【译文】

黄帝问岐伯道：水谷自口纳入，输送到肠胃，它化生的津液分别为五：当天气寒冷时，或穿衣过薄时，就变为小便与气；当天气炎热时，或穿衣过厚时，就成为汗液；遇悲感哀痛时，气机并合，则为眼泪；当中焦有热，胃功能弛缓时，就上泛而为唾液；当邪气内犯，气机闭塞而不行，则水气滞留而为水胀。这许多现象，我虽已能了解，但还不知五液是怎样生成的，请教其中的道理。

岐伯说：水谷都从口入，它有五种味道，分别输注于人身的四海，以营养周身，津液亦随其所喜而各走其道，故由三焦输出其气，来温养肌肉，充实皮肤，这就叫作"津"；其留而不行的叫作"液"。

【解读】

本段论述的津液包括人体中所含的水液，统称津液，讨论其代谢的生理病理等诸多问题，以证明津液对于人体的意义。津液源自于水谷精气，是精的组成之一，既是维持生命活动的基本物质，又可转化为生命活动的代谢产物。

原文完整地勾画出津液代谢的全过程，而其过程又集中地表现了脏腑功能的整体合作关系。从津液的生成而言，来自于水谷精气，是脾胃运化功能的结果；从津液的输布而言，与"三焦出气"有关，是上焦心肺、中焦脾胃转输的结果；从水液的排泄而言，是下焦肾与膀胱气化作用的结果。如此一个系统工程，绝非一脏一腑所能完成的。

经文还通过津液的代谢受到外界环境寒暑变化的影响说明了人与自然的统一关系，天气炎热之时，人体皮肤松弛，汗孔开张，汗多而尿少，汗出以散热，达到调节体温的目的；天气寒冷之时，人体皮肤致密，汗孔关闭而汗少，达到保持体温的目的。津液所呈现出的有序、有时、有度的代谢状态，是人体对自然变化相适应的结果，是人类长期生活于自然界形成的自我调节能力。

而后说明津和液虽然同源同类，但特性和功能均不相同，津来源于水谷精微，是较为轻清的部分，布于皮肤，充斥周身，充养脏腑、器官、经脉、肌肉、皮肤等处，维持其正常的生理活动；液的生成也是水谷精微所化，它是液体中较浓郁的部分，随着营气循经脉运行于体内，分布在关节骨腔等处，可以濡养肌肤，补益脑髓。这就意味着津液分别属于阴和阳。两者同为水谷精微所化，是同类而异名，关系极为密切。后世医家往往将津液两者相提并论，也就是这个道理。

《灵枢·营卫生会》

【篇解】

营，指营气；卫，指卫气；生，指生成；会，指会合。本篇主要论述了营气和卫气的生成、循行及会合，故名"营卫生会"。

【原文】

帝曰：愿闻营卫之所行，皆何道从来①？岐伯答曰：营出于中焦，卫出于下焦。黄帝曰：愿闻三焦之所出②。岐伯答曰：上焦出于胃上口③，并咽④以上，贯膈而布胸中，走腋，循太阴之分而行，还至阳明，上至舌，下足阳明，常与营俱行于阳二十五度，行于阴亦二十五度，一周也⑤。

故五十度而复大会于手太阴矣。黄帝曰：人有热饮食下胃，其气未定⑥，汗则出，或出于面，或出于背，或出于身半，其不循卫气之道而出，何也？岐伯曰：此外伤于风，内开腠理，毛蒸理泄⑦，卫气走之，固不得循其道，此气慓悍滑疾，见开而出，故不得从其道，故命曰漏泄⑧。

黄帝曰：愿闻中焦之所出。岐伯答曰：中焦亦并胃中，出上焦之后⑨，此所受气者，泌糟粕，蒸津液，化其精微，上注于肺脉乃化而为血，以奉生身，莫贵于此，故独得行于经隧，命曰营气。黄帝曰：夫血之与气，异名同类。何谓也？岐伯答曰：营卫者精气也⑩，血者神气也⑪，故血之与气，异名同类⑫焉。故夺血者无汗，夺汗者无血⑬，故人生有两死而无两生⑭。

黄帝曰：愿闻下焦之所出。岐伯答曰：下焦者，别回肠⑮，注于膀胱而渗入焉。故水谷者，常并居于胃中，成糟粕，而俱下于大肠，

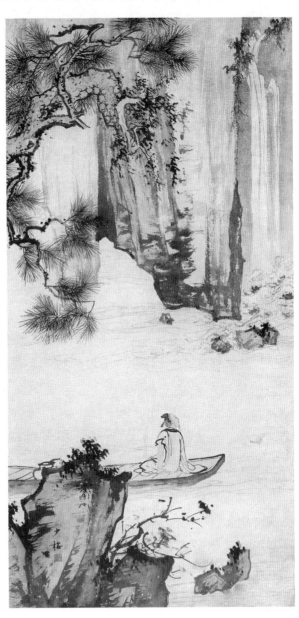

而成下焦，渗而俱下⑯。济泌别汁⑰，循下焦而渗入膀胱焉。黄帝曰：人饮酒，酒亦入胃，谷未熟而小便独先下，何也？岐伯答曰：酒者熟谷之液也。其气悍以清⑱，故后谷而入，先谷而液出焉。

黄帝曰：善。余闻上焦如雾，中焦如沤，下焦如渎，此之谓也。

【校注】

①营卫之所行，皆何道从来：行，运行；道，路径。黄帝此问乃营卫运行之起始路线，因营气始于手太阴，而手太阴经又起于中焦，故有"营出中焦"之说；因卫气昼始于足太阳、夜始于足少阴，均在于下，故有"卫出下焦"之说。

②三焦之所出：言脾胃化生水谷之气由三焦输出的情况各异，取决于上中下三焦不同的功能。

③胃上口：胃上脘贲门处。

④咽：食道上口。

⑤常与营俱行于阳二十五度，行于阴亦二十五度，一周也：提示卫气虽不行于脉内，却是依傍于十二经脉之外而行的，与营气相随，故二者可分不可离，相互为用、相互影响。

⑥其气未定：言饮食进入胃中，还未化生精微之气。

⑦毛蒸理泄：皮毛被风热之邪熏蒸而腠理开泄，使卫气外散。

⑧漏泄：皮肤不密，卫气不固，风邪所伤，致汗泄如漏，又名漏泄风。

⑨中焦亦并胃中，出上焦之后：胃中，指胃中脘；后，下也。言中焦输出营气的部位，在上焦之气的下面。

⑩营卫者精气也：营卫之气虽有清浊之分，然都是水谷之精华，故曰营卫者精气也。

⑪血者神气也：中焦化生水谷精气，上输于心肺，奉心气注入于脉内变化为血液。神气，在此指心气对血液化生的作用。

⑫血之与气，异名同类焉：同类，源即同。血与营卫皆生于精，故虽

然名称不同，但为同一类物质。

⑬夺血者无汗，夺汗者无血：夺，大量丧失。无，通"毋"。"无"后之"汗""血"，活用动词。血、津、汗同源，津血互化，汗源于津，故血大伤者不要再发其汗，汗大出津伤者不要再伤其血。

⑭人生有两死而无两生："人"之后"生"字，《甲乙经》无，可从。两死，指夺血亡阴死，夺汗亡阳死。死，危重。亡阴者独阳不长、亡阳者孤阴不生，夺汗亡阴和夺汗亡阳均为致死而无生机，故有两死而无两生。

⑮下焦者，别回肠：下焦所输出的津液自小肠与回肠相连接的阑门处别出。

⑯而成下焦，渗而俱下：水液渗入膀胱，这就是下焦的主要功能。

⑰济泌别汁：济泌，过滤之意；别汁，分别清浊。此言大肠接受胃、小肠传下的水谷，过滤而分清浊，浊者从大肠而出、清者渗入膀胱。

⑱其气悍以清：清，《甲乙经》《太素》《千金》等均作"滑"。言酒性辛散、疾速滑利。

【译文】

黄帝说：请教关于营气与卫气的运行，是从什么道路来的？岐伯答道：营气出于中焦，卫气出于下焦。黄帝说：请教三焦之气的出发处。岐伯说：上焦出自胃的上口贲门，与食道并行向上至咽喉，贯穿于膈膜而分布于胸中，再横走至腋下，沿着手太阴经的路线循行，回复至手阳明，向上到舌，下循足阳明胃经，卫气与营气同样运行于阳分二十五周次，运行于阴分二十五周次，这就是昼夜一周，所以卫气五十周次行遍全身，再与营气会合于手太阴肺经。

黄帝说：请你再谈谈中焦的出处。岐伯答道：中焦的部位与胃相并列，在上焦之后，它的功能是吸收精气，通过泌去糟粕、蒸腾津液，而化成精微，然后向上传注于肺脉，再化为血液，奉养周身，这是人体内最宝贵的物质，所以能够独行于经脉之内，称为"营气"。黄帝说：血与气，名虽不同而实是同类的物质，如何来理解呢？岐伯答道：营和卫，都属于精气；而血是由营气化生，奉心神化赤而成的。所以说血与气名虽不同，而实质上是同类的物质。凡失血过多的人，其汗也少；出汗过多的人，其血亦少。所以说人体夺血或夺汗均可死亡，而血与汗缺一则不能生存。

黄帝说：请教关于下焦的出处。岐伯答道：下焦分别清浊，糟粕从回肠而下行，水液注于膀胱而渗入其中。所以说，水谷同在脾胃之中，经过消化吸收以后，糟粕传入大肠；水液渗入膀胱，这就是下焦的主要功能。总的来看，是经过分别清浊之后，循下焦而渗入膀胱的。

【解读】

本篇首先提出了营出于中焦，卫出于下焦的理论观点。其中营气出于中焦，是从生成和循行两个角度来看的，营气来自于中焦运化的水谷精微，而循行始发于手太阴肺经，肺经又起于中焦，故曰营气出于中焦。卫出于下焦，主要从卫气循行角度而论，卫气平旦之时从肾经出，肾在下焦，故曰卫出于下焦。较清灵的为卫气，较重浊的为营气，营气循于经脉之中，卫气循于经脉之外，营卫二气不停的循环，由此，营卫之气交替如环状循行运转，交通阴阳。

接着论述了三焦之气发出的部位及三焦的功能特点。笼统地来说，胸部从胃上口往上为上焦，腹部脐以上为中焦，脐以下属下焦。其功能特点上焦之气主要是宣发卫气，布散水谷精微营养全身；中焦之气腐熟消化水谷精微，化生血液，供给全身；下焦之气将进入小肠的水谷进一步分清泌浊，其中清者进入膀胱，浊者进入大肠。

本部分所指的上焦、中焦、下焦，把整个胸腹腔分为三个功能部位，与六腑之一的三焦有区别。上焦、中焦、下焦分立，实际上包含了整个腹腔脏器的全生理功能。所谓"上焦如雾"指上焦的主要功能是敷布水谷精气于全身；"中焦如沤"，指中焦的功能是腐熟水谷，化生营血；"下焦如渎"，指下焦的功能是泌别清浊，将糟粕及水液代谢的产物排出体外。

整体来看，通过本篇我们可以从三个方面来理解营卫与三焦之间的关系：一，从生化之源来看，因中焦脾胃水谷精气上注于肺，再通过肺之宣发散布于全身，其中清者为营、浊者为卫，故可以说营卫之气皆化生于水谷精气而源于中焦。二，从循行起始来看，营卫之所行有一定的道路，营气从中焦发出、卫气从下焦发出。三，从功能方面来看，营气化生血液，与中焦关系甚密；卫气营养腠理、主管毛孔开合、充养皮肤，与上焦关系甚密。可见，营气始终不离乎中焦，而卫气则化生于中焦、开发于上焦、根源于下焦。

【原文】

黄帝问于岐伯曰：人焉受气，阴阳焉会？何气为营？何气为卫？营安从生？卫于焉会？老壮不同气，阴阳异位，愿闻其会。岐伯答曰：人受气于谷，谷入于胃，以传与肺①，五藏六府，皆以受气，其清者为营，浊者为卫②，营在脉中，卫在脉外，营周不休，五十而复大会③，阴阳相贯，如环无端。卫气行于阴二十五度，行于阳二十五度，分为昼夜④，故气至阳而起，至阴而止⑤。故曰：日中而阳陇⑥为重阳，夜半而阴陇为重阴。故太阴主内，太阳主外⑦，各行二十五度，分为昼夜。夜半为阴陇，夜半后而为阴衰，平旦阴尽而阳受气矣。日中为阳陇，日西为阳衰，日入阳尽而阴受气矣。夜半而大会，万民皆卧，命曰合阴⑧，平旦阴尽而阳受气，如是无已，与天地同纪⑨。

【校注】

①以传与肺："以"，从《甲乙经》及王冰注《素问·平人气象论》引《灵枢》文作"气"。言水谷精气经脾气升散而上归于肺。

②清者为营，浊者为卫：清浊指营卫之性能各不相同，营气柔和为清、卫气刚悍为浊。

③五十而复大会：指营卫之气昼夜各在人身循行五十周次后会合。

④分为昼夜：言卫气昼夜各行二十五度，昼行于阳则在阳经、表与腑，夜行于阴则在阴经、里与脏。

⑤气至阳而起，至阴而止："起"指寤，"止"指寐。当卫气行于阳分

时，人之目张而醒；当卫气行于阴分时，人之目闭而眠。

⑥陇：与"隆"同，盛也。

⑦太阴主内，太阳主外：太阴乃手太阴肺经，太阳乃足太阳膀胱经。言营行脉中，始于手太阴而复合于手太阴，故"太阴主内"；卫行脉外，始于足太阳而复合于足太阳，故"太阳主外"。

⑧合阴：营卫二气于夜半子时阴气最盛之际，会合于内脏，故名之"合阴"。

⑨与天地同纪：纪，规律。指人体营卫二气之行与自然界昼夜阴阳的变化规律相一致。

【译文】

黄帝问岐伯说：人体的精气受自何处？阴阳之气是怎样交会的？什么气叫"营"？什么气叫"卫"？营是怎样生成的？卫是怎样和营相会的？老年人与壮年人气的盛衰不同，日夜气行的位置各异，请你讲讲交会的情况。岐伯答道：人体精气来源于饮食，饮食入胃，经过消化，再经脾吸收其精微之气，然后向上传注到肺，从而五脏六腑都能得到精微之气的供养。这些精气中，

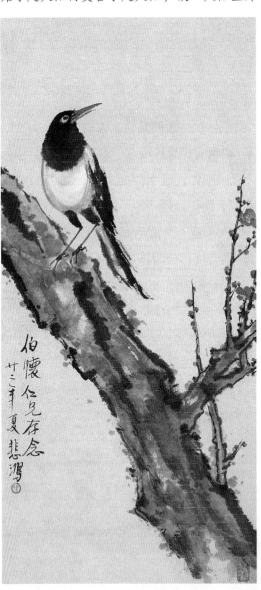

精粹的部分叫"营",剽悍的部分叫"卫",营气运行于经脉之内,卫气运行于经脉之外,川流不息,各行五十周次而后大会,阴分和阳分互相贯通,终而复始,如圆环之无端始。卫气运行于阴分二十五周次,运行于阳分二十五周次,这是以白天和黑夜来划分的,所以当卫气行于阳分时,人目张而醒;当卫气行于阴分时,人目闭而眠。因此,当中午阳气隆盛时叫作"重阳",到半夜阴气隆盛时叫作"重阴"。太阴主管人体内部,太阳主管人体外表,营卫在其中各运行二十五周次,都以昼夜来划分。半夜是阴分之气最隆盛的时候,自半夜以后,行于阴分之气就逐渐衰减,到早晨时,则行于阴分之气已尽,而阳分开始受气。中午是阳分之气最隆盛的时候,从日西斜,行于阳分之气就逐渐衰减,到日落时,则行于阳分之气已尽,而阴分开始受气。并且在半夜的时候,阴阳之气相会合,此时人们均已入睡,称为"合阴"。到早晨则行于阴分之气已尽,而阳分开始受气。如此循环不息,与自然界昼夜阴阳的变化规律相一致。

【解读】

本段阐述了营卫之气的生成,循环与会合。该理论在研究人体本源的生命规律,探索生命奥秘,平时养生以及临床防治疾病中都具有重要的意义。

营卫之气均生于水谷精微,而水谷精微由中焦脾胃所化生。营气与卫气,既有联系,又有区别。虽然来源相同,但是营气性质精纯,富有营养,卫气性质慓疾滑利,易于流行;营气行于脉中,卫气行于脉外;营气有化生血液和营养全身的功能,卫气有防卫、温养和调控腠理的功能。可见营卫二气在性质、分布、功能上均有一定的区别。概而言之,即营属阴,卫属阳。由于机体内部的阴阳双方必须相互协调,故营卫和调才能维持正常的体温和汗液分泌,人体才能有旺盛的抗邪力量和脏腑的正常生理活动。

由于营卫二气的性质不同,循行部位不同,作用也各不相同。营在脉中,主内守,具有滋润濡养的作用,其循行从肺开始,日夜运行于周身二十五周，半夜子时与卫气会合于手太阴肺，运行次序循十二经的次序；卫在脉外，主卫外，具有捍卫保护的功能，其循行日行于阳二十五周，夜行于阴二十五周，必交会于足少阴肾经一次。营卫二气虽然循行路径不尽相同，但二者相互协调、互相依存、互相转化，营气溢出脉外可化为卫气，卫气入于脉中也可称为营气。

营卫二气随着日夜阴阳升降而有规律的变化，昼夜运行节律也是人体生命活动节律之一，这与现代医学提出的"生理钟"有一定的相似之处。人体生命活动与自然阴阳寒暑变化息息相关，人体生命随着自然界年、月、日、时的阴阳消长变化而出现各种节律变化现象，主要有日节律、月节律、半年节律、年节律等。人体的营卫阴阳在昼夜循行部位的变化，提示人体生命功能在昼夜节律中，某些功能旺盛于白昼，某些功能旺盛于黑夜。

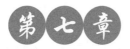 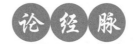

第七章　论经脉

　　经脉，又称经络。经脉是人体运行气血、联络脏腑形体官窍、沟通上下内外的通道，是人体重要的组织系统，本章主要论述了经脉的名称、循行、所主病证、诊治等，故名"经脉"。经脉是人体重要的组成部分，也是临床诊治用药的核心理论框架，正如前人所言"医者不明经络，犹人夜行无烛"。

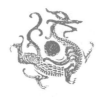

《灵枢·经脉》

【篇解】

经脉，又称经络。经脉是人体运行气血、联络脏腑形体官窍、沟通上下内外的通道，是人体重要的组织系统，本篇主要论述了经脉的名称、循行、所主病证、诊治等，故名"经脉"。

【原文】

人始生，先成精，精成而脑髓生，骨为干，脉为营，筋为刚[1]，肉为墙[2]，皮肤坚而毛发长，谷入于胃，脉道以通，血气乃行。雷公[3]曰：愿闻经脉之始生。黄帝曰：经脉者，所以能决死生，处百病，调虚实[4]，不可不通。

【校注】

①筋为刚：人体以筋连串骨骼使之坚强。

②肉为墙：肌肉护卫于内脏组织之外故为墙。

③雷公：《内经》以黄帝与岐伯、雷公、少俞、伯高等人问答之语而成书，雷公为其中之一。

④决死生，处百病，调虚实：决断生死，诊断百病，调和虚实。

【译文】

黄帝说：人的最初生成，先形成于精，由精发育而生成脑髓，以骨骼为支干，以脉管藏血气而养全身，以筋连串骨骼使之坚强，以肉为墙壁保护内脏，当皮肤坚韧时，毛发就附着生长。五谷入于胃，化生出各种营

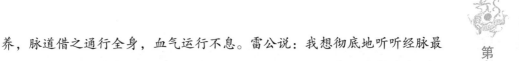

养，脉道借之通行全身，血气运行不息。雷公说：我想彻底地听听经脉最初生成的情况。黄帝说：根据经脉的变化，可以决断死生，处理百病，调整虚实，这是不可不通晓的。

【解读】

一、人的生命的产生

首先指出人的生命的产生是禀受于父母的先天之精气和后天获得的水谷之精气，并引出经脉的概念、功能。"脉为营"与骨、筋、肉、皮肤并列，《内经》中"经脉"指为人体组织结构之一。"脉道以通，血气乃行"，经脉具有运行全身气血以养周身的作用。

二、经脉的重要意义

"经脉者，所以能决死生，处百病，调虚实"。十二经脉"内属于脏腑，外络于肢节"，能联络沟通人体上下内外，生理上将人体联系为一个有机整体，病理上能有规律地反映出疾病病候；经络能运行气血、调节阴阳，临床采用针灸、推拿等方法，皆以调和经络气血为目的。

经络学说内容丰富，有重要的临床价值，是中医学理论的重要组成部分。

《灵枢·终始》

【篇解】

本篇篇首以"明知终始，五藏为纪"开端，篇末以六经终绝的症状结尾，以示读者掌握脏腑经络气血阴阳自始至终的变化规律，所以篇名"终始"。

【原文】

凡刺之道，毕于终始^①，明知终始，五藏为纪，阴阳定矣。阴者主藏，阳者主府，阳受气于四末^②，阴受气于五藏。故泻者迎之，补者随之^③，知迎知随，气可令和。和气之方，必通阴阳。五藏为阴，六府为阳，传之后世，以血为盟^④，敬之者昌，慢之者亡，无道行私^⑤，必得夭殃。

谨奉天道，请言终始。终始者，经脉为纪，持其脉口人迎^⑥，以知阴阳有余不足，平与不平，天道毕矣。所谓平人者不病，不病者，脉口人迎应四时也，上下相应而俱往来也，六经之脉不结动也^⑦，本末之寒温之相守司^⑧也。形肉血气必相称也，是谓平人。

【校注】

①凡刺之道，毕于终始：大凡针刺的法则，全在《终始》篇中。

②阳受气于四末：四末，即四肢末梢。指手足三阳经接受来自四肢末梢之脉气。

③泻者迎之，补者随之：言虚实补泻的针刺手法各不相同。

④以血为盟：歃血为盟，是古代盟誓的一种。在此以表示将经脉理论传承于世的决心。

⑤无道行私：批评不循阴阳法则，贪图名利的庸医。

⑥持脉口人迎：脉口，即气口、寸口部位；人迎，颈部两侧之动脉。《内经》时代，医者常以此二者相合切脉诊病。

⑦六经之脉不结动也：指六经之脉搏无结涩不足之象，也无动疾有余之象。

⑧相守司：有相互制约而相互协调之意。指四时冷热虽有变化，脉口、人迎都能各自发挥本能而不相犯。

【译文】

大凡针刺的法则，全在《终始》篇里。明确了解了终始的意义，就可以确定阴经阳经的关系。阴经与五脏相通，阳经与六腑相通。阳经受气于四肢之末，阴经受气于五脏。所以泻法是迎而夺之，补法是随而济之。掌握了迎随补泻的方法，可以使脉气调和。而调和脉气的关键，一定要明白阴阳的规律，五脏在内为阴，六腑在外为阳。要想把这些理论传于后世，就要有坚定不移的信心和正确的学习态度，如果轻视它，这些理论和方法就可能失传，而那些庸医贪图名利，更不会有好下场。

谨根据天地阴阳的道理来说明终始大义吧。所谓终始，是以十二经脉为纲纪，从脉口、人迎两穴，就可知道五脏六腑的阴阳有余与不足，平衡与不平衡，而阴阳盛衰的道理也就大致如此了。所说的平人就是没有疾病的人，没有疾病的人的脉口、人迎的脉象与四季相应，脉口、人迎互相呼应，往来不息，六经的脉搏动而不止。四时冷热虽有变化，脉口、人迎都能各自发挥本能而不相犯，形肉和血气也能协调一致，这就是所说的平人。

【解读】

本段揭示了十二经脉与脏腑之间的联系，脏腑为掌握经脉的纲纪。经脉在诊疗中有重要的作用。

手足十二经脉中阴经与五脏相通，阳经与六腑相通，生理状态下气血运行终而复始，阴阳相互贯通，脏腑平和；病

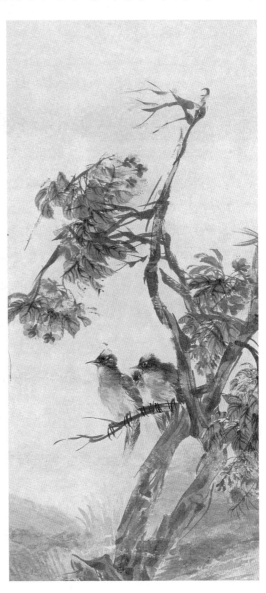

理状态下阴阳失衡，脏腑失和；临床采用迎随补泻的方法，可以使脉气调和，阴阳平衡。

通过切诊人迎寸口脉象判断人体阴阳盛衰、平与不平，因为人迎属足阳明经，诊其可知道六腑的盛衰；而寸口属手太阴经，诊其可知五脏之盛衰。并提出脉象的变化与四时阴阳变化相应，脉象与四时相合。

《灵枢·经别》

【篇解】

本篇主要介绍了十二经别循行的路线。"经别"，其实就是十二经脉之别道而行的部分，其循行的路线不仅部位深而且距离长——由四肢深入内脏，再由内脏出于头颈。因为本篇主要阐述了经别的出入离合及其走行的路线，所以篇名叫做"经别"。

【原文】

夫十二经脉者，人之所以生①，病之所以成②，人之所以治③，病之所以起④，学之所始⑤，工之所止也⑥，粗之所易⑦，上之所难也⑧。

【校注】

①人之所以生：指人体生存的原因。

②病之所以成：疾病发生的原因。

③人之所以治：治，正常。人体之所以健康。

④病之所以起：起，谓痊愈。疾病之所以被治愈。

⑤学之所始：这是初学医者必须学习的理论。

⑥工之所止：工，医者；止，留心。即使是高明的医生也要留心经脉。

⑦粗之所易：粗，指粗工，庸医。庸医以为经络学说易懂，认识肤浅。

⑧上之所难：上，上工，明医。高明的医生却认为经络是难以学精的。

【译文】

十二经脉是人体气血运行的通路。人体的生存、疾病的发生，以及人体的健康和疾病的痊愈，都与经脉的作用有关。初学医者必须学习这些经脉理论，即使是高明的医生也要留心经脉。庸医认为经脉易学，而高明的医生却认为难以学精。

【解读】

人体经脉极其重要，十二经脉是人体气血运行的通路，人体的生存与健康、疾病的发生与痊愈，都与经脉的作用有关。医生要重视并努力学习经脉理论，这些理论内容深奥，真正掌握并非易事。

《灵枢·经水》

【篇解】

本篇用比喻的方法，以当时的十二条河流来对照说明人体十二经脉气血的运行情况，故名"经水"。

【原文】

黄帝问于岐伯曰：经水十二者，外合于十二经水①，而内属于五藏六府。夫十二经水者，其有大小、深浅、广狭、远近各不同；五藏六府之高下、小大、受谷之多少亦不等，相应奈何？夫经水者②，受水而行之③；五藏者，合神气魂魄而藏之；六府者，受谷而行之，受气而扬之④；经脉者，受血而营之。合而以治⑤奈何？刺之深浅，灸之壮数，可得闻乎？

岐伯答曰：善哉问也！天至高不可度，地至广不可量，此之谓也。且夫人生于天地之间，六合之内，此天之高、地之广也，非人力之所能度量而至也。若夫八尺之士⑥，皮肉在此⑦，外⑧可度量切循⑨而得之，其死可解剖而视之。其藏之坚脆，府之大小，谷之多少，脉之长短，血之清浊，气之多少，十二经之多血少气⑩，与其少血多气，与其皆多血气，与其皆少血气，皆有大数⑪。其治以针艾⑫，各调其经气，固其常有合乎⑬。

黄帝曰：余闻之，快于耳不解于心，愿卒闻之。岐伯答曰：此人之所以参天地而应阴阳也，不可不察。

【校注】

①十二经水：即《灵枢》成书年代，我国境内的清、渭、海、湖、汝、渑、淮、漯、江、河、济、漳水等十二条大河流。

②夫经水者：这十二经水。

③受水而行之：受纳大地之水，而流行不息。

④受气而扬之：言六府受纳水谷而传导变化，汲取精微之气以输布于全身内外。

⑤合而以治：谓用经水比喻经脉以治病。

⑥八尺之士：八尺长的身体。

⑦在此：色脉。

⑧外：似当作"生"，与下文"死"相对应。

⑨切循：用手寻按抚摩之意。

⑩十二经之多血少气：《素问·血气形志篇》中有具体描述。有关十二经气血多少的常数，是古人长期实践经验之总结，并非实质性的定量分析，对临床阐释病机、指导治疗、确定宜忌等有一定指导意义，意为

十二经脉中有的多血少气。

⑪大数：定数。

⑫针艾：艾，《甲乙经》作"灸"，即针灸。

⑬固其常有合乎：固，本来；合，有"应"义，这道理本应相同。

【译文】

黄帝向岐伯问道：人体十二经脉，外与大地之十二经水（清、渭、海、湖、汝、渑、淮、漯、江、河、济、漳十二水）相应，内则连属五脏六腑。这十二经水，有大小、深浅、广狭、远近，各不相同，五脏六腑也有上下、大小以及盛受水谷多少的差别，它们是怎样相应的呢？经水受纳大地之水，而流行不息；五脏结合神气魂魄，而收藏于内；六腑受纳水谷，而传导变化，汲取精气而散布于全身内外；经脉受纳血液，而周流全身、营养百体。把以上这些情况相应结合起来，运用到治疗上，是怎样的呢？针刺的深浅、施灸的壮数，可以说给我听吗？

岐伯回答说：问得很好啊！天很高，而其高不好计算，地很广，而其阔也难以测量。这是通常的说法。人生于天地之间、六合之内，对于天的高度、地的广度，那不是人力所能度量准确的。而对八尺长的躯体来说，有皮肉血脉，如果活着，可观察探摸，死人则可解剖而详细看看，那五脏的强弱、六腑的大小、受谷的多少、经脉的长短、血液的清浊、气分的多少，以及十二经脉中有的多血少气，有的少血多气，有的血气都多，有的血气都少，皆有一定的标准。根据这个标准，使用针灸治疗，分别调和经气的虚实，其道理不也是相同的吗？

黄帝说：我听了你的话，耳里觉得很愉快，但心里仍不太理解，希望你再详细地讲解一下。岐伯回答说：这就是人的身体配合天地而适应阴阳的道理，不可不清楚。

【解读】

一、十二经脉与五脏六腑的关系

人体十二经脉外合经水，内属五脏六腑，五脏藏神气魂魄、六腑传化，其功能正常，化生气血精微输送于经脉之中，以营运全身。《灵枢·经脉》给经脉命名时，将经脉名置于脏腑名之后，如"胃足阳明""脾足太阴"，意在显示脏经之间的关系。因此临床治疗时将脏腑与经脉"合而以治"。

二、观察脏腑经脉的方法

一是"外可度量切循而得之"，指通过外在的表象来探查内脏活动，是中医司外揣内、以表知里的体现；二是"其死可解剖而视之"，通过解剖方法探查五脏的强弱、六腑的大小、经脉的气血多少等，这种方式直观地显示了人体的组织结构。

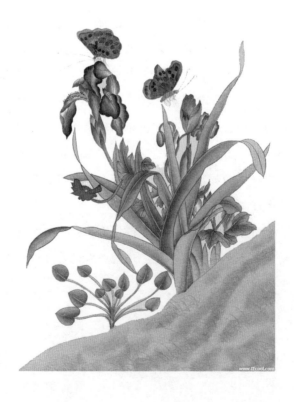

第八章　论发病

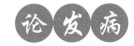

　　本章节形象生动地描绘了《内经》世界的发病理论，指出人之所以发病，皆是因体内正气不足，而又外感邪气，正邪相抗，邪气胜而得，一切疾病的发生，必定由一定的邪气所致，不管是外界天地的"六淫"之邪，还是人体内伤"七情"之变，饮食劳倦之因等等，总有一定的病因存在，并揭示了疾病发生发展愈后的病因病机，创造性地提出了后世著名的病机十九条理论，为后世诊疗提供了重要依据，点出了《内经》"治病必求于本"的求本理念，为疾病发生学的理论研究贡献了巨大力量。

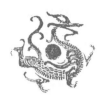

《灵枢·刺节真邪》

【篇解】

本篇主要介绍了刺法中的刺五节（振埃、发蒙、去爪、彻衣、解惑）与刺五邪（持痈、容大、狭小、寒、热）的作用和方法，同时又重点说明了真气和邪气之间的关系。由于本篇首论刺五节，篇末论真气与邪气，所以用"刺节真邪"命名。

【原文】

黄帝曰：余闻气者，有真气①、有正气②、有邪气。何谓真气？岐伯曰：真气者，所受于天，与谷气并而充身也。正气者，正风③也，从一方来④，非实风，又⑤非虚风⑥也。邪气⑦者，虚风之贼伤⑧人也，其中人也深，不能自去。正风者，其中人也浅，合而自去，其气来柔弱，不能胜真气，故自去。

【校注】

①真气：人体生命活动的动力，由先天的元气和后天的谷气相合而成，并充养全身。

②正气：此指四时正常的气候。

③正风：符合季节之风，即适时之风。如春季之东风，夏季之南风等。

④从一方来：从与季节相符合的方位来。如春季从东方来，夏季从南方来等。

⑤又：助词，无意义。

⑥虚风：不符合季节之风，即非时之风。如春季刮西风，夏季刮北风等。

⑦邪气：此泛指四时不正之气，即虚邪之风。

⑧贼伤：指具有破坏性的伤害作用。据《甲乙经》"虚风之贼伤人"前有"虚风也"三字，为是，则与前文"正气者，正风也"例合。

【译文】

黄帝问：我听说有真气，有正气，有邪气，什么叫真气？岐伯说：真气是先天的真元之气，与饮食所化之谷气合并而充养着身体；正气，这里指的是正风，正风从合于四时八节的方向而来，不是过于剧烈的实风，也不是与时令不合的虚风；邪气就是伤害人体的虚风。虚风侵袭了人身，会深入体内，不能自行消散；正风着于人身，只进入浅表，与体内真气相遇后就会自行消散，这是因为正风之气来势柔而不猛，不能战胜真气，所以会自行散去。

【解读】

本篇论述了真气、正气、邪气，尤其是后两者的概念和作用。

真气是人体生命活动的动力，由先天元气和后天谷气结合而成，既有充养全身的作用，又有抗逐邪气的功能，属于人体正气的范畴。因此，在邪气的质和量同等条件下，真气越旺盛，发病越不容易，病情越轻微，预后越良好，反之亦然。可见，扶助正气，提高机体自身的抗病能力，在临床治疗中十分重要。

本节所论的正气，乃与邪气相对而言，指自然界的正常气候，一般是不会伤人致病的，即使对某些正气虚弱的人有一定的影响，其危害也较轻微。

邪气则是自然界的异常气候，具有破坏人体正气伤人致病的危害作用，如：风、寒、湿、火、暑、燥等。因此，在正气同等前提下，邪气越强盛，发病就越容易，病情就越严重，预后就越不良，反之亦然。显然，

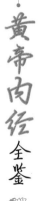

祛逐邪气，努力减少邪气对机体的危害作用，在临床治疗中同样重要。所以养生防病，不但要保养正气，更要避其邪气。

《灵枢·百病始生》

【篇解】

百病，泛指各种疾病；始生，开始发生。本篇重点讨论了多种疾病发生的原因及发病机制，外感邪气侵犯人体的途径、病邪传变规律及病证表现，故名"百病始生"。

【原文】

黄帝曰：余固不能数，故问先师，愿卒闻其道。岐伯曰：风雨寒热，不得虚^①，邪不能独伤人。卒然逢疾风暴雨而不病者，盖无虚，故邪不能独伤人。此必因虚邪之风^②，与其身形^③，两虚相得^④，乃客其形。两实相逢^⑤，众人肉坚。其中于虚邪也，因于天时，与其身形，参以虚实^⑥，大病乃成。气有定舍，因处为名^⑦，上下中外，分为三员^⑧。

【校注】

①不得虚：没有遇到正气虚的机体。

②虚邪之风：泛指各种致病的异常气候。虚邪，虚风之邪，原指与时令风向相反的异常之风，如《灵枢·九宫八风》："风从其所居之乡来为实风，主生，长养万物。从其冲后来为虚风，伤人者也，主杀，主害者。"

③与其身形：侵入正气虚弱之机体。

④两虚相得：正气虚弱之机体，又遇到虚邪之风。两虚，正气虚弱之

机体，外界异常之气候，即虚邪。

⑤两实相逢：正气充实之机体遇到正常之气候。两实，正气充实之机体，外界正常之气候，即实风。

⑥参以虚实：正气虚弱与邪气盛实相结合。杨上善注："参，合也。虚者，形虚也。实者，邪气盛实也"。

⑦气有定舍，因处为名：邪气入侵伤人有一定的部位，根据邪犯的部位而确定病名。气，邪气。舍、处，邪留之处。因，凭借、根据。

⑧三员：即三部。

【译文】

黄帝说：我确实是数说不出各种疾病的部位、名称，所以向天师请教，希望全部了解其中道理。岐伯说：风雨寒热，如不得虚邪之气，是不能单独伤害人体的。人有时突然遇到狂风暴雨，而没有得病，这是因为没有虚邪，所以不能伤人。这说明必须是虚邪之风与人体的宿虚两相遇合，外邪才能侵入并留止体内而引发疾病。如果风雨寒热顺应季候

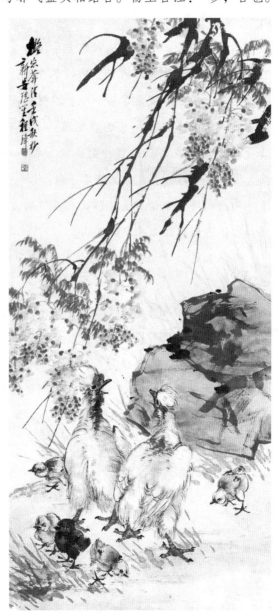

节令，而人又身体强健，皮肉坚实，这是所谓"两实相逢"，是不会得病的。人为虚邪所伤，是由于四时不正之气与人体的虚弱所致，形体虚弱与邪气盛实相遇合，于是形成大病。气有一定的留止之处，依据邪气留止之处给疾病命名，上下内外，分为三部。

【解读】

本段论述了正气在发病中的主导作用，邪气虽然是疾病发生的必备条件，但正气不足才是疾病发生的根本原因，发病与否取决于正邪斗争的结果，这是《内经》发病学的一个重要观点。人体正气有抗逐邪气、消除疾病的作用。正气强盛，能逐邪抗病；正气不足，则邪易入侵、病易发生。正气的强弱，在疾病过程中起着决定性作用。因此，扶助正气是治疗疾病，尤其是治疗内伤疾病的重要手段。

两虚相得：本论亦反复指出，疾病的发生与外邪的关系密切，即正气虚弱之体遇到虚邪之风方能发病。

两实相逢：即正气充足的机体遇到正常的气候，这样的情况下则病不生。

由此可见，在强调正气的主导作用时，并不排除邪气的重要作用。因此，强调正气的抗邪作用，重视邪气的伤害作用，这才是《内经》完整的发病学观点，而扶正与祛邪也就成为不可偏废的治疗法则。而邪气有不同的性质，所以入侵的位置不同。根据邪气所犯的不同位置，可以将疾病的命名分为三部，即在表、在里、在半表半里。

《素问·调经论》

【篇解】

见本书第六章论气血。

【原文】

夫邪之生也，或生于阴，或生于阳①。其生于阳者，得之风雨寒暑②；其生于阴者，得之饮食、居处、阴阳③、喜怒。

【校注】

①或生于阴，或生于阳：阴、阳，指发病部位。阴，里，体内。阳，外，体表。张志聪注："外为阳，内为阴。故生于阳者，得之风雨寒暑；生于阴者，得之饮食居处、阴阳喜怒。"张介宾注："风雨寒暑，生于外也，是为外感，故曰阳；饮食居处，阴阳喜怒，生于内也，是为内伤，故曰阴。"

②寒暑：寒暑之邪气。

③阴阳：此指男女房事过度。

【译文】

凡邪气伤人而发生病变，有发生于阴的内脏，或发生于阳的体表。病生于阳经在表的，都是感受了风雨寒暑邪气的侵袭；病生于阴经在里的，都是由于饮食不节、起居失常、房事过度、喜怒无常所致。

【解读】

本篇论述了疾病的病因虽然复杂，但归纳而言无非外感和内伤。风雨寒暑均是源于自然界的外邪，其入侵伤人必由外而内，先伤肌表，而肌表属阳，所以说病发于阳分；饮食不当，居处失宜，生活不规律，或者是房事不节，七情失调等都可以伤于内脏，故称病生于阴。

《灵枢·百病始生》

【篇解】

见本书本章。

【原文】

黄帝问于岐伯曰：夫百病之始生也，皆生于风雨寒暑，清湿^①喜怒。喜怒不节则伤藏，风雨则伤上，清湿则伤下。三部之气^②所伤异类，愿闻其会。岐伯曰：三部之气各不同，或起于阴，或起于阳^③，请言其方。喜怒不节则伤藏，藏伤则病起于阴也。清湿袭虚^④，则病起于下。风雨袭虚，则病起于上，是谓三部。至于其淫泆^⑤，不可胜数。

【校注】

①清湿：水湿，指地之水湿邪气。清，古义指水。

②三部之气：即伤于肌表上部的风雨，伤于肌表下部的水湿，伤于五脏的喜怒之邪气。

③或起于阴，或起于阳：阴、阳：指发病部位。阴，即里，体内。阳，即外，体表。

④袭虚：乘正气虚衰而入侵。

⑤淫泆：浸淫播散。淫，浸淫。泆，同"溢"，播散、泛滥之意。

【译文】

黄帝对岐伯说：各种疾病的开始发生，都是由风雨寒暑清湿喜怒等内外诸因所致。喜怒失去控制而过分，就会伤及内脏；风雨加身，乘虚而入，就会伤及人体的上部；感受了清冷阴湿之气，就会伤及人体的下部。上中下三部之气，对人体的伤害各不相同，请谈谈它们的原因。岐伯说：三部之气各不相同，或起发于阴内，或起发于阳表。让我来谈谈其中道理。喜怒失去节制，就会伤及内脏，伤及内脏则病发于阴内；清冷寒湿乘虚袭入，从尻、足而上，则疾病起发于下部；风雨乘虚袭人，从头、背而下，则疾病起发于上部。这就是百病初发时的三大部位。待到病邪侵淫扩散，就不可一一细说了。

【解读】

本篇着重讨论了《内经》发病机理，认为一切疾病的发生，必定由一定的邪气所致，不管是外界天地的"六淫"之邪，还是人体内伤"七情"之变，饮食劳倦之因等，总有一定的病因存在。不同性质的邪气，所伤人体的部位就不一样。

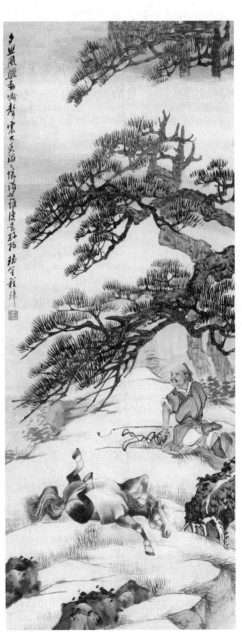

病起于上：风雨等邪气从天而降，由外而侵入，首先易伤人上部，故病发于体表阳分之上。

病起于下：清湿等邪气由地而生，其性重浊，也由外而入侵人体，首先易伤人的下部，故病发于体表阳分之下。

病起于阴：喜怒忧思由五脏所生，七情过激则直接伤害五脏等由于内生而伤害人体的邪气所致，故病发于阴。

这是邪气一般的伤人规律，但如果邪气较盛之时，病情严重，邪气在体内则会发生错综复杂的各种变化，那时的病因复杂多变，就无法一一列举了。

《素问·至真要大论》

【篇解】

至，极也；真，真而不伪，引申为精深、精微之意；要，重要；大论，即大的言论、宏论。本篇内容至为精深、重要，故名"至真要大论"。

【原文】

帝曰：善。夫百病之生也，皆生于风寒暑湿燥火，以之化之变①也。经言盛者写之，虚者补之。余锡②以方士，而方士用之尚未能十全，余欲令要道必行，桴鼓相应③，犹拔刺雪汙④，工巧神圣⑤，可得闻乎？岐伯曰：审察病机⑥，无失气宜⑦。此之谓也。

帝曰：愿闻病机何如？岐伯曰：诸⑧风掉眩⑨，皆属于肝。诸寒收引⑩，皆属于肾。诸气膹郁⑪，皆属于肺。诸湿肿满⑫，皆属于脾。诸热瞀瘛⑬，皆属于火。诸痛痒疮⑭，皆属于心。诸厥固泄⑮，皆属于下。诸痿喘呕⑯，皆属于上。诸禁鼓栗，如丧神守[17]，皆属于火。诸痉项强[18]，皆属于湿。诸逆冲上[19]，皆属于火。诸胀腹大[20]，皆属于热。诸躁狂越[21]，皆属于火。诸暴强直[22]，皆属于风。诸病有声，鼓之如鼓[23]，皆属于热。诸病胕肿，疼酸惊骇[24]，皆属于火。诸转反戾，水液浑浊[25]，皆属于热。诸病水液，澄澈清冷[26]，皆属于寒。诸呕吐酸，暴注下迫[27]，皆属于热。

故《大要》[28]曰：谨守病机，各司其属[29]，有者求之，无者求之[30]，盛者责之，虚者责之[31]，必先五胜[32]，疏其血气，令其调达，而致和平。此之谓也。

【校注】

①之化之变：风寒暑湿燥火，六气之常为化，六气之异为变，变则为邪，病由邪生，故曰"之化之变"。张介宾注："气之正者为化，气之邪者为变，故曰之化之变也。"

②锡：同"赐"，即赏赐，引申为"给"。

③桴鼓相应：以槌击鼓，槌到鼓响，比喻治疗收效很快而且显著，药到病除。桴，击鼓之槌。

④拔刺雪汙：拔去皮肤中之刺，洗去脸上之污渍，形容治疗正确，收效就容易。汙，同"污"。雪，洗涤。

⑤工巧神圣：意为通过四诊就能全面掌握病情，喻指医生四诊技术极为高明。《难经·六十一难》云："望而知之谓之神，闻而知之谓之圣，问而知之谓之工，切脉而知之谓之巧。"

⑥病机：疾病之所以发生、发展与变化的机要，即关键、本质。

⑦无失气宜：分析病情与治疗疾病，都不要违背六气主时的规律。气宜：六气各自的循序主时。张介宾注："病随气动，必察其机，治之得其要，是无失气宜也。"

⑧诸：此处宜作"多种""大多"解，下同。

⑨风掉眩：风，动风之证。掉，肢体不由自主地动摇或震颤。眩，即眩晕，头目眩晕、视物旋转、站立不稳。掉、眩可见于风证，亦可单独

出现。

⑩寒收引：寒，寒证。收引，筋脉拘急以致形体蜷缩、痉挛。收引可见于寒证，亦可单独出现。

⑪气膹（fèn）郁：气，气机不利。膹，气机上逆以致呼吸急迫、喘促。郁，气机郁滞以致咳嗽、胸闷。膹、郁均属于气机不利的具体表现，亦可单独出现。

⑫湿肿满：湿，水湿阻滞之证。肿，水肿。满，胀满。胀满可见于湿证，亦可单独出现。

⑬热瞀（mào）瘛（chì）：热，热证。瞀，昏糊、昏闷。瘛，手足抽搐。瞀、瘛可见于热证，亦可单独出现。

⑭痛痒疮：痛，各种痛证。痒，皮肤瘙痒。疮，皮肤疮疡。

⑮厥固泄：厥，病证名，这里指阳气衰于下而致手足厥逆的寒厥和阴气衰于下而致手足灼热的热厥，见《素问·厥论》。固，二便不通。泄，二便失禁。

⑯痿喘呕：痿，病证名，证见形体枯萎、软弱无力，痿废不用，参见《素问·痿论》。喘，呼吸气喘。呕，呕吐。

⑰禁鼓栗，如丧神守：禁，通噤，牙关紧闭，口噤不开。鼓，鼓颔，即上下牙齿相击。栗，战栗，即全身寒战发抖。如丧神守，形容鼓颔战栗等肢体动作不能自控，犹如失去神明之主持作用。吴崑注："神能御形，谓之神守，禁鼓栗则神不能御形，故丧其神守也。"

⑱痉项强：痉，病名，证见牙关紧闭、项背强急、角弓反张。项强，项部强硬不舒，转动困难。项强可见于痉病，亦常单独出现。

⑲逆冲上：指气机气促上逆的病证，如呕吐、呃逆、嗳气、气喘、吐血等，亦有发病急暴、其声高亢有力之意。

⑳胀腹大：胀，腹部胀满，问而可知。腹大，腹部膨隆，望而可见。

㉑躁狂越：躁，躁扰不宁。狂，言行举止错乱。越，指神志错乱发狂之时，其行为乖戾，越其常度。《素问·脉要精微论》云："衣被不敛，言

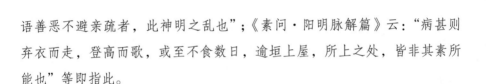

语善恶不避亲疏者，此神明之乱也"；《素问·阳明脉解篇》云："病甚则弃衣而走，登高而歌，或至不食数日，逾垣上屋，所上之处，皆非其素所能也"等即指此。

㉒暴强直：指突然发作的全身筋脉挛急、肢体僵硬不能屈伸。暴，猝然。强直，四肢伸而不屈，躯体仰而不俯。

㉓有声，鼓之如鼓：有声，肠鸣作响，闻而可得。鼓之如鼓，叩击腹部如击鼓之有声，切而可闻。第一个"鼓"，指叩击，即叩诊，亦属切诊范畴。"如鼓"，叩得之声如同鼓响。

㉔胕肿，疼酸惊骇：胕肿，皮肤痈肿，肉腐化脓而溃烂。胕，通"腐"。疼酸惊骇，全身疼痛酸楚难言，神志怵惕惊恐不安。

㉕转反戾，水液浑浊：转，肢体扭转而不舒。反，肢体后折而不直，即角弓反张。戾：肢体前曲而不伸。皆指筋脉拘挛时的各种状态。水液浑浊，指涕、唾、痰、尿、白带等排泄物稠色黄。

㉖澄澈清冷：形容各种排泄物质地清稀透明而寒冷。

㉗呕吐酸，暴注下迫：呕，呕吐。吐酸，口泛酸水。暴注，突然剧烈的泄泻，量多如注，势如喷射。下迫，泻前腹中窘迫疼痛，急迫欲泻，难以忍耐。

㉘《大要》：古医书名，已佚。

㉙各司其属：分别探索各种病证、体征在病位、病性等的病机归属，即外在证候与内在病机之间的必然联系。

㉚有者求之，无者求之：古今诸释不一。有言邪气者，即有外邪的，当辨其性质；无外邪的，当寻求其他原因。有言虚实者，即有者言其实，无者言其虚。有言证状者，即有此证者当求其机理，无彼证者亦应探其因。究其本论之意，"病机十九条"旨在示人以分析外在证候与内在病机必然联系的方法，本论所举症状仅是范例而已，实属凤毛麟角，而临床病证举不胜举，不可能凡证皆论，面面俱到。因此，不管"十九条"中已"有"论述或尚未（即"无"）提及的病证，均应按本论所示的方法分析其

病机归属。总之，务必求其证状与病机之间的所属关系，即"各司其属"。

㉛盛者责之，虚者责之：责，追求、推求之意。谓分析病证虚实的机理。

㉜必先五胜：必须先行把握天之六气、人之五藏之间五行更胜的变化规律。

【译文】

黄帝道：大凡各种疾病，都因为风、寒、暑、湿、燥、火六气的变化，医书里说，盛就应该泄，虚就应该补。我把这些方法教给医生，而医生运用后还不能得到十全十美的效果。我想使这些重要的理论得到普遍的运用，能够得到桴鼓相应的效果，好像拔除棘刺、洗雪污浊一样，使一般医生能够达到非常好的程度，可以讲给我听吗？岐伯说：仔细观察疾病的法则，不违背调和六气的原则，就可以达到这个目的。

黄帝道：希望听您说说病机是什么。岐伯说：凡是风病而发生的颤动眩晕，都属于肝；凡是寒病而发生的筋脉拘急，都属于肾；凡是气病而发生的烦满郁闷，都属于肺；凡是湿病而发生的浮肿胀满，都属于脾；凡是热病而发生的视物昏花，肢体抽搐，都属于火；凡是疼痛、搔痒、疮疡，都属于心；凡是厥逆，二便不通或失禁，都属于下焦；凡是患喘逆呕吐，都属于上焦；凡是口噤不开，寒战、口齿叩击，都属于火；凡是痉病颈项强急，都属于湿；凡是气逆上冲，都属于火；凡是胀满腹大，都属于热；凡是躁动不安，发狂而举动失常的，都属于火；凡是突然发生强直的症状，都是属于风邪；凡是病而有声如肠鸣，在触诊时，发现如鼓音的，都属于热；凡是浮肿、疼痛、酸楚、惊骇不安，都属于火；凡是转筋挛急，排出的水液浑浊，都属于热；凡是排出的水液感觉清亮、寒冷，都属于寒；凡是呕吐酸水，或者突然急泄而有窘迫的感觉，都属于热。

因此《大要》说：要谨慎地注意病机，了解各种症状的所属，有五行之邪要加以推理，没有五行之气也要加以推理，如果是强盛要看为什么强盛，如果是虚要看为什么虚。一定得先分析五气中何气所胜，五脏中何脏受病，疏通其血气，使其调和畅通，而归于平和，这就是所谓疾病的机理。

【解读】

本篇首次论述了病机的概念并阐述了病机的重要性。病机是一个疾病的关键所在，能够揭示疾病发生、发展、传变以及预后和变化的趋势，它是指导辨证论和确定治则治法的根本依据。本节以某些临床病症为范例，通过"五脏定位""六气定性""四诊合参"等方法进行病机分析，以达到治能"各司其属"的目的，提出了著名的"病机十九条"。总结可以归纳为"五脏上下风寒湿，火五热四要牢记"。

具体来说主要分为五脏病机、上下病机、六淫病机三个方面。

一、五脏病机

肝：诸风掉眩，皆属于肝：肝血虚，肝木化风常见肢体震颤、头晕目眩、视物昏花等证，常见的有肝阳上亢、热极生风、血虚生风等等肝系病变。

心：诸痛痒疮，皆属于心：心主血脉，五行属火。火热炽盛，侵入血脉，则导致肉腐血败，出现痈肿疮疡，红肿热痛等症。

脾：诸湿肿满，皆属于脾：脾主运化水湿，脾虚运化无力，则津液输布失常，湿阻中焦则出现腹胀腹满等证；湿邪停留四肢则出现四肢浮肿等。

肺：诸气膹郁，皆属于肺：肺主气司呼吸，各种因素影响了肺的宣发肃降功能都可以导致气机逆乱，可见呼吸不畅，气喘，胸膈胀满等症。

肾：诸寒收引，皆属于肾：肾阳虚衰，温煦功能失常，寒气内生，气血不能正常运行，经脉失去濡养，则出现肢体蜷缩，拘急痉挛等症。

二、上下病机

上：诸痿喘呕，皆属于上：肺位于五脏六腑之上，肺气宣降功能正常才能使得一身精血津液输布正常，若肺气不能正常运行，则气血不能濡养四肢，会发生痿证；肺失于肃降，气机上逆则会出现喘、呕吐等症。

第八章　论发病

147

下：诸厥固泄，皆属于下：二便不正常皆与肾气相关；厥逆之证与肾阴肾阳关系密切，肾阴衰则为寒厥，肾阳衰则为热厥。

三、六淫病机：

火：①诸热瞀瘛，皆属于火：火为阳邪，故见热症；而心五行属火，故火易扰心神，心窍被蒙蔽，则出现神志不清甚至昏迷等症；而火灼血脉，使血液运行不畅，筋脉失养，则出现肢体抽搐或拘急等症。②诸禁鼓栗，如丧神守，皆属于火：火热郁闭在内，无法向外发散，阳盛格阴，则出现了体内热盛，而机体外在的病症却似寒症，如：牙关紧闭，浑身寒战发抖，甚至昏迷等。③诸逆冲上，皆属于火：火有炎上的特性，所以气机易随火的特性而上逆，不同脏腑气机上逆会出现不同的相应症状，如肺气上逆出现咳嗽，气喘；胃气上逆出现呕吐，呃逆等。④诸躁狂越，皆属于火：火热易扰心神，心神受损则出现烦躁不宁甚至打人毁物，登高弃衣等神志错乱的症状。⑤诸病胕肿，疼酸惊骇，皆属于火：火热向外伤及肌表之时，则会出现肿胀、溃烂、发热、疼痛、酸楚；火毒之邪向伤及脏腑，则扰乱五脏神，出现惊恐不安，惊骇不宁等神志病症。

热：①诸胀腹大，皆属于热：热邪结于肠胃之间，会使得气机升降失常，而出现腹胀、腹大、腹痛、便秘等。②诸病有声，鼓之如鼓，皆属于热：热邪扰乱肠胃气机，可见肠鸣有声，叩之像鼓的声音一样。③诸转反戾，水液浑浊，皆属于热：热邪煎灼津液耗伤血液，使得筋脉失去濡养，出现肢体拘急，屈伸不利，角弓反张等；而津液的损耗同时也会导致涕泪、唾液、尿液等体液浑浊，颜色黄赤。④诸呕吐酸，暴注下迫，皆属于热：热邪犯胃，或者胃中食积化热，使得胃气失去和降，出气机上逆出现胃酸上逆，恶心，呕吐；而热邪入侵大肠，会使大肠传导功能失职，出现突然剧烈腹泻甚至呈喷射状剧烈腹泻。

风：诸暴强直，皆属于风：风邪善动，通于肝，筋属肝，故风邪侵袭，伤及肝，会突然出现肢体强直，屈伸受限，全身痉挛等。

湿：诸痉项强，皆属于湿：湿邪属阴，有粘滞之性，容易阻遏阳气的运行，经脉失去阳气的温煦，则会出现全身强直、肢体拘挛、屈颈困难或角弓反张等。

寒：诸病水液，澄澈清冷，皆属于寒：寒为阴邪，易伤阳气，阳气若正常发挥其温煦作用，则会出现小便清长，大便溏泄，畏寒，四肢发凉等证。

病机十九条中，许多条文之间有着复杂的内在联系，启示我们在临床中，要善于同中求异，异中求同。也为某些疑似证的辨析，以及同病异治，异病同治的治疗法则提供了理论依据。十九条并没有概括所有的病机，也就是说它不是中医病机学说的全部，而只是示人以规矩。因而不能以学习病机十九条代替学习中医病机学。所以临证时当在病机十九条的基础上拓展思路，以常达变，方能作到辨证准确。

《素问·举痛论》

【篇解】

举，列举。本篇列举多种疼痛进行讨论，故名"举痛论"。

【原文】

帝曰：善。余知百病生于气①也，怒则气上，喜则气缓，悲则气消，恐则气下，寒则气收，炅②则气泄，惊则气乱，劳则气耗，思则气结，九气不同，何病之生？

【校注】

①百病生于气：谓众多疾病的发生，都与气的虚实、气机的失调

有关。

②炅：热。

【译文】

黄帝说：好。我已知道许多疾病的发生，都是由气机失调引起的，如暴怒则气上逆，喜则气舒缓，悲哀则气消沉，恐惧则气下沉，遇寒则气收敛，受热则气外泄，受惊则气紊乱，过劳则气耗散，思虑则气郁结。这九种气的变化各不相同，会发生怎样的疾病呢？

【解读】

本篇提出了"百病生于气"的著名观点。百病，指很多疾病，笼统地说甚至任何疾病都与气机的失调有关。此处的"气"不是指病机，而是指由于各种因素而引起的气机异常变化。气，充养敷布全身，各脏腑器官组织一切升降出入活动都是气的表现，气运行正常就是生理，反之，气的运动发生

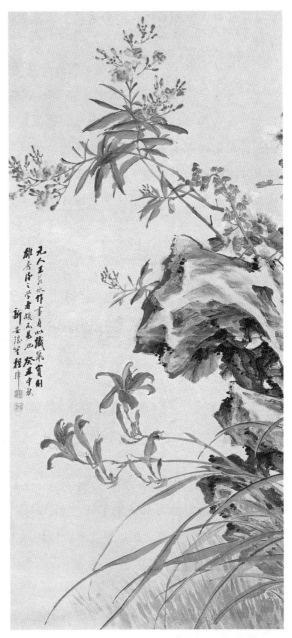

异常，就会出现相应的病理变化。从本段中可以看出，气机失调主要有气虚、气滞、气机逆乱、气机下陷、气机闭塞不通、气脱。

导致气机病变的原因甚多，本段主要提出怒、喜、悲、恐、寒、炅、惊、劳、思九种，称为"九气"。"九气"致病可分为三类：①寒、炅，代表六淫外邪的致病因素。②劳，属于内伤劳倦的致病因素。③怒、喜、悲、恐、惊、思等，属于情志过度的致病因素。

怒则气上：怒容易使得肝气上逆，出现血随气涌，呕血吐血甚至晕厥等证。

喜则气缓：喜为心志，是一个好情绪，但是太过则会使心气涣散。

悲则气消：悲是从心中所生，心肺同在上焦，心可影响肺的病理改变，肺主气，宣降失常则会导致上焦之气不通畅，营卫之气不宣散，故气消。

恐则气下：恐为肾志，恐伤肾，使得下焦精气衰，不能上济上焦，故上下不通，气不能上行，就返还于下，故气下。

寒则气收：寒为阴邪，使腠理闭塞，气不能正常宣散，则收敛于内。

炅则气泄：炅是热，和寒邪正好相反，热则腠理大开，汗大出，气随汗脱，故气泄。

惊则气乱：惊是指在没有心理准备的情况下突然受到外界事物的刺激，扰乱心神，心乱则神无所依，故气机紊乱。

劳则气耗：劳累时人们会喘气出汗，皆可使得气耗散。

思则气结：过度的思虑会使得神气留在某个事物上而不运行，气血也随之不能很好地运行，故气结。

《素问·调经论》

【篇解】

见本书第六章论气血。

【原文】

帝曰：人之所有者，血与气耳。今夫子乃言血并为虚，气并为虚，是无实乎？岐伯曰：有者为实，无者为虚①，故气并则无血，血并则无气，今血与气相失，故为虚焉。络之与孙脉，俱输于经，血与气并，则为实焉。血之与气，并走于上，则为大厥，厥则暴死，气复反②则生，不反则死。

【校注】

①有者为实，无者为虚：有血，即有"血之所并"的病机；有气，即有"气之所并"的病机。然而，无论是气并，抑或是血并，均属于邪实的范畴，故为实。虚与实是相对的，气实则无血，血实则无气，故下文言"气并则无血，血病则无气。"无血、无气则为虚。张介宾注："有血无气，是血实气虚；有气无血，是气实血虚也。"

②反：通"返"，返回。

【译文】

黄帝说：人身的重要物质是血和气。现在先生说血并的是虚，气并的也是虚，难道没有实吗？岐伯说：多余的就是实，缺乏的就是虚。所以气并之处则血少，为气实血虚，血并之处则气少，血和气各离其所不能相合而为虚。人身络脉和孙脉的气血均输注于经脉，如果血与气相并，就成为实了。譬如血与气并，循经上逆，就会发生"大厥"病，使人突然昏厥如同暴死，这种病如果气血能得以及时下行，则可以生，如果气血壅于上而不能下行，就要死亡。

【解读】

本段论述了气血相并所致虚实的病机及病证。血与气是人体生命活动的最宝贵物质。血与气互相为用，维持人体正常生命活动。气血失调的病理状况错综复杂，辨明虚实极为重要，是补或泻的治疗依据。

本论指出了判断虚实的标准。

血与气并则为实：即气与血同时并聚于某一部位时，则该处偏盛为实，如本论所提到的大厥，就是因为气血同并于上不得下行，心神因此痹阻，以致突然昏倒、不省人事。此时倘若上逆之气血能复返下行，尚有生还之机；如果气血继续上逆，则后果堪忧。

血与气相失为虚：血与气相失，就是血气不协调，则会出现或者气虚或者血虚。虚与实是相对而言，所并之处是实，那么其他地方就是虚，所以气并的地方，血相对就少，故血虚；同样，血并的地方，血盛则气虚。文中的无气、无血是指气虚、血虚，并不是没有。

【原文】

帝曰：经言①阳虚则外寒，阴虚则内热，阳盛则外热，阴盛则内寒，余已闻之矣。

【校注】

①经言：经，古代医经，今佚。经言，即古代医经所论。

【译文】

黄帝说：医经上所说的阳虚则生外寒，阴虚则生内热，阳盛则生外热，阴盛则生内寒。我已听说过了。

【解读】

本段以阴阳为纲，分析了内外虚实寒热的病机，为后世八纲辨证奠定了基础。

"阳虚则外寒"，指外寒阻遏卫阳，体表失于温煦的表实寒证；而现代所谓"阳虚则寒"，则是指体内阳气不足，失于温煦的虚寒证。

"阴虚则内热"，指劳倦伤脾，脾气亏虚，中焦运化乏力，胃中谷气郁而化热之气虚发热证；而现代所谓"阴虚则热"，指机体阴液不足，阴不制阳，虚火内生的阴虚生热证。

"阳盛则外热"，指外邪郁遏卫阳，阳气不得泄越的外感发热证；而现代所谓"阳盛则热"乃邪气入侵，阳气亢盛，包括表热和里热证。

"阴盛则内寒"，是指阴寒上逆，留于胸中，损伤胸阳，血脉凝涩之胸阳痹阻证；而现代所谓"阴盛则寒"，则可泛指脏腑之阴寒内盛证。

《素问·玉机真藏论》

【篇解】

玉机，指玉衡、璇玑，是古代测量天体坐标的一种天文仪器；真藏，真藏之气，即五脏真气。本篇从五脏真气的角度出发讨论诊察疾病的方法，认为这些方法像玉机观察天象一样精确、细致，故名"玉机真藏"。

【原文】

黄帝曰：余闻虚实以决死生，愿闻其情。岐伯曰：五实死，五虚死。帝曰：愿闻五实、五虚。岐伯曰：脉盛，皮热，腹胀，前后①不通，闷瞀②，此谓五实。脉细，皮寒，气少，泄利前后③，饮食不久，此谓五虚。帝曰：其时有生者何也？岐伯曰：浆粥入胃，泄注止，则虚者活；身汗得后利，则实者活。此其候也。

【校注】

①前后：指大小便。

②闷瞀：昏闷烦乱，视物昏花。

③泄利前后：泄利前后是肾气不足。

【译文】

黄帝说：我听说根据虚实的病情可以预决死生，希望告诉我其中道理！岐伯说：五实死，五虚亦死。黄帝道：请问什么叫做五实、五虚？岐伯说：脉盛是心受邪盛，皮热是肺受邪盛，腹胀是脾受邪盛，二便不通是肾受邪盛，闷瞀是肝受邪盛，这叫做五实。脉细是心气不足，皮寒是肺气不足，气少是肝气不足，大小便泄利不能固摄是肾气不足，不欲饮食是脾气不足，这叫做五虚。黄帝道：五实、五虚，有时亦有痊愈的，又是什么道理？岐伯说：能够吃些粥浆，慢慢地胃气恢复，大便泄泻停止，则虚者也可以痊愈。如若原来身热无汗的，而现在得汗，原来二便不通的，而现在大小便通利了，则实者也可以痊愈。这就是五虚、五实能够痊愈的机理。

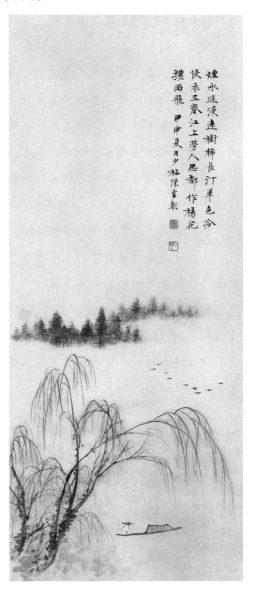

【解读】

五实证，属邪气太盛，充斥五脏，而致五脏气机闭塞不通之证。五实就是以下五个实性的症状：脉象跳得很盛，即心邪气实；皮表发热，即肺邪气实；腹部胀满，即脾邪气实；大小便不通，即肾邪气实；烦闷，头脑不清，耳目昏花，即肝邪气实。五脏者，是化生与贮藏精气之处，决定形体强壮的根本。邪气盛实于五脏，不得外泄而出，五脏气机闭塞，精气既不能化生，也无法内守，故预后不良。

五虚证，属五脏精气严重虚衰之证，主要是以下五个虚衰的症状：脉象细弱，是心气血虚，不能充盈血脉；皮表发冷，肺主皮毛，是肺虚；气不足，是肝虚不能生发少阳之气；小便清长，大便溏泄，是肾虚无力司二便；饮食不入，是脾虚受纳之气不足。当五脏精气衰竭，不仅难以维持自身之功能，形体百骸亦失其长养；加上"饮食不入"则精气化生无源，无法供养机体，"泄利前后"则精气耗损，这样有出无入，生命极易告终。

至于五实、五虚尚可救治的转机，本论指明了方向，即实证必须逐邪外出，虚证必须补益脾肾的基本原则。既然邪气内闭、外无出路与精气衰竭是实证与虚证致死的根本原因，那么，实证逐邪，就务必使邪气外出有路，发汗也好，通便也罢，旨在逐邪外出，邪去正安，则可望生还；而虚证扶正，除须补益五脏、固守精气，尤其要重视脾肾，以使浆粥能够入胃、泄注能够停止，精气化源不绝、外耗得到终止，五脏得到滋养，正气有望恢复，则生机尚存。

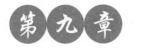 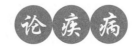

第九章　论疾病

　　本章论述了《内经》里的主要疾病，系统地归纳了热病、咳嗽、痹证等的概念，病因病机等，并合理地提出了疾病的病因病程及预后，提出了诸如"今夫热病者，皆伤寒之类也"这类揭示外感热病皆属于伤寒的论断，《内经》疾病辨识理论，是中医学疾病辨识的一大整合，为后世临床诊疗提供了积极的指导。

热病

《素问·热论》

【篇解】

本篇对外感发热性疾病的成因、症状、传变、治疗、预后和禁忌，进行了系统而全面的论述，故以"热论"名篇。诚如张志聪《黄帝内经·素问集注》所说："此论热病，故篇曰'热论'。"

【原文】

黄帝问曰：今夫热病者，皆伤寒①之类也，或愈或死，其死皆以六七日之间，其愈皆以十日以上者，何也？不知其解，愿闻其故。岐伯对曰：巨阳者，诸阳之属也②。其脉连于风府③，故为诸阳主气也④。人之伤于寒也，则为病热，热虽甚不死，其两感⑤于寒而病者，必不免于死。

【校注】

①伤寒：感受四时邪气引起的外感热病的统称，即广义伤寒。

②巨阳者，诸阳之属也：巨阳，即太阳。此指太阳统率诸阳。

③风府：穴名。在项后正中入发际一寸处，属督脉，为足太阳、督脉、阳维之会。

④故为诸阳主气也：太阳经脉覆于巅背之表，故主诸阳之气。

⑤两感：指相为表里的阴阳两经同时受病，如太阳、少阴同病，阳

明、太阴同病。

【译文】

黄帝问道：现在所说的外感发热的疾病，都属于伤寒一类，其中有的痊愈，有的死亡，死亡的往往在六七日之间，痊愈的都在十日以上，这是什么道理呢？我不知如何解释，想听听其中的道理。岐伯回答说：太阳经为六经之长，统摄阳分，故诸阳皆隶属于太阳。太阳的经脉连于风府，与督脉、阳维相会，循行于巅背之表，所以太阳为诸阳主气，主一身之表。人感受寒邪以后，就要发热，发热虽重，一般不会死亡；如果阴阳二经表里同时感受寒邪而发病，就难免于死亡了。

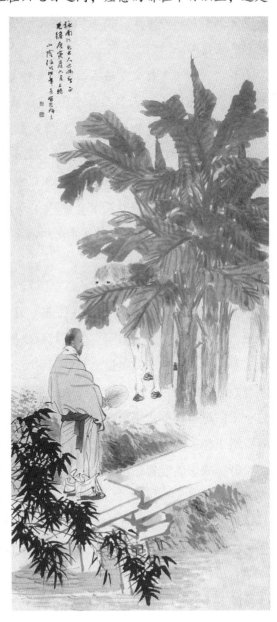

【解读】

首先提出热病的病因、病程、预后，为本篇的总纲。"今夫热病者，皆伤寒之类也"，明确提出了一切外感热病皆属于伤寒的范畴。"人之伤于寒也，则为病热"，指出人若伤于寒邪，即可形成热病。这是因为太阳主一身之表，又是诸阳的主气，故寒邪侵犯人体，首先侵犯太阳之气，正邪交争，阳气郁闭于内，故发热。

伤寒分广义伤寒和狭义伤寒，广义伤寒是一切外感疾病的总称，包括中风、伤寒、湿温、热病、温病等；狭义伤寒是广义伤寒之一的伤寒，指感受寒邪引起的外感病。按本节所说之伤寒，包括一切外感热病在内，即所谓广义伤寒。

其次，经文又指出了热病的预后有两种：发热虽重而预后良好和阴阳相表里二经同时感受寒邪预后不良。"热虽甚不死"指人体感受寒邪，邪正交争于肌表，阳气郁闭于内，发热虽重，用发汗的方法，使邪从汗解，邪去即愈。"其两感于寒而病者，必不免于死"指人体阳气不足，不能抗邪于太阳肌表之外，邪气直入与太阳经相表里的少阴经，表里两经同时受邪，邪盛正虚，则病情危重，甚至于死亡。这里还需说明，"必不免于死"，是指邪盛正衰的重证，非皆是死证。

【原文】

帝曰：愿闻其状。岐伯曰：伤寒一日，巨阳受之^①，故头项痛，腰脊强。二日阳明受之。阳明主肉，其脉侠鼻，络于目，故身热^②目痛而鼻干，不得卧也。三日少阳受之，少阳主胆，其脉循胁络于耳，故胸胁痛而耳聋。三阳经络，皆受其病，而未入于藏者，故可汗而已^③。四日太阴受之，太阴脉布胃中，络于嗌^④，故腹满而嗌干。五日少阴受之。少阴脉贯肾，络于肺，系舌本，故口燥舌干而渴。六日厥阴受之。厥阴脉循阴器而络于肝，故烦满而囊缩^⑤。三阴三阳，五藏六府皆受病，荣卫不行，五藏不通，则死矣。

其不两感于寒者，七日巨阳病衰，头痛少愈；八日阳明病衰，身热少愈；九日少阳病衰，耳聋微闻；十日太阴病衰，腹减如故，则思饮食；十一日少阴病衰，渴止不满^⑥，舌干已而嚏；十二日厥阴病衰，囊纵^⑦，少腹微下，大气^⑧皆去，病日已矣。

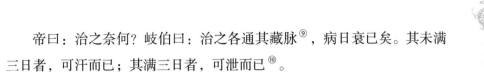

帝曰：治之奈何？岐伯曰：治之各通其藏脉⑨，病日衰已矣。其未满三日者，可汗而已；其满三日者，可泄而已⑩。

【校注】

①受之：六经病症发生之时。

②身热：二日阳明经受病，阳明主肌肉，足阳明经脉挟鼻络于目，下行入腹，所以身热。

③三阳经络皆受其病，而未入于脏者，故可汗而已：三阳经络皆受病邪，是病邪仍在形体之表，尚未入里入阴，故均可通过发汗驱邪外出而使病愈。

④嗌：咽喉。

⑤烦满而囊缩：谓烦闷而阴囊收缩。

⑥不满：不胀满

⑦囊纵：即阴囊由收缩变松缓。

⑧大气：此指邪气。

⑨治之各通其脏脉：治疗时，应根据病在何脏和经，分别予以施治。

⑩其未满三日者，可汗而已：一般病未满三日，而邪犹在表的，可发汗而愈。

【译文】

黄帝说：我想知道伤寒的症状。岐伯说：伤寒病一日，为太阳经疾病表现症状的时候，足太阳经脉从头下项，侠脊抵腰中，所以头项痛，腰脊强直不舒。二日是表现阳明经疾病症状的时候，阳明主肌肉，足阳明经脉挟鼻络于目，下行入腹，所以身热目痛而鼻干，不能安卧。三日为少阳经病表现之时，少阳主骨，足少阳经脉，循胁肋而上络于耳，所以胸胁痛而耳聋。若三阳经络表现了症状，尚未入里入阴的，都可以发汗而愈。四日太阴经疾病症状表现，足太阴经脉散布于胃中，上络于咽，所以腹中胀满而咽干。五日少阴经典型症状表现之时，足少阴经脉贯肾，络肺，上系舌本，所以口燥舌干而渴。六日厥阴症状表现出来，足厥阴经脉环阴器而络于肝，所以烦闷而阴囊收缩。如果三阴三阳经脉和五脏六腑症状都表现了出来，以致营卫不能运行，五脏之气不通，人就要死亡了。

如果病不是阴阳表里两感于寒邪的，则第七日太阳病衰，头痛稍愈；八日阳明病衰，身热稍退；九日少阳病衰，耳聋将逐渐能听到声音；十日太阴病衰，腹满已消，恢复正常，而欲饮食；十一日少阴病衰，口不渴，不胀满，舌不干，能打喷嚏；十二日厥阴病衰，阴囊松弛，渐从少腹下垂。至此，大邪之气已去，病也逐渐痊愈。

黄帝说：怎么治疗呢？岐伯说：治疗时，应根据病在何脏和经，分别予以施治，病将日渐衰退而愈。对这类病的治疗原则，一般病未满三日，而邪犹在表的，可发汗而愈；病已满三日，邪已入里的，可以泻下而愈。

【解读】

本篇论述了外感热病的六经主证、传变规律、治疗原则及预后禁忌。

首先需要明确"受之"的含义，受之不是指受邪之时，而是发病之时。因为只有有明显的症状在人机体上表现出来时，我们才知道疾病开始。

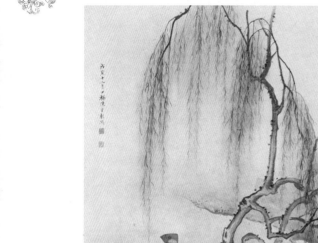

外感热病的六经证候与经脉循行相关。六经证候的表现主要出现在相应经脉循行的部位上。但本篇所列的六经主证只有实证、热证，《伤寒论》在此基础上补充了虚证和寒证，并对每一经证候详述经证、腑证及各种变证、坏证，丰富和发展了《素问·热论》的六经证候分类思想。

本篇提出了外感热病的传变规律。外感热病的传变规律是由表入里，由三阳入三阴。其先后次序是太阳—阳明—少阳—太阴—少阴—厥阴。外感热病过程中，邪气若不内传，各经症状缓解的时间大约是在发病后的第七天左右，虽不可机械地看待这些数字，但也能说明外感热病在发展变化过程有自愈及转愈规律。

外感热病的治疗原则是"各通其藏脉"，即疏通调治病变所在的脏腑经脉，具体方法为热病未满三日，邪在三阳之表，可用发汗解表法；已满三日，邪在三阴之里，可用清泄里热之法。

【原文】

帝曰：热病已愈，时有所遗①者，何也？岐伯曰：诸遗者，热甚而强食之，故有所遗也。若此者，皆病已衰而热有所藏，因其谷气相薄②，两热相合③，故有所遗也。帝曰：善。治遗奈何？岐伯曰：视其虚实，调其逆从，可使必已④矣。

帝曰：病热当何治之？岐伯曰：病热少愈，食肉则复，多食则遗⑤，此其禁也。

【校注】

①遗：是指伤寒热病愈后，由于邪气未尽，胃气未复，而病有所遗留。

②相薄：即互相结合。

③两热相合：指病之余热与新食谷气之热相合。

④视其虚实，调其逆从，可使必已：应诊察病的虚实，或补或泻，予以适当的治疗，可使其病痊愈。

⑤食肉则复，多食则遗：指当病人热势稍衰的时候，吃了肉食，病即复发；如果饮食过多，则出现余热不尽。

【译文】

黄帝说：热病已经痊愈，常有余邪不尽，是什么原因呢？岐伯说：凡是余邪不尽的，都是因为在发热较重的时候强进饮食，所以有余热遗留。像这样的病，都是病势虽然已经衰退，但尚有余热蕴藏于内，如勉强病人进食，则必因饮食不化而生热，与残存的余热相薄，则两热相合，又重新发热，所以有余热不尽的情况出现。黄帝说：好。怎样治疗余热不尽呢？岐伯说：应诊察病的虚实，或补或泻，予以适当的治疗，可使其病痊愈。

黄帝说：发热的病人在护理上有什么禁忌呢？岐伯说：当病人热势稍衰的时候，吃了肉食，病即复发；如果饮食过多，则出现余热不尽，这都是热病所应当禁忌的。

【解读】

本篇提出了热病病邪遗留和病愈而复发的病因病机及饮食宜忌，提示热病后期应注意饮食宜忌，不宜盲目进食肉类等助热难化的食物，否则余热容易再起，使热病复发。遗复的调治原则应当"视其虚实，调其逆从"，即根据经脉虚实以调节阴阳之逆从，采用虚者补之，实者泻之，以恢复阴阳平衡。

【原文】

凡病伤寒而成温①者，先夏至日者，为病温，后夏至日者，为病暑。暑当与汗皆出，勿止②。

【校注】

①温：此指温热病而言。

②暑当与汗皆出，勿止：暑病汗出，可使暑热从汗散泄，所以暑病汗出，不要制止。

【译文】

大凡伤于寒邪而成为温热病的，病发于夏至日以前的就称之为温病，病发于夏至日以后的就称之为暑病。暑病汗出，可使暑热从汗散泄，所以暑病汗出，不要制止。

【解读】

病温、病暑，皆是感受寒邪而致，只是由于发病时间不同，故有病温、病暑之分。

暑性炎热，易伤津耗气，易使人肌腠开泄而汗多，此时采用消暑补阴方法，暑病即可痊愈。同时告诫我们出现中暑而汗出多时，不可用止汗的方法。若用止汗之法，汗不得出，则暑热之邪无从出，暑病势必加重。故中暑汗出时用止汗法，是暑病治法之禁忌。

咳嗽

《素问·咳论》

【篇解】

咳，即咳嗽。本篇从整体出发，系统论述了咳嗽的病因病机、证候分类、临床表现、治疗等，故名"咳论"。

【原文】

黄帝问曰：肺之令人咳①何也？岐伯对曰：五藏六府皆令人咳②，非独肺也。

帝曰：愿闻其状？岐伯曰：皮毛者肺之合也。皮毛先受邪气，邪气以从其合也③。其寒饮食入胃，从肺脉上至于肺④，则肺寒，肺寒则外内合邪⑤，因而客之，则为肺咳。

五藏各以其时受病⑥，非其时各传以与之⑦。人与天地相参，故五藏各以治时⑧，感于寒则受病，微则为咳，甚者为泄为痛⑨。乘秋⑩则肺先受邪，乘春则肝先受之，乘夏则心先受之，乘至阴⑪则脾先受之，乘冬则肾先受之。

【校注】

①肺之令人咳：指出咳是肺的主要病症。

②五藏六府皆令人咳：五脏六腑病变均可影响肺而致咳。

③邪气以从其合：邪气入侵皮毛而内传于所合之肺藏。合，此指与五藏有密切关系的组织，如《素问·五藏生成》载有："心之合脉也，肺之合皮也，肝之合筋也，脾之合肉也，肾之合骨也"之文，即此义。

④其寒饮食入胃，从肺脉上至于肺：肺脉起于中焦，下络大肠，还循胃口，上膈属肺。故寒饮寒食入胃，寒气可循肺脉上入肺中。

⑤外内合邪：即内外寒邪相合。外，指外感寒邪；内，指内伤寒饮。

⑥五藏各以其时受病：五脏在各自所主的季节感受时邪发病。其时，指五脏分别主管的时令，如肝主春，心主夏等。

⑦非其时各传以与之：即指五脏在各自所主时令感受邪气发病后，分别波及于肺而引起咳病。非其时，指非肺所主的秋季。

⑧治时：治，主也。治时，此指五脏在一年中分别主管的时令。张介宾注："治令之时也。"

⑨微则为咳，甚者为泄为痛：感寒轻，则邪犯皮毛，皮毛内通于肺，令肺气逆为咳。感寒重，如形寒寒饮，外内合邪，邪既伤肺而咳，又深入肠胃，致传化失常，发生泄和腹痛。

⑩乘秋：乘，介词，在，当……的时候，即当秋天的时候。

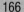

⑪至阴：指脾主时长夏。《中国医学大辞典》："至阴，阴历六月也，就是季夏。"

【译文】

黄帝问道：肺脏有病，都能使人咳嗽，这是什么道理？岐伯回答说：五脏六腑有病，都能使人咳嗽，不单是肺病如此。

黄帝说：请告诉我各种咳嗽的症状。岐伯说：皮毛与肺是相合的，皮毛先感受了外邪，邪气就会影响到肺脏。再由于吃了寒冷的饮食，寒气在胃循着肺脉上于肺，引起肺寒，这样就使内外寒邪相合，停留于肺脏，从而成为肺咳。

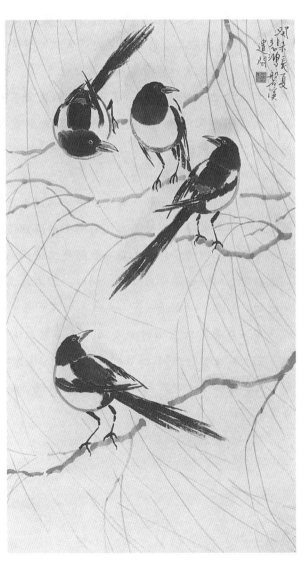

五脏六腑之咳，是五脏各在其所主的时令受病，并非在肺的主时受病，而是各脏之病传给肺的。人和自然界是相应的，故五脏在其所主的时令受了寒邪，使能得病，若轻微的，则发生咳嗽，严重的，寒气入里就成为腹泻、腹痛。所以当秋天的时候，肺先受邪；当春天的时候，肝先受邪；当夏天的时候，心先受邪；当长夏太阴主时，脾先受邪；当冬天的时候，肾先受邪。

【解读】

本篇论述了咳嗽的病因病机及其与季节的关系。

一、肺之令人咳

"肺之令人咳"，指出咳病病位主要在肺。咳病产生的原因有二：①外感寒邪，"皮毛先受邪气"，而"皮毛者，肺之合也"，邪气由表（皮毛）传里内舍其合伤肺。②内有寒饮食停聚于胃，在经络学说中，肺起于中焦，寒饮食入胃后"从肺脉上至于肺，则肺寒"。其实后者也是胃腑受邪，传之于肺所致咳，属五脏六腑皆令人咳范畴。咳病的病机，本篇指出是因外寒内饮合并伤及肺脏，致使肺气失调，宣降失职，气上逆而为咳。

二、五脏六腑皆令人咳

咳嗽一般是肺脏受邪、肺气上逆的病理反应，本文从整体观出发，通过五脏六腑与肺脏的密切关系，将咳嗽的病理范围扩大到五脏六腑，五脏六腑受病后邪内传于肺，也会导致肺气上逆而咳。本篇提示我们，咳病的临床辨证当以肺脏病变为首要，同时必须考虑其他脏腑功能失调对肺气宣降运动的影响，以及肺脏有病久咳不愈又可并发他脏疾患的情况。

五脏在各自所主的时令发病，当不同季节的异常气候影响相关脏腑时，亦可波及于肺，"五脏各以其时受病，非其时，各传以与之"，导致咳病发生，反映了《内经》四时五脏的发病观，这一观点对临床辨治具有指导意义。

痹证

《素问·痹论》

【篇解】

痹，闭也，指经络阻滞，营卫凝涩，脏腑气血运行不畅，由此而导致的病证，称为"痹证"。本篇较为系统全面地对痹证的病因病机、分类、治则、预后等进行了专门讨论，故名"痹论"。

【原文】

黄帝问曰：痹之安生①？岐伯对曰：风寒湿三气杂至合而为痹②也。其风气胜者为行痹③，寒气胜者为痛痹④，湿气胜者为著痹⑤也。

帝曰：其⑥有五者何也？岐伯曰：以冬遇此者为骨痹；以春遇此者为筋痹；以夏遇此者为脉痹；以至阴⑦遇此者为肌痹；以秋遇此者为皮痹。

帝曰：内舍⑧五藏六府，何气使然？岐伯曰：五藏皆有合⑨，病久而不去者，内舍于其合也。故骨痹不已，复感于邪，内会于肾；筋痹不已，复感于邪，内会于肝；脉痹不已，复感于邪，内会于心；肌痹不已，复感于邪，内舍于脾；皮痹不已，复感于邪，内舍于肺。所谓痹者，各以其时重感于风寒湿之气也。

【校注】

①痹之安生：痹病是怎样产生的。

②风寒湿三气杂至合而为痹：由风、寒、湿三种邪气杂合伤人而形成痹病。

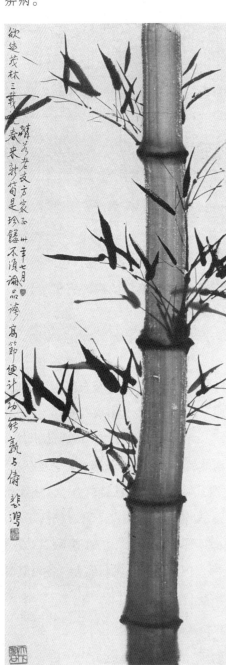

③行痹：风邪偏胜的叫行痹。

④痛痹：寒邪偏胜的叫痛痹。

⑤著痹：又为着痹，湿邪偏胜的叫着痹。

⑥其：指痹症。

⑦至阴：指长夏，阴历六月。

⑧内舍：向内侵蚀。

⑨五藏皆有合：五脏都有与其相合的组织器官。

【译文】

黄帝问道：痹病是怎样产生的？岐伯回答说：由风、寒、湿三种邪气杂合伤人而形成痹病。其中风邪偏胜的叫行痹，寒邪偏胜的叫痛痹，湿邪偏胜的叫著痹。

黄帝问道：痹病又可分为五种，为什么？岐伯说：在冬天得病称为骨痹；在春天得病的称为筋痹；在夏天得病的称为脉痹；在长夏得病的称为肌痹；在秋天得病的称为皮痹。

黄帝问道：痹病的病邪有内侵而累及五脏六腑的，是什么道理？岐伯说：五脏都有与其相合的组织器官，若病邪久留不除，就会内犯于相合的内脏。所以，骨痹不愈，再感受邪气，就会内舍于肾；筋痹不愈，再感受邪气，就会内舍于肝；脉痹不愈，再感受邪气，就会内舍于心；肌痹不愈，再感受邪气，就会内舍于脾；皮痹不愈，再感受邪气，就会内舍于肺。总之，这些痹证是各脏在所主季节里重复感受了风、寒、湿气所造成的。

【解读】

本篇论述了痹证的病因及其分类，明确了痹的病因是风、寒、湿三气杂至合而为痹，强调风、寒、湿邪共同作用是痹证发生的外因，提示了痹证病情的错综复杂性。这里还提出了痹证不同的分类方法。

病因分类，即根据感受风、寒、湿气的多少，分为行痹、痛痹和著痹，分别为：

行痹：以风气为主，风的致病特点是游走善行，所以以风邪为主的痹证，特点症状是游走不定，疼痛的部位经常发生改变。

痛痹：以寒邪为主，寒为阴邪，其性收敛，所以阻塞气机相较更为严重，不通则痛，气机阻塞越严重，就越发疼痛，所以以寒邪为主的痹证，特点症状是疼痛比较剧烈。

著痹：以湿邪为主，湿为阴邪，其性重浊，所以停留在哪里都会有沉重的感觉，这是因为湿邪阻碍了气机的运行，故以湿邪为主的痹证，特点症状是肢体沉重。

按邪气侵犯的不同季节分类，分为五体（筋、脉、肌、皮、骨）痹。骨痹：冬天应于肾，肾主骨，所以冬天感受风寒湿邪出现的痹证叫做骨痹。同样的道理，春天应于肝，肝主筋；夏天应于心，心主血脉；长夏应于脾，脾主肌肉；秋应于肺，肺主皮毛；故分别叫做筋痹、脉痹、肌痹、皮痹。

按病位分类，分为五脏痹。五体痹不愈，传于其所合之脏，发为五脏痹。即痹邪稽留于肢体经络，日久不能被及时祛除，又反复感邪，致使脏腑功能失调，正气内虚，邪气内传脏腑，形成脏腑痹。具体而言，肾主骨，冬季感受邪气容易出现骨痹，但骨痹还没有痊愈之时，又重复得感受了风寒湿邪，那么就传入了其所合之脏——肾脏而出现肾痹；其他脏腑亦然。

【原文】

帝曰：荣卫之气，亦令人痹乎？岐伯曰：荣者水谷之精气也，和调于五藏，洒陈①于六府，乃能入于脉也。故循脉上下贯五藏，络六府也。卫者水谷之悍气②也。其气慓疾滑利③，不能入于脉也。故循皮肤之中，分肉之间，熏于肓膜④，散于胸腹，逆其气⑤则病，从其气则愈，不与风寒湿气合，故不为痹。

【校注】

①洒陈：散布之义。《辞海》："洒，喷散、散落；陈，布置、陈列。"

②悍气：形容卫气的特性是勇悍、急疾的。张介宾注："卫气者，阳气也。阳气之至，浮盛而疾，故曰悍气。"

③慓疾滑利：形容卫气的运行急疾而滑利，不受脉管的约束。慓疾，急疾也。

④肓膜：指肉里及胸腹腔内的膜。张介宾注："凡腔腹肉里之间，上下空隙之处，皆谓之肓。盖膜犹幕也，凡肉理之间，脏腑内外其成片联络薄筋，皆谓之膜。"

⑤其气：指营卫二气。

【译文】

黄帝问道：营卫之气亦能使人发生痹病吗？岐伯说：营是水谷所化生的精气，它平和协调地运行于五脏，散布于六腑，然后汇入脉中，所以营卫气循着经脉上下运行，起到连贯五脏，联络六腑的作用。卫是水谷所化生的悍气，它流动迅疾而滑利，不能进入脉中，所以循行于皮肤肌肉之间，熏蒸于肓膜之间，敷布于胸腹之内。若营卫之气的循行逆乱，就会生病，只要营卫之气顺从调和了，病就会痊愈。总的来说，营卫之气若不与风寒湿邪相合，则不会引起痹病。

【解读】

本篇论述了痹证的发生的内在因素，即与营卫之气密切相关。若营卫二气功能正常，风寒湿邪不易侵袭，则不会发生痹证；若营卫运行失常或虚损，风寒湿邪乘虚内袭，便可发为痹证。原文强调了痹证的发生既有风寒湿邪的侵袭这种外在因素，更有脏腑营卫气血的失调的内在因素，突出了《内经》既重视内因、也不忽略外因的发病学观点。不仅为临床运用调和营卫之法治疗痹证提供了理论依据，而且对于预防痹证的发生亦有重要意义。

痿证

《素问·痿论》

【篇解】

痿，指肌肤枯萎，筋骨关节弛缓、痿弱不用的一类病证。本篇对痿证进行专门论述，故名"痿论"。

【原文】

黄帝问曰：五藏使人痿^①何也？岐伯对曰：肺主身之皮毛，心主身之血脉，肝主身之筋膜^②，脾主身之肌肉，肾主身之骨髓。故肺热叶焦^③，则皮毛虚弱，急薄^④，着^⑤则生痿躄^⑥也。心气热，则下脉厥而上，上则下脉虚，虚则生脉痿，枢析挈⑦，胫纵⑧而不任地也。肝气热，则胆泄口苦，筋膜干，筋膜干则筋急而挛，发为筋痿。脾气热，则胃干而渴，肌肉不仁，发为肉痿。肾气热，则腰脊不举⑨，骨枯而髓减，发为骨痿。

【校注】

①痿：即痿证，是指肢体痿软无力，不能随意运动的一类疾病。高世栻注："痿者，四肢委弱，举动不能，如委弃不用之义。"痿，同"萎"，有痿弱和枯萎两个含义，包括四肢功能痿废不用和肌肉枯萎不荣两个方面。

②肝主身之筋膜：肝主筋，连膜，主一身的筋膜。

③肺热叶焦：形容肺叶受热、灼伤津液的病理状态。

④急薄：形容皮肤干枯不润，拘急不舒，肌肉消瘦的样子。

⑤着：留着不去，有甚之意。

⑥痿躄（bì）：泛指四肢痿废不用，躄，两腿行动不便。丹波元简注："痿者，痿弱之义，躄者，两足不能行之称，自不能无别焉。"

⑦枢则挈（qiè）：形容四肢关节弛缓，不能提举，犹如枢轴折断不能活动一般。枢，枢轴，枢纽，在此指关节。折，断也。挈，提也，用手提物曰挈。

⑧胫纵：足胫筋脉弛纵无力。胫，指小腿部。

⑨腰脊不举：谓腰脊不能伸举活动。

【译文】

黄帝问道：五脏都能使人发生痿病，是什么道理呢？岐伯回答说：肺主全身皮毛，心主全身血脉，肝主全身筋膜，脾主全身肌肉，肾主全身骨髓。所以肺脏有热，灼伤津液，则枯焦，皮毛也成虚弱、干枯不润的状态，热邪不去，则四肢痿废不用；心脏有热，可使气血上逆，气血上逆就会引起在下的血脉空虚，血脉空虚就会变生脉痿，使关节如折而不能提举，足胫弛缓而不能着地行路；肝脏有热，可使胆汁外溢而口苦，筋膜失养而干枯，以致筋脉挛缩拘急，变生筋痿；脾有邪热，则灼耗胃筋而口渴，肌肉失养而麻木不仁，变生不知痛痒的肉痿；肾有邪热，热浊精枯，致使髓减骨枯，腰脊不能举动，变生骨痿。

【解读】

一、痿证的发病特点：

五体指皮、肉、筋、骨、脉，五脏外合五体，五脏发生病变，会传及五体致痿废不用。

本篇提出"五藏使人痿"及"肺热叶焦"则生痿躄，四肢皆痿废不用，痿病症状虽表现在四肢，而病之根源却在五脏，尤其以肺为关键，肺气热是痿证的病机。肺主气，朝百脉，能敷布精血津液，内养脏腑，外濡五体。若外感内伤犯于肺，致肺热熏灼，肺失宣降，则精血津液内不能养五脏，外不得濡养五体，皮毛肌肉筋骨失于濡养，以致日渐消瘦枯痿不用，而成痿躄之证。

二、痹证与痿证的区别

《内经》在前后两篇分别系统论述了痹病和痿病，二者关系非常密切，其病变都发生在四肢，均与内脏密切相关，而且痹病日久，可以演变为肌肉姜缩，肢体运动障碍之痿病。两者的不同表现如下：首先表现在病因和疾病传变上，由于风寒湿致痹之邪入侵，痹阻肢体导致痹证，若在不同季节，分别导致五体的痹证；再因病久不愈或重感痹邪，五

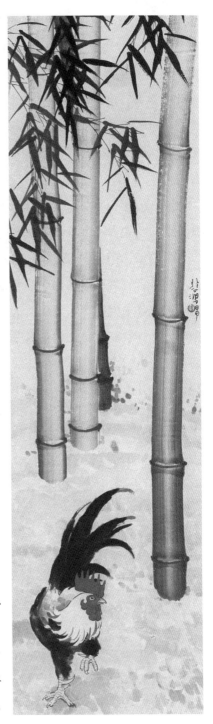

体痹内传会形成脏府痹。痿证则不同，其病多由外感内伤导致五脏气热，肺热叶焦，消灼精血津液，内不能养五脏，外不得濡养五体，发为五体痿，肺气热与诸痿有关，故不说"皮痿"而成为"痿躄"。其次，在证候上亦有区别，痹证以肢体关节疼痛、酸胀、重著、麻木为主证，病情变化常受季节气候的影响；痿证是以四肢痿弱无力，不能随意运动为主，一般无疼痛、酸楚等症，病情与季节气候无明显的相关性。

【原文】

帝曰：如夫子言可矣。论言①治痿者，独取阳明何也？

岐伯曰：阳明者五藏六府之海，主润②宗筋，宗筋主束骨而利机关③也。冲脉者，经脉之海也，主渗灌谿谷④，与阳明合于宗筋，阴阳揔宗筋之会⑤，合于气街⑥，而阳明为之长⑦，皆属于带脉⑧，而络于督脉。故阳明虚，则宗筋纵，带脉不引⑨，故足痿不用也。

帝曰：治之奈何？岐伯曰：各补其荥而通其俞⑩，调其虚实，和其逆顺，筋脉骨肉，各以其时受月⑪，则病已矣。帝曰：善。

【校注】

①论言：指《灵枢·根结》所言。张介宾注："论言者，即《根结》篇曰：痿疾者，取之阳明。"

②润：同"润"，润养也。《针灸甲乙经》作"润"。

③宗筋主束骨而利机关：即众筋主司约束骨节而滑利关节。谓筋具有约束骨节而使关节屈伸灵活的作用。张志聪注："诸筋皆属于节，主束骨而利机关。"束，约束。机关，即关节。

④渗灌谿（xī）谷：谓渗透滋灌腠理肌肉及骨节。谿谷，指肢体肌肉之间相互接触的缝隙或凹陷部位。《素问·气穴论》曰："肉之大会为谷，肉之小会为谿。"

⑤阴阳揔宗筋之会：指阴经阳经总会聚于宗筋。张介宾注："宗筋聚于前阴，前阴者，足之三阴、阳明、少阳及冲、任、督、蹻，九脉之所会也。"

阴阳，指阴经、阳经。揔，音义同"总"，会聚也。宗筋，此特指前阴。

⑥气街：穴名，又名气冲，位于横骨两端鼠蹊上一寸，属足阳明经。

⑦阳明为之长：即诸经在主润众筋的功用方面，阳明经起主导作用。长，主持之义，引申为起主导作用。

⑧属于带脉：指阴经阳经经带脉而行者，统受带脉的约束。吴崑注："属，受其管束也。"

⑨带脉不引：即带脉不能约束收引。吴崑注："阳明虚则宗筋纵弛，带脉不能收引，而令足痿不用也。"

⑩各补其荥而通其俞：即针刺荥穴以补其气，刺俞穴以通其气。吴崑注："十二经有荥有俞，所溜为荥，所注为俞。补，致其气也；通，行其气也。"如肺经荥穴鱼际、俞穴太渊，大肠经荥穴二间、俞穴三间等。

⑪各以其时受月：其受病之时日，调其相应之俞穴以治之。杨上善注："'月'作'日'。各以其时者，以其时受病之日，调之皆愈也。"

【译文】

黄帝道：先生以上所说是合宜的。医书中说：治痿应独取阳明，这是什么道理呢？

岐伯说：阳明是五脏六腑营养的源泉，能濡养宗筋，宗筋主管约束骨节，使关节运动灵活。冲脉为十二经气血汇聚之处，输送气血以渗透灌溉分肉肌腠，与足阳明经会合于宗筋，阴经阳经都总汇于宗筋，再会合于足阳明经的气街穴，故阳明经是它们的统领，诸经又都连属于带脉，系络于督脉。所以阳明经气血不足则宗筋失养而弛缓，带脉也不能收引诸脉，就使两足痿弱不用了。

黄帝问道：怎样治疗呢？岐伯说：调补各经的荥穴，疏通各经的输穴，以调机体之虚实和气血之逆顺；无论筋脉骨肉的病变，只要在其所合之脏当旺的月份治疗，病就会痊愈。黄帝道：很对！

【解读】

本篇论述了痿证的治疗原则。

一、治痿独取阳明

"治痿独取阳明"突出了调治脾胃在痿证治疗中的重要性。治痿独取阳明的道理大概有三：一是痿证的主要病机为五脏气热导致津液气血亏少，以致筋脉痿废不用；而足阳明胃是五脏六腑之海，气血生化之源；若要筋骨肌肉恢复其正常的功能，就必须有充足的气血营养，故必须重视阳明。二是人身阴阳诸经及冲脉皆会合于足阳明经的气街穴，并连属带脉，故称阳明为"十二经之长"。如果阳明虚则宗筋纵，带脉不引，故足痿不用。三是阳明"主闰宗筋，宗筋主束骨而利机关"，阳明气血充盛，诸筋得以濡养，则关节滑利，运动自如；若阳明虚，则宗筋不能束骨而利机关，发生肢体痿废不用的痿证。此言"取阳明"主要指针刺治疗，若作为方药论治，强调重视调理脾胃的治则，至今仍然具有

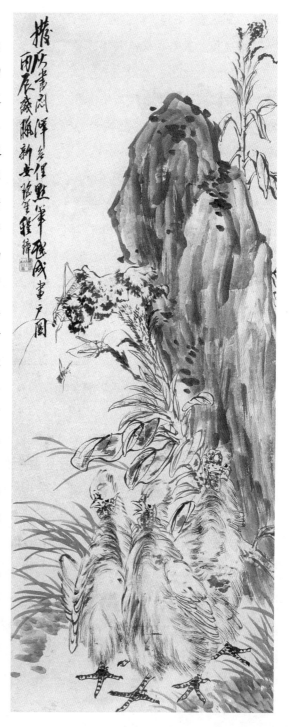

实践价值。

二、各补其荥而通其俞，调其虚实，和其逆顺

文中提示治痿还须根据痿证的病变部位，虚实顺逆，进行辨证论治。

三、各以其时受月

文中提出治疗痿证还必须以"因时制宜"为原则，要结合脏腑所主时令季节及发病之时日来立法选穴针刺，以利于提高疗效。

癫狂

《灵枢·癫狂》

【篇解】

癫和狂，是神志失常的一类疾病。本篇专论癫和狂，二病均以精神情志异常为主要特征，故常合并称为"癫狂"。

【原文】

癫疾始生，先不乐①，头重痛，视举②目赤，甚作极，已而烦心。候之于颜③。取手太阳、阳明、太阴，血变而止④。

癫疾始作，而引口⑤啼呼喘悸者，候之手阳明、太阳。左强者攻其右，右强者攻其左⑥，血变而止。癫疾始作，先反僵⑦，因而脊痛，候之足太阳、阳明、太阴、手太阳，血变而止。

狂言，惊，善笑，好歌乐⑧，妄行不休者，得之大恐，治之取手阳

明、太阳、太阴。狂，目妄见，耳妄闻，善呼者，少气之所生也，治之取手太阳、太阴、阳明，足太阴、头、两顑。

狂者多食，善见鬼神，善笑而不发于外⑨者，得之有所大喜，治之取足太阴、太阳、阳明，后取手太阴、太阳、阳明。狂而新发，未应如此者，先取曲泉左右动脉⑩，及盛者见血，有顷已，不已，以法取之，灸骨骶二十壮。

【校注】

①先不乐：先出现情志不乐，精神抑郁的表现。

②视举：两目上视。

③候之于颜：观察患者眉目之间的情况。颜，《说文》："眉目之间也。"

④血变而止：谓待其血色转正常后再停止。

⑤引口：指癫疾发作时，口唇常被牵引而歪斜。

⑥左强者攻其右，右强者攻其左：左侧僵硬者针刺其右侧，右侧僵硬者针刺其左侧，属缪刺法。强，僵硬。

⑦反僵：角弓反张。

⑧好歌乐：高声歌唱。

⑨善笑而不发于外：常笑但是不发出笑声。

⑩狂而新发，未应如此者，先取曲泉左右动脉：狂病属于新起的，还没有见到以上诸证，治疗时先取足厥阴经的左右曲泉穴两侧的动脉。

【译文】

癫病发作时，病人先是出现精神抑郁、闷闷不乐，感到头部沉重而疼痛，双目上视，眼睛发红。癫病患者在严重发作之后就会出现心中烦乱。诊断的时候，可以通过观察其天庭部位的色泽来预知其发作。治疗这一类型的癫病时应取手太阳经、手阳明经和手太阴经的穴位，针刺泻其恶血，待其血色由紫暗的颜色变为正常了以后止针。

癫病开始发作时口角牵引歪斜，啼哭、呼叫、喘喝、心悸等症状出现时，应取手阳明大肠经和手太阳小肠经的穴位治疗，观察病情的变化，掌握其牵引的方向，左侧痉挛就在右侧经脉的穴位上施针，右侧痉挛就在左侧经脉的穴位上施针，针刺出血，直到血色变正常之后才能止针。癫病开始发作的时候出现身体僵硬，脊柱疼痛的症状，治疗时选取足太阳膀胱经、足阳明胃经、足太阴脾经、手太阳小肠经的穴位，放血，血色变得正常之后才能止针。

发狂表现为言语狂妄、善惊、好笑、高声歌唱、行为狂妄没有休止的狂病，其患病原因一般是感受到了极大的恐惧。治疗时应该针刺手阳明经、手太阳经和手太阴经的穴位。狂病的症状表现为总是看见异物，听到异常的声音，时常呼叫，是由于神气衰少而致。治疗时应取手太阳经、手太阴经、手阳明经、足太阴经及头部和两腮的穴位。

狂病患者食量过大，幻视常似见鬼神，常笑但是不发出笑声，是由于大喜伤及心神所致。治疗时应取足太阴经、足太阳经、足阳明经的穴位，配以手太阴经、手太阳经和手阳明经的穴位。狂病属于新起的，还没有见到以上诸证，治疗时先取足厥阴经的左右曲泉穴两侧的动脉，邪气盛的经脉就用放血疗法，病很快就能痊愈。如果是仍然不好，就依照前述的治法针刺，并灸骶骨二十壮。

【解读】

一、癫疾的含义

癫疾，又称"巅疾""癫病"，在《内经》不同的篇章中含义不同，概括之有二：一指猝然昏倒、四肢抽搐、口吐白沫、反复发作的癫痫病。如《素问·长刺节论》"病初发岁一发，不治月一发，不治月四五发，名曰癫病"及本篇所论。二指精神错乱的癫狂病。如《素问·厥论》"癫疾欲走呼"，《素问·阴阳类论》"骂詈妄行，巅疾为狂"，《素问·脉解》"甚则狂癫疾"等。

二、狂病的病因病机及症状

狂病是一种神志失常的病证。其病因是情志刺激，此外与饥饿、疲劳等诱因有一定关系。其基本病机是阳热亢盛，扰乱神明。当然也有因虚而致狂者。主要临床表现为狂妄自大、歌笑无常、衣被不敛、狂言骂詈、逾越墙垣、幻听幻视等神志狂乱之症。

癫与狂可以区别。癫证病性属阴，主静主抑郁，多为虚证；狂证病性属阳，主动主兴奋，多为实证。临床上，或癫或狂可单独出现，也可以时癫时狂交替出现，还可癫狂并现。

《素问·阳明脉解》

【篇解】

吴崑注："解，释也。是解释阳明经为病之义。"本篇分析阴阳经脉的实热症状和病理变化，说明阳明病恶木、恶火、恶人的道理，故名"阳明脉解"。

【原文】

帝曰：善。病甚则弃衣而走，登高而歌，或至不食数日，踰垣[1]上屋，所上之处，皆非其素所能也，病反能者何也？岐伯曰：四肢者诸阳之本也。阳盛则四肢实，实则能登高也。

帝曰：其弃衣而走者何也？岐伯曰：热盛于身，故弃衣欲走也。

帝曰：其妄言骂詈[2]不避亲疏而歌者何也？岐伯曰：阳盛则使人妄言骂詈不避亲疏而不欲食，不欲食故妄走也。

【校注】

①踰垣：翻越墙垣。踰，同"逾"，越也；垣，墙也。

②詈（lì）：骂。

【译文】

黄帝道：好！有的阳明病重之时，病人把衣服脱掉乱跑乱跳，登上高处狂叫唱歌，或者数日不进饮食，并能够越墙上屋，而所登上之处，都是其平素所不能的，有了病反能够上去，这是什么原因？岐伯说：四肢是阳气的根本。阳气盛则四肢充实，所以能够登高。

黄帝道：其不穿衣服而到处乱跑。岐伯说：身热过于亢盛，所以不要穿衣服而到处乱跑。

黄帝道：其胡言乱语骂人，不避亲疏而随便唱歌，是什么道理？岐伯说：阳热亢盛而扰动心神，故使其神志失常，胡言乱语，斥骂别人，不避亲疏，并且不知道吃饭，所以便到处乱跑。

【解读】

足阳明经脉是多气多血之经，若邪入阳明则从阳化热，火热充斥内外，扰乱神明，而出现一派阳热实证，证见恶人与火、

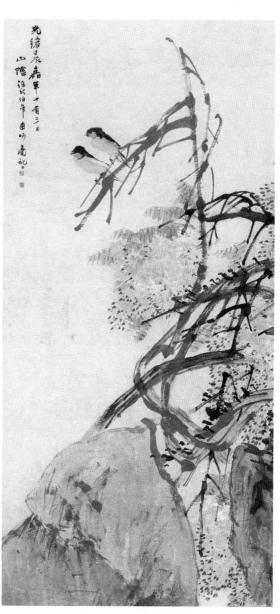

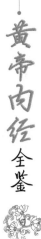

喘、郁，甚则登高而歌、弃衣而走、踰垣上屋、妄言骂詈不避亲疏等。本证的预后好坏与病位是否涉及内脏有关。

《素问·奇病论》

【篇解】

奇，异也。异于一般的病证，是谓"奇病"。本篇讨论了十种较为奇特的疾病，故名为"奇病论"。

【原文】

帝曰：人生而有病巅疾①者，病名曰何？安所得之？岐伯曰：病名为胎病②，此得之在母腹中时，其母有所大惊，气上而不下，精气并居③，故令子发为巅疾也。

【校注】

①巅疾：癫痫病。巅，同"癫"。

②胎病：即先天性疾病。俗称胎里疾。

③精气并居：谓精气与逆乱之气相并。气，指大惊而逆乱之气。

【译文】

黄帝说：人出生以后就患有癫痫病的，病的名字叫什么？是怎样得的呢？岐伯说：病的名字叫胎病，这种病是胎儿在母腹中得的，由于其母曾受到很大的惊恐，气逆于上而不下，精也随而上逆，精气并聚不散，影响及胎儿故其子生下来就患癫痫病。

【解读】

本篇主要论述胎病，即现代所说的原发性癫痫，其形成的原因不明，目前的研究认为，遗传因素是其发生的主要原因之一。本篇认识到癫痫的发生是由于母亲在妊娠期间受到强烈的惊恐刺激，使母体精气逆乱，胎儿失其正常滋养所致。这说明我国很早就认识到妇女孕期卫生，要保持心情愉快，避免精神刺激，重视胎教。这也是《内经》中优生思想的反映。

肿胀

《灵枢·水胀》

【篇解】

水胀，指津液代谢障碍，水湿内停所致的以浮肿、腹胀为主要表现的病证。本篇分别论述了水胀、肤胀、鼓胀、肠覃、石瘕的病因病机、临床症状和鉴别诊断，由于首论水胀，故名"水胀"。

【原文】

黄帝问于岐伯曰：水与肤胀①、鼓胀、肠覃、石瘕、石水②，何以别之？岐伯曰：水始起也，目窠上微肿③，如新卧起之状④，其颈脉动⑤，时咳，阴股间寒⑥，足胫肿⑦，腹乃大，其水已成矣。以手按其腹，随手而起，如裹水之状，此其候也。

黄帝曰：肤胀何以候之⑧？岐伯曰：肤胀者，寒气客于皮肤之间，空空然不坚⑨，腹大，身尽肿⑩，皮厚⑪。按其腹，窅而不起⑫，腹色不变，此其候也。

鼓胀⑬何如？岐伯曰：腹胀身皆大，大与肤胀等也。色苍黄⑭，腹筋起⑮，此其候也。

【校注】

①肤胀：由于气机壅塞所致胀满肿起的病症。由于没有实质的液体，只是寒气郁滞，故又称为"气胀"。

②石水：病名。

③目窠上微肿：目窠，指眼睑。眼睑轻微肿胀。

④如新卧起之状：新，刚刚。卧起，起床。刚刚起床之时，眼睑微有肿胀，短时消退者属生理，长久不消则属病态。这是补充描述"目窠上微肿"以便理解。

⑤颈脉动：颈脉，指耳下及喉结旁的人迎脉。颈脉动，是因水湿内停，内泛血脉，脉中水气涌动，故肉眼即可望见颈脉明显搏动。《素问·平人气象论》云："颈脉动，喘疾咳，曰水。"王冰曰："水气上溢，则肺被热熏，阳气上逆，故颈脉盛鼓而咳喘也。"

⑥阴股间寒：股，即大腿；阴股，即大腿内侧。阴股属阴，水邪亦属阴，同气相求，故觉寒冷。

⑦足胫肿：足胫，指小腿胫骨处。水性趋下，水停于下，故足胫肿。

⑧肤胀何以候之：肤胀病怎样诊断呢？

⑨空空然不坚：空（kōng）：鼓声。空空然，形容击鼓之声。外有皮，内有气，不若内有实物（如水）那样坚实，因中空无物，故叩之空空如击鼓之音。

⑩身尽肿：寒气客于皮肤，遍及周身，无明显先后次序。

⑪皮厚：针对水胀"皮薄"而言，并非实质性皮厚。

⑫窅而不起：窅（yǎo），深，凹陷之意。

⑬鼓胀：系因病入血分所致胀满肿起的病症。

⑭色苍黄：皮肤呈青黄色，黄而不鲜亮，与水胀、肤胀不同。

⑮腹筋起：即谓腹壁有青色脉络胀起如筋。另外，筋，《太素》作"脉"。腹脉起，即谓腹壁有脉络显露并突起，亦通。

【译文】

黄帝问岐伯说：水胀与肤胀、鼓胀、肠覃、石瘕、石水等病，怎样辨别？岐伯回答说：水胀初起，眼睑略微浮肿，就像刚睡醒从床上起来时的样子，颈部人迎脉搏动迅疾，时常咳嗽，大腿内侧感觉寒冷，足、小腿浮肿，接着腹部也胀大，这时水胀病就已形成了。用手按压患者腹部，手离开后，按压处随之就又胀起，好象里面包着水似的。这就是水胀病的证候。

黄帝问：肤胀病怎样诊断呢？岐伯说：肤胀是寒气滞留于皮肤里边，叩击病部，响如鼓声，内里不坚实，腹部张大，全身尽肿，皮厚，按压腹部，深陷不起，腹部皮色没有变化。这就是肤胀病的证候。

鼓胀病是怎样的？岐伯说：腹部鼓胀，全身肿大，与肤胀相同，皮肤呈青黄色，腹部青筋暴起。这就是鼓胀病的证候。

【解读】

本篇对水胀与肤胀、鼓胀予以鉴别诊断。三者都腹胀身大，若手按其腹，腹部随手而起，如裹水之状，有波动感觉者为腹腔有水，此为水胀，病机为水停；若按其腹，腹部按之窅而不起、无波动感，腹大叩之如鼓，皮厚，腹色不变者，为肤胀，病机为气滞；若腹大，皮色青黄，腹壁络脉突起如筋，身肿，为鼓胀，病机为肝血瘀阻。

"石水"在本篇虽未见描述，《灵枢·邪气脏腑病形》《素问·大奇论》《金匮要略》有其描述，石水是因寒水之邪凝聚于少腹，临床表现为少腹部重坠肿胀或硬满如石的疾病。

【原文】

肠覃何如①？岐伯曰：寒气客于肠外，与卫气相搏，气不得荣②，因有所系，癖而内着③，恶气乃起，瘜肉乃生④。其始生也，大如鸡卵，稍以益大，至其成，如怀子之状，久者离岁⑤，按之则坚，推之则移，月事以时下，此其候也。

石瘕⑥何如？岐伯曰：石瘕生于胞中，寒气客于子门⑦，子门闭塞，气不得通，恶血当泻不泻，衃以留止⑧，日以益大，状如怀子，月事不以时下，皆生于女子，可导而下⑨。

黄帝曰：肤胀鼓胀，可刺邪？岐伯曰：先泻其胀之血络，后调其经⑩，刺去其血络也⑪。

【校注】

①肠覃：覃，蕈（xùn）之借字。肠覃，指生于肠外、状如地菌的肿物。

②气不得荣：气，《甲乙经》《千金》均作"正气"。荣，此处是营运之意，正气得不到营运之力。

③因有所系，癖而内着：因，于是。癖：积也。内着，指寒邪在体内停留。气的运行受到牵制，聚集积聚而留着于腹腔之内。

④恶气乃起，瘜肉乃生：恶气，指寒邪与卫气搏结所产生的一种能形成肠覃的致病因素。指致病的邪气（病气）便随之而起，由此就形成肿物。瘜，《说文》："寄肉也。"寄生于体内的恶肉。

⑤离岁：指病程超过一年以上。杨上善曰："离，历也。"马莳曰："久者岁以度岁，非止一岁。"

⑥石瘕：妇女宫颈黏连闭塞、经血滞留胞宫的病证。张介宾曰："子门闭塞，则衃血止，其坚如石，故曰石瘕。"

⑦子门闭塞，气不得通：子门：即子宫口。子门被寒邪侵袭而闭塞，不得流通。

⑧恶血当泻不泻，衃以留止：恶血，此指经血。衃（pēi），本义为凝败之血，此处用如动词，意为聚集凝结。月经不得顺畅排出，以致经血聚集凝结，滞留于内。

188

⑨可导而下：指用破血逐瘀之法，导而下行。杨上善曰："可以针刺导而下之"。丹波元简云："导，谓坐导药，其病在胞中，故用坐药以导下之。"

⑩先泻其胀之血络，后调其经：先用泻法针刺肿胀部位的血络，然后调理其经脉。

⑪刺去其血络也：以针刺血络。

【译文】

肠覃病是怎样的呢？岐伯说：肠覃病是寒气滞留于肠外，与卫气相搏击，正气不能荣旺，因而有所系结，积聚成癖而附着于内，于是恶气乘机而起，息肉随之而生。开始的时候，息肉大如鸡卵，而后渐渐增大，等到病已形成，就像怀有胎儿一样。病期长久的，历时一年以上。用手按压患部，感觉内里坚硬；用手推它，可以移动。月经仍然按时来潮。这就是肠覃病的症候。

石瘕病是怎样的呢？岐伯说：石瘕病起于子宫，寒气滞留于子宫口，子宫闭塞，气不能畅通，应排泻的恶血无法排泻，因而凝结滞留于内，而且一天比一天增大，样子像是怀了胎儿，月经也不能按时来潮。得这种病的都是妇女，可用通利的方法将凝聚的恶血去除。

黄帝问：肤胀、鼓胀可以用针刺治疗吗？岐伯说：先用泻法针刺肿胀部位的血络，然后调理其经脉，但应以针刺血络为主。

【解读】

本篇对肠覃与石瘕进行了鉴别，肠覃与石瘕两者皆因寒邪侵袭，气滞血瘀，日久成积所致。临床特点均以后期出现腹部异常隆起，状如怀子为主症，外形极为相似。临床鉴别要点是：肠覃病位在肠外，男女均可发生，对于女性月经不受影响会按时来潮，故"月事以时下"。石瘕病位在胞宫，只见于女性，月经会受影响不能按时来潮，故"月事不以时下"。可见，月经是否正常可作为判断女性发此二者的鉴别要点。本篇结尾论述了针刺放血治疗鼓胀的方法。

《素问·水热穴论篇》

【篇解】

水热穴，指治水腧穴和治热腧穴。本篇着重论述了水病和热病所应施治的腧穴，故用"水热穴"。

【原文】

黄帝问曰：少阴何以主肾，肾何以主水？岐伯对曰：肾者，至阴也。至阴者，盛水也①，肺者，太阴也，少阴者，冬脉也。故其本在肾，其末在肺，皆积水也②。

帝曰：肾何以能聚水而生病？岐伯曰：肾者，胃之关也③。关门不利，故聚水而从其类也。上下溢于皮肤，故为胕肿④。胕肿者，聚水而生病也⑤。

帝曰：诸水皆生于肾乎？岐伯曰：肾者，牝藏也⑥，地气上者属于肾，而生水液也⑦，故曰至阴。勇而劳甚，则肾汗出，肾汗出逢于风⑧，内不得入于藏府，外不得越于皮肤，客于玄府，行于皮里，传为胕肿，本之于肾，名曰风水⑨。所谓玄府者，汗空也⑩。

【校注】

①肾者，至阴也。至阴者，盛水也：至阴，极阴也。肾居下焦，主水藏精，既属阴经又属阴脏，且外应冬寒之气，为阴中之阴，故称肾为至阴。

②其本在肾，其末在肺，皆积水也：肺主通调水道，外合皮毛；肾

主水司气化，其脉上贯肝膈入肺中，故肺肾皆可积水，溢于皮肤，发为浮肿。马莳曰："本者，病之根也；末者，病之标也。肾气上逆，则水气客于肺中，此所似皆为积水也。"

③肾者，胃之关也：关者，门户要会之处，所以司启闭出入也。肾主下焦，开窍于二阴，水谷入胃，清者由前阴而出，浊者由后阴而出；肾气化则二阴通，肾气不化则二阴闭；肾气壮则二阴调，肾气虚则二阴不禁，故曰肾者胃之关也。

④胕肿：胕，通"肤"。胕肿，即皮肤水肿。

⑤聚水而生病：水液就要停聚而生病了。

⑥牝脏：牝（pìn），雌性的畜类。牝与牡相对而言。牝为阴，牡为阳。牝藏即阴藏，指代肾为阴脏。

⑦地气上者属于肾，而生水液也：人体之水液，由肾气蒸化，而布敷于上而为气，犹地气上为云，云下降而为雨。

⑧肾汗出逢于风：肾出汗时遇到风邪。

⑨风水：水肿因风得之，名曰风水。风水病本在于肾，故亦名肾风。

⑩所谓玄府者，汗空也：玄，幽微深远之谓。因汗孔细微而深隐，故称玄府。汗空，即汗孔。意为所谓玄府，就是汗孔。

【译文】

黄帝问道：少阴为什么主肾？肾又为什么主水？岐伯回答说：肾属于至阴之脏，至阴属水，所以肾是主水的脏器。肺属于太阴。肾脉属于少阴，是旺于冬令的经脉。所以水之根本在肾，水之标在肺，肺肾两脏都能积聚水液而为病。

黄帝又问道：肾为什么能积聚水液而生病？岐伯说：肾是胃的关门，关门不通畅，水液就要停聚而生病了。其水液在人体上下泛溢于皮肤，所以形成浮肿。浮肿的成因，就是水液积聚而生的病。

黄帝又问道：各种水病都是由于肾而生成的吗？岐伯说：肾脏在下属阴。人体下部的水上升至肾，由肾中阳气蒸化生成水液，所以叫做"至阴"。呈勇力而劳动（或房劳）太过，则汗出于肾；出汗时遇到风邪，风邪从开泄之腠理侵入，汗孔骤闭，汗出不尽，向内不能入于脏腑，向外也不得排泄于皮肤，于是逗留在玄府之中，皮肤之内，最后形成浮肿病。此病之本在于肾，病名叫"风水"。所谓玄府，就是汗孔。

【解读】

本篇重点强调了肺肾两脏与水肿病的关系。首先，水肿病"其本在肾"，因为肾是至阴之脏，肾主水，参与机体的水液代谢，上至全身水液蒸腾气化，下至尿液的生成与排泄，肾气及肾阴肾阳发挥了重要作用，故称为盛水。凡水液代谢障碍，导致水肿发生，肾的功能失调往往是其主要病机。其次，水肿病"其末在肺"，肺为水之上源，肺主行水，肺的宣发肃降运动正常则利于全身水液的正常输布和排泄。因此，水肿病可从肺肾两脏着手论治，为后世对水肿病的辨证论治，奠定了理论基础。

风水一病，又名肾风，在《内经》中不乏记载，除本篇外，尚有《素问》的《风论》《奇病论》以及《灵枢·论疾诊尺》等篇。从以上各篇对风水、肾风症状描述来看，大致有如下两个特点：①一般肿势较甚；②大多有外感表证，如发热、身痛、恶风、多汗等。《内经》对于病因的认识，多以证候作为依据。肿为水液的停留，肾主水液，又兼有一般外感见证，而风为六淫之首，所以定名为"风水"或"肾风"。

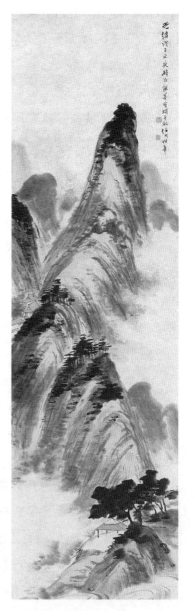

《素问·汤液醪醴论篇》

【篇解】

汤液和醪醴，是用稻米五谷制成，用以治疗疾病的两种类型。其清稀液薄的叫汤液，稠浊甘甜的叫醪醴。本篇主要讨论治病的疗效问题，但首先从汤液醪醴的制作及作用谈起，所以用"汤液醪醴"命名。

【原文】

帝曰：其有不从毫毛而生①，五藏阳以竭也②，津液充郭，其魄独居③，孤精于内，气耗于外④，形不可与衣相保⑤，此四极急而动中⑥，是气拒于内而形施于外⑦，治之奈何？岐伯曰：平治于权衡⑧，去宛陈莝⑨，微动四极⑩，温衣⑪，缪刺⑫其处，以复其形。开鬼门⑬，洁净府⑭，精以时服⑮；五阳已布⑯，疏涤五藏⑰，故精自生，形自盛，骨肉相保，巨气乃平⑱。帝曰：善。

【校注】

①不从毫毛而生：指病从内而生，非因于外邪所致。

②五藏阳以竭：以，通"已"，已经之意。竭，阻遏之意。五藏阳以竭，五脏阳气已经被阻，遏抑不布，津液不化，聚而为肿。

③津液充郭，其魄独居：津液，此指水饮、水气。郭，同"廓"，指胸腹及形体。《灵枢·胀论》云："夫胸腹，脏腑之郭也。"津液充郭，言水液妄行充斥于胸腹及形体。魄，此为形体、躯体之意。居，有积蓄、固积之意。其魄独居，犹言独积其体，即水液充斥，导致形体肿胀。

④孤精于内，气耗于外：精，指水湿之气，系上"津液"的变文。气，指五脏阳气。"内""外"互文。此句意即水湿之气充斥形体内外，是由于五脏阳气受阻，乃至耗损，失于气化所致。

⑤形不可与衣相保：保，有合适之义。形不可与衣相保，指身体浮肿，形体渐大，使原有的衣服都显得窄小而不合于身。高世栻曰："形不可与衣相保者，形体浮肿，不可与衣相为保和也。"

⑥四极急而动中：四极，指四肢。急，即浮肿胀急。动中，指中气喘动。张介宾曰："四肢者，诸阳之本，阳气不行，故四极多阴而胀急也。胀由阴滞，以胃中阳气不能制水，而肺肾俱病，喘咳继之，故动中也。"

⑦气拒于内而形施于外：拒，格拒。施，读yì，有改变、变易之意。此句意为水气格拒于体内，而形体浮肿变易于体表。王冰曰："水气格拒于腹膜之内，浮肿施张于身形之外。"

⑧平治于权衡：平，通"辨"。平治，犹言辨治。权衡，有衡量、揣度之义。平治于权衡，即辨治疾病时要衡量判断疾病的轻重缓急，然后选取适宜的治疗方法。

⑨去宛陈莝：去菀陈莝，应作去菀莝陈，则文通义顺。"去"与"莝"对文，动词。去，去除。宛，通"郁"，郁积、郁结。"菀"与"陈"对文，名词。莝（cuò），斩草、锄草。陈，陈旧、腐旧。菀陈，指病理性产物，包括淤积于体内的秽浊水饮和瘀血。意指祛除体内浊水和瘀血。

⑩微动四极：即轻度活动四肢。

⑪温衣：指衣被宜暖，以保护阳气，防止外泄，使阴凝易散。张介宾曰："温衣，欲助其肌表之阳而阴凝易散也。"

⑫缪刺：本义是指病在左而取右，病在右而取左的刺络法。此处引申为远离水肿最为明显的部位施刺。

⑬开鬼门：鬼门，可释作魄门。一云：肺藏魄，魄之门，即为汗孔。开魄门，是通过发汗的方法治疗水肿病。一云：魄，通"粕"，魄门即肛门。开魄门，是通过通利大便的方法治疗水肿病。《素问·五藏别论》"魄

门亦为五藏使"中"魄门"即释作"肛门"。

⑭洁净府：洁，即清除、排除之意。净府，指膀胱。古人认为膀胱有下口而无上口，无秽浊之物进入，故称其为净府。洁净府，是通过利小便的方法治疗水肿病。

⑮精以时服：以，依从。以时，气运依时。即如"行于阳二十五度，行于阴二十五度""五十而复大会"之类。服，行也。精以时服，即真精依照正常的周期而运行于全身。张介宾曰："水气去则真精服。服，行也。"

⑯五阳已布：五阳，五脏阳气。布，输布宣达。五阳已布，即五脏阳气能够得到敷布宣达。张介宾曰："阴邪除则五阳布。"

⑰疏涤五藏：疏涤，疏通荡涤。五藏，此指五脏郁滞。

⑱巨气乃平：巨气，指人体正气。平，正常。巨气乃平，即人体正气才恢复正常。马莳曰："巨气，大气也，即正气也。"

【译文】

黄帝道：有的病不是从外表毫毛而生的，是由于五脏的阳气衰竭，以致水气充满于皮肤，而阴气独盛，阴气独居于内，则阳气更耗于外，形体浮肿，不能穿原来的衣服，四肢肿急而影响到内脏，这是阴气格拒于内，而水气弛张于外，对这种病的治疗方法怎样呢？岐伯说：要平复水气，当根据病情，衡量轻重，驱除体内的积水，并叫病人四肢做些轻微运动，令阳气渐次宣行，穿衣服带温暖一些，助其肌表之阳，而阴凝易散。用缪刺方法，针刺肿处，去水以恢复原来的形态。用发汗和利小便的方法，开汗孔，泻膀胱，使阴精归于平复，五脏阳气输布，以疏通五脏的郁积。这样，精气自会生成，形体也强盛，骨骼与肌肉保持着常态，正气也就恢复正常了。黄帝道：讲得很好。

【解读】

本篇对水肿病有较为全面的认识与概括。"五藏阳以竭"，本篇所述的水肿病是属于内伤所致，因五脏阳气不足，导致阳气功能失常，不能正常地蒸化水液，使得水气停留而发为水肿病，临床表现为全身肿胀、喘逆。这里虽然病情严重，但总的病因是阳气不足，所以通过适当治疗，还是可以恢复健康的。根据判断疾病的轻重缓急，选取适宜的治疗方法。主要治法有：轻微地活动四肢，使得经脉中的气血津液流通，促进阳气的化气行水之功；添加衣物保暖，保护阳气，以消散寒湿之邪；用针刺法祛除血络中的瘀阻，使得经络血脉疏通，便于气血津液的传输；发汗利小便，消除停留的水湿；每餐服用精美的食物，来养益精气，扶助正气。

《内经》所论肿胀实际包括胀满与水肿两类疾病在内。胀病以胀满为特征，包括五脏胀、六腑胀以及一般腹满和鼓胀。胀病可由外感寒热，内伤饮食，劳倦过度或情志过激所致，阴阳失调，营卫紊乱，邪正相争则导致气滞、血瘀或水停为患，逐渐瘀积而成。水肿之因有内外之别，外因多由风、寒、湿所致，内因可由肺、脾、肾、肝、三焦功能失常所致。因阳气阻遏或虚衰，脏腑功能失调，气不化水，水液运行障碍，水湿内停，或泛溢肌肤，或内充脏腑，形成浮肿甚或腹水。因症状各异，故有风水、水胀、涌水、溢饮等名称。由于胀满与水肿往往相继并发，所以古代医家经常将肿胀并称。

第十章　论诊病

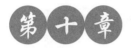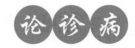

　　《内经》在长期的医疗实践中形成了独特的诊断疾病的方法。本篇论述了疾病的诊法，包括望闻问切四诊的原理、具体方法等，强调诊病要全面诊察，四诊合参，以便收集患者详细资料，做出正确的诊治。其中对脉诊的论述尤为详细，提出"气口独为五藏主""以不病调病人""脉以胃气为本"等思想。本篇内容为中医诊断学的发展奠定了基础，具有重要的临床价值。

望诊：视其外应

《素问·脉要精微论》

【篇解】

脉，切脉，这里泛指诊法。要，要领。精微，精湛微妙，本篇讨论了望、闻、问、切诊察疾病的原理和方法，尤其是脉诊，其理至精至微，故以"脉要精微论"名篇。

【原文】

夫精明五色者，气之华也①。赤欲如白裹朱②，不欲如赭③；白欲如鹅羽，不欲如盐；青欲如苍璧④之泽，不欲如蓝⑤；黄欲如罗裹雄黄⑥，不欲如黄土；黑欲如重漆⑦色，不欲如地苍⑧。五色精微象见矣⑨，其寿不久也。

夫精明者，所以视万物，别白黑，审短长。以长为短，以白为黑，如是则精衰矣。

【校注】

①精明五色者，气之华也：双目神采和面部五色，为五脏之气精华透露于外的征象。

②白裹朱：此指如同用帛包裹朱砂那样，隐然红润而不露。白，通"帛"，即白色的丝织物；朱，朱砂。

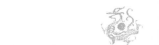

③赭：代赭石，其色赤而灰暗不泽。

④苍璧：青色的玉石。璧，即玉石。张景岳曰："苍璧之泽，青而明润。"

⑤蓝：蓝草。其叶可制作染料"靛青"，其色蓝而黯滞。

⑥罗裹雄黄：指色黄而明润含蓄。罗，丝织品，松软而有疏孔；雄黄，中药名，色黄。

⑦重漆：漆器反复上漆，黑而深亮。重，反复。

⑧地苍：色黑晦暗而无光泽。

⑨五色精微象见：五脏之真脏色显露于外，而毫无藏蓄，为真气外泄之逆象。见，同"现"。

【译文】

精明见于目，五色现于面，这都是内脏的精气所表现出来的光华。赤色应该像帛裹朱砂一样，红润而不显露，不应该像砂石那样，色赤带紫，没有光泽；白色应该像鹅的羽毛，白而光泽，不应该像盐那样白而带灰暗色；青色应该青而明润如璧玉，不应该像蓝色那样青而带沉暗色；黄色应该像丝包着雄黄一样，黄而明润，不应该像黄土那样，枯暗无华；黑色应该像重漆之色，光彩而润，不应该像地苍那样，枯暗如尘。假如五脏真色暴露于外，

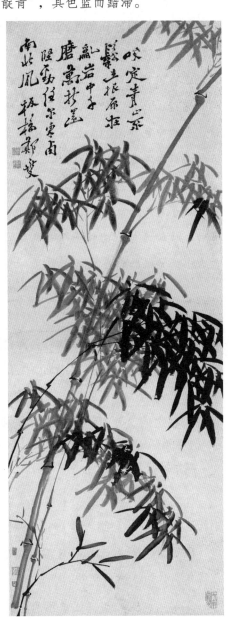

这是真气外脱的现象，人的寿命也就不长了。

目之精明是观察万物，分别黑白，审察长短的，若长短不明，黑白不清，这是精气衰竭的现象。

【解读】

望诊中望面色和察目的原理和要领：

面部色泽和目之神气是体内脏腑精气的外部表现，以表知里，通过机体外在表现可了解内在的脏腑精气的盛衰。

通过面部色泽的"五欲"和"五不欲"，阐述了望色的要领。一般来讲，色诊中色泽明润含蓄为善色，预后好；色泽枯槁晦暗为恶色，预后差；五脏真脏色外露，预后不良。

中医讲肝主目，且"五轮说"中目与五脏关系密切，五脏六腑之精气皆上注于目而为之精，通过眼睛可了解五脏所藏之神，故望目时，若两目有神，视物清楚，为脏腑精气充足，若两目无神，视物不清，不能辨别颜色大小，为脏腑精气衰竭之象。

【原文】

夫五藏者，身之强①也。头者，精明之府②，头倾视深③，精神将夺矣；背者，胸中之府④，背曲肩随⑤，府将坏矣；腰者，肾之府，转摇不能，肾将惫⑥矣；膝者，筋之府，屈伸不能，行则偻附⑦，筋将惫矣；骨者，髓之府，不能久立，行则振掉⑧，骨将惫矣。得强则生，失强则死⑨。

【校注】

①五藏者，身之强：五脏精气充沛，是保持身体强壮的根本。身，指形体。张景岳注："脏气充则形体强，故五脏为身之强。"

②头者，精明之府：五脏六腑之精气皆上于头，而又集中显明于眼，故谓头为精明之府。精明，指眼睛。

③头倾视深：头部低垂不能抬起，眼睛凹陷没有神采。

④背者，胸中之府：心肺居于胸中，而俞在肩背，故背为胸中之府。背，指胸背部。

⑤背曲肩随：背屈不能伸，肩垂不能举，是脏气精微不能营于肩背，心肺失强之象。随，同"垂"。

⑥惫：坏也，衰败之意。音义同"败"。

⑦行则偻附：指筋病后，行走不便，走路时曲背依仗方可。偻，身体佝偻不舒；附，行动不便，必依附于他物而行。

⑧振掉：动摇。振，震颤；掉，摇摆。

⑨得强则生，失强则死：五脏精气旺盛，则身形强健，谓之"得强"，故生；若五脏精气衰败，则身形败坏，谓之"失强"，故死。

【译文】

五脏精气充足，为身体强健之本。头为精明之府，若见到头部低垂，目陷无光的，是精神将要衰败。背悬五脏，为胸中之府，若见到背弯曲而肩下垂，是胸中之气将要败坏。腰为肾之府，若见到腰不能转侧摇动，是肾气将要衰惫。膝是筋汇聚的地方，所以膝为筋之府，若屈伸不能，行路要屈身附物，这是筋的功能将要衰惫。骨为髓之府，不能久立，行则震颤摇摆，这是髓虚，骨的功能将要衰惫。若脏气能够恢复强健，则虽病可以复生；若脏气不能复强，则病情不能挽回，人也就死了。

【解读】

本篇论述望形体诊病的原理及五脏失强的表现。五府（头、背、胸、腰、骨）是五脏精气汇聚地，五府的表现可反映五脏精气的盛衰。五脏精气功能正常，则五府得到滋养形体强壮，若五脏失强，则会表现头倾视深，背屈肩随，转摇不能，屈伸不能，行则屈背依仗，不能久立，行则震颤摇摆，预后不良，此即"得强则生，失强则死"。

《灵枢·五阅五使》

【篇解】

五阅，言五脏之外候。五使，言面部气色为五脏之所使，本篇论述了五官与五脏之间的联系规律，在五脏发生病变时，五官亦可相应地发生变化。故命为"五阅五使"。

【原文】

黄帝曰：以官何候？岐伯曰：以候五藏。故肺病者，喘息鼻张；肝病者，眦青；脾病者，唇黄；心病者，舌卷短，颧赤；肾病者，颧与颜黑①。

【校注】

①颧与颜黑：两颧和额部发黑。蒋氏《启微》云："颧赤，神将去矣。颧与颜黑，土邪来干，故色黑黄，色现颧颜，肾水将绝反乘心火也。"

【译文】

黄帝说：疾病反映在五官上是什么证候呢？岐伯说：用五官来诊察五脏。患肺病的人，喘息不止，鼻孔翕张；患肝病的人，眼圈发青；患脾病的人，嘴唇发黄；患心病的人，舌短，颧骨部发红；患肾病的人，颧骨部和额头发黑。

【解读】

从五官的形态和色泽的变化测知五脏之病，五官为五脏之窍，司外可揣内，人体内外表里相呼应，五官的形态和色泽的变化能反映脏腑精气的变化。而五脏发生病变，则对应的五官的形态和色泽也会发生变化。

《灵枢·五音五味》

【篇解】

本篇探讨了须眉、面色与经脉气血的关系，十二经气血多少，还讨论了五音之人的经脉调治和五味宜忌，故以"五音五味"名篇。

【原文】

是故圣人视其颜色，黄赤者多热气，青白者少热气，黑色者多血少气。美眉者太阳多血；通髯①极须者少阳多血；美须者阳明多血。此其时然也②。

【校注】

①通髯：脸颊上的毛。

②此其时然也：那就是这样的。

【译文】

所以，圣人观察人的面部颜色，便可了解其气血情况：面色黄赤的，多热气；面色青白的，少热气；面色黑的，多血少气；眉毛美好的，属太阳经多血；须髯连成一片的，属少阳经多血；胡须美好的，属阳明经多血。常常就是这样的。

【解读】

望面色、察须眉测知气血盛衰。面色和须眉的差异可反映体内的气血多寡，通过对外在形态的观察，可以了解气血的盛衰，这符合以表知里、司外揣内的思维方法。

闻诊：声合五音

《灵枢·五音五味》

【篇解】

见本书本章。

【原文】

黄帝曰：善乎哉！圣人之通万物也①，若日月之光影，音声鼓响②，闻其声而知其形，其非夫子，孰能明万物之精。

【校注】

①圣人之通万物也：通晓一切事物的道理。

②音声鼓响：鼓响之声音。

【译文】

黄帝说：讲得好极了！圣人通晓万事成物之理，就像日月照耀一般明彻，又像是弹奏管弦的音声，击鼓发出的鸣响，让人闻其声而知其形。除了先生你，又有谁能够明达万事万物的精妙之理！

【解读】

望面色、察须眉推知气血盛衰。面色和须眉的差异可反映体内的气血多寡，通过对外在形态的观察，可以了解气血的盛衰，这符合以表知里、司外揣内的思维方法。

《素问·脉要精微论》

【篇解】

见本书本章。

【原文】

五藏者，中之守①也。中盛藏满，气盛伤恐者②，声如从室中言，是中气之湿也；言而微，终日乃复言者，此夺气也③；衣被不敛，言语善恶，不避亲疏者，此神明之乱也；仓廪不藏者，是门户不要也④；水泉不止⑤者，是膀胱不藏也。得守者生，失守者死。

【校注】

①五藏者，中之守：谓五脏是精气神内藏之处。中，即内、里；守，即藏守。

②中盛藏满，气盛伤恐者：脘腹胀满，喘息气急、容易恐惧。

③言而微，终日乃复言者，此夺气也：语声低微，气不接续，很长时间才能说出下一句话，是气被劫夺所致。

④仓廪不藏者，是门户不要也：脾胃运化失司，魄门失去约束，大便泄泻不止。仓廪，指脾胃。

⑤水泉不止：指小便失禁。张介宾注："膀胱与肾为表里，所以藏津液。水泉不止而遗溲失禁，肾脏之失守也。"

【译文】

五脏主藏精神在内，在体内各有其职守。如果邪盛于腹中，脏气壅

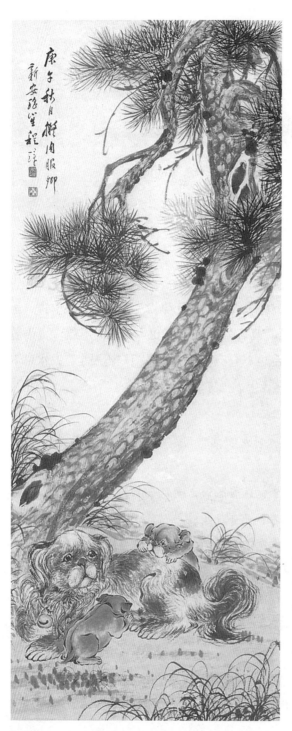

满，气盛而喘，善伤于恐，讲话声音重浊不清，如在室中说话一样，这是中气失权而有湿邪所致。语音低微而气不接续，语言不能相继者，这是正气被劫夺所致。衣服不知敛盖，言语不知善恶，不辨亲疏远近的，这是神明错乱的现象。脾胃不能藏纳水谷精气而泄利不禁的，是中气失守，肛门不能约束的缘故。小便不禁的，是膀胱不能闭藏的缘故。若五脏功能正常，得其职守者则生；若五脏精气不能固藏，失其职守则死。

【解读】

本篇论述闻声问疾的内容。五脏藏精气神，五脏属阴居内且各司职守，维持人体生命活动，五脏精气神的得守与失守可通过闻声音、言语，问疾辨别，五脏精气神充足，则声音言语等功能正常，精气神内守不耗散，此为

"得守"，若五脏功能失常，精气神不能内守而耗散消亡，此为"失守"。若五脏失守，声音重浊沉闷，如在室中说话一样，为湿阻中焦，脾不能运化水湿，脾脏失守；语声低微，语言不能接续为正气被劫夺，肺脏失守；衣被不敛，言语错乱不避远近亲疏为热扰神明，心神失守，《素问·灵兰秘典论》"心者，君主之官，神明出焉"；大便失禁，是肛门失约，脾胃失守；小便失禁是膀胱失约，肾脏失守。五脏失守证候日久，预后不良。

问诊：从容人事

《灵枢·师传》

【篇解】

本篇论述了"临病人问所便"及开导劝说的心理治疗法，因其内容大都是先师口头传授之经验，故名"师传"。

【原文】

黄帝曰：顺之奈何？岐伯曰：入国问俗，入家问讳[①]，上堂问礼，临病人问所便[②]。黄帝曰：便病人奈何？岐伯曰：夫中热消瘅[③]，则便寒；寒中[④]之属，则便热。胃中热，则消谷，令人县心[⑤]善饥，脐以上皮热；肠中热，则出黄如糜[⑥]，脐以下皮寒。胃中寒，则腹胀；肠中寒，则肠鸣飧泄。胃中寒，肠中热，则胀而且泄；胃中热，肠中寒，则疾饥，小腹痛胀。

黄帝曰：胃欲寒饮，肠欲热饮，两者相逆，便之奈何？且夫王公大人，血食⑦之君，骄恣从⑧欲轻人，而无能禁之，禁之则逆其志，顺之则加其病，便之奈何？治之何先？岐伯曰：人之情，莫不恶死而乐生，告之以其败，语之以其善，导之以其所便，开之以其所苦，虽有无道之人，恶有不听者乎？

【校注】

①讳：指所忌讳、隐讳的事或物。

②临病人问所便：临证时问清病人的喜好，以掌握其宜忌。张介宾注："便者，相宜也。有居处之宜否，有动静之宜否，临病人而失其宜，施治必相左矣。故必问病人之所便，是皆取顺之道也。"

③中热消瘅：指因热而致之中消，表现为多食、易饥。杨上善注："中，肠胃中也。肠胃中热多消饮食，即脾瘅病也。瘅，热也。"

④寒中：内寒。

⑤县心：胃脘空虚的感觉。县，同"悬"。张介宾注："悬心者，胃火上炎，心血被烁而悬悬不宁也。"

⑥出黄如糜：指粪便如黄色的稀粥样。糜，粥也。

⑦血食：生活优裕，饮食物中多有动物性食物。

⑧从：放纵之意。从，通"纵"。

【译文】

黄帝问：怎样才能做到顺应呢？岐伯说：当进入一个国家，要首先了解当地的风俗习惯；到了一个家庭，应当首先了解人家有什么忌讳；进入别人的居室，要问清礼节；临证时，要问清病人的喜好，以便更好地诊治疾病。黄帝说：怎样通过了解病人的好恶来诊察疾病的性质？岐伯说：因内热而致多食易饥的消渴病，病人喜欢寒，得寒就会感到舒适；属于寒邪内侵一类的病，病人喜欢热，得到热就会感到舒适；胃中有热邪，则饮食物容易消化，使病人常有饥饿和胃中空虚难忍的感觉，同时感到脐以上腹部的皮肤发热；肠中有热邪积滞则排泄黄色如稀粥样的粪便，脐以下小腹部有发热的感觉；胃中有寒邪，则出现腹胀；肠中有寒邪则出现肠鸣腹泻及粪便中有不消化的食物。胃中有寒邪而肠中有热邪的寒热错杂证，则表现为腹胀而兼见泄泻；胃中有热邪而肠中有寒邪的寒热错杂证，则表现为容易饥饿而兼见小腹胀痛。

黄帝说：胃中有热而欲得寒饮，肠中有寒而欲得热饮，二者相互矛盾。遇到这种情况怎样做才能顺应病情呢？还有那些有着高官厚禄、生活优裕的人，骄横自大，恣意妄行，轻视别人而不肯接受规劝，如果规劝他遵守医嘱就会违背他的意愿，但如果顺从他的意愿，就会加重其病情，在这种情况下，又应当如何处置呢？岐伯说：愿意生存而害怕死亡，是人之常情，因此，应当对病人进行说服和开导，告诉他们不遵守医嘱的危害，说清楚遵从医嘱对恢复健康的好处。同时诱导病人接受适宜他的养生和保健方法，指明任何不适应疾病恢复的行为都只会带来更大的痛苦，照这样去做的话，即使再不通情理的人也不会不听从吧！

【解读】

一、"临病人问所便"

首先通过"入国问俗，入家问讳，上堂问礼"的道理，引出治疗疾病时，医生要"临病人问所便"，要了解患者的喜恶得宜，有助于更全面地了解病人，判断患者病变部位、寒热性质，找准病因病机，做出正确的诊断和治疗，例如通过问诊患者，喜寒者多热病，喜热者多寒病，消谷善饥多胃热，大便黄色如稀粥样多肠热等。

二、开导劝说的心理治疗法

心理治疗非常重要，人体健康包括心理的健康，因为"人之情，莫不恶死而乐生"，所以治疗疾病时，要开导劝说病人，告诉他们养生失败的原因及正确的养生方法，消除内心的恐惧，使病人获得身心的健康。

《素问·疏五过论》

【篇解】

疏，梳理陈述。五过，五种过错。本篇指出医生临床中的"五过"，故名"疏五过论"篇。

【原文】

黄帝曰：呜呼远哉！闵闵①乎若视深渊，若迎浮云，视深渊尚可测，迎浮云莫知其际。圣人之术，为万民式②，论裁③志意，必有法则，循经守数④，按循医事，为万民副⑤。故事有五过四德，汝知之乎？雷公避席再拜曰：臣年幼小，蒙愚以惑，不闻五过与四德，比类形名，虚引其经，心无所对。

帝曰：凡未诊病者，必问尝贵后贱，虽不中邪，病从内生，名曰脱营。尝富后贫，名曰失精⑥。五气留连，病有所并。医工诊之，不在藏府，不变躯形，诊之而疑，不知病名。身体日减，气虚无精，病深无气，洒洒然时惊。病深者，以其外耗于卫，内夺于荣。良工所失，不知病情，此亦治之一过也。

凡欲诊病者，必问饮食居处，暴乐暴苦，始乐后苦，皆伤精气。精气竭绝，形体毁沮⑦。暴怒伤阴，暴喜伤阳，厥气上行，满脉去形⑧。愚医治之，不知补写，不知病情，精华日脱，邪气乃并，此治之二过也。

善为脉者，必以比类奇恒，从容知之，为工而不知道，此诊之不足贵，此治之三过也。

诊有三常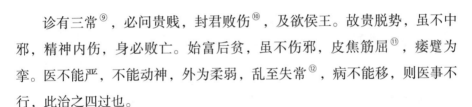⑨，必问贵贱，封君败伤⑩，及欲侯王。故贵脱势，虽不中邪，精神内伤，身必败亡。始富后贫，虽不伤邪，皮焦筋屈⑪，痿躄为挛。医不能严，不能动神，外为柔弱，乱至失常⑫，病不能移，则医事不行，此治之四过也。

凡诊者，必知终始，有知余绪⑬，切脉问名，当合男女。离绝菀结⑭，忧恐喜怒，五藏空虚，血气离守，工不能知，何术之语。尝富大伤，斩筋绝脉，身体复行，令泽不息，故伤败结，留薄归阳，脓积寒炅。粗工治之，亟刺阴阳，身体解散，四支转筋，死日有期，医不能明，不问所发，唯言死日，亦为粗工，此治之五过也。凡此五者，皆受术不通，人事不明也。

【校注】

①闵闵：此言医道深奥玄远。

②式：模范，准则。

③论裁：讨论决定。裁，裁度，估量。

④循经守数：遵循常规，依守法度。

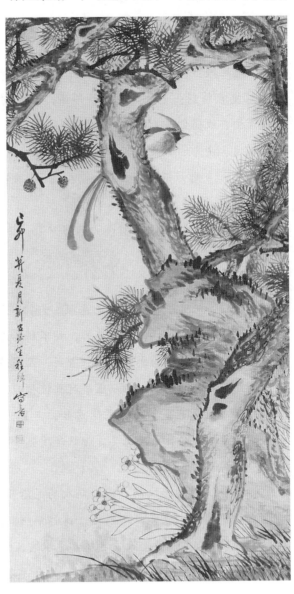

⑤为万民副：可以帮助万民百姓。副，辅助。

⑥脱营、失精：病名，皆为情志抑郁所致。

⑦形体毁沮：即形体损伤。沮，败坏之意。

⑧厥气上行，满脉去形：逆气上行，邪气壅滞经脉，则精气神去离形体。满脉，脉气壅满。去形，形神涣散。

⑨三常：指贵贱、贫富、喜乐。

⑩封君败伤：过去高官权贵，现在失势破落。《素问识》："封君，乃封国之君。败伤，谓削除之类，追悔以往，以致病也。"

⑪皮焦筋屈：皮肤毫毛焦枯不泽，筋脉拘挛。吴昆注："失其甘肥，五液干涸，故病如是。"

⑫乱至失常：诊治失其常法。

⑬有知余绪：指察其本，知其末，而把握疾病的进展。有，同"又"。余绪，枝节。

⑭离绝菀结：指离愁别恨，思绪万千，怀抱悒郁。张景岳注："离者失其亲爱，绝者断其所怀，菀谓思虑抑郁，结为深情难解。"

【译文】

黄帝说：深远啊！道之远大幽深，好像视探深渊，又好像迎看浮云，但渊虽深，尚可以测量，迎看浮云，却不到其边际。圣人的医术，是万民学习的榜样，论裁人的志意，必有法则，因循遵守医学的常规和法则，审查医事，为万民的辅助，所以医事有五过和四德，你知道吗？雷公离开席位再拜回答说：我年幼小，蒙昧无知，不曾听说过五过和四德，虽然也能从病的症状和名目上来比类，但只是虚引经义而已，心里还不明白不能回答。

黄帝说：在未诊病前，应问病人的生活情况，如果是先贵后贱，虽然没有感受外邪，也会病从内生，这种病叫"脱营"。如果是先富后贫，发病叫做"失精"，由于五脏之气留连不运，积并而为病。医生诊察这种病，病的初期，由于病不在脏腑，形体也无改变，医生常诊而疑之，不

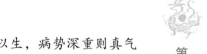

知是什么病。日久则身体逐渐消瘦，气虚而精无以生，病势深重则真气被耗，阳气日虚，因洒洒恶寒而心怵时惊，其所以病势日益深重，是因为在外耗损了卫气，在内劫夺了营血。这种病即便是技术高明的医生，若不问明病人的情况，不知其致病的原因，则不能治愈，这是诊治上的第一个过失。

凡欲诊治疾病时，一定要问病人的饮食和居住环境，以及是否有精神上的突然欢乐，突然忧苦，或先乐后苦等情况，因为突然苦乐都能损伤精气，使精气遏绝，形体败坏。暴怒则伤阴，暴喜则伤阳，阴阳俱伤，则使人气厥逆而上行，充满于经脉，而神亦浮越，去离于形体。技术低劣的医生，在诊治这种疾病时，既不能恰当地运用治法，又不了解病情，致使精气日渐耗散，邪气得以积并，这是诊治上的第二个过失。

善于诊脉的医生，必将病之奇恒，比类辨别，从容分析，得知其病情，如果医生不懂得这个道理，他的诊治技术就没有什么可贵之处，这是诊病上的第三个过失。

诊病时须注意三种情况，即必须问其社会地位的贵贱，及是否曾有被削爵失势之事，以及是否有欲作侯王的妄想。因为原来地位高贵，失势以后，其情志必抑郁不伸，这种人，虽然未中外邪，但由于精神已经内伤，身体必然败亡。先富后贫的人，虽未伤于邪气，也会发生皮毛憔枯，筋脉拘屈，足痿弱拘挛不能行走。对这类病人，医生如果不能严肃地对其开导，不能动其思想改变其精神面貌，而一味的对其柔弱顺从，任其发展下去，则必然乱之而失常，致病不能变动，医治也不发生效果，这是诊治上的第四个过失。

凡诊治疾病，必须了解其发病初期和现在的病情，又要知其病之本末，在诊脉问证时，应结合男女在生理及脉证上的特点。如因亲爱之人分离而怀念不绝，致情志郁结难解，及忧恐喜怒等，都可使五脏空虚，血气离守，医生如不知道这些道理，还有什么诊治技术可言。尝富之人，一旦失去财势，必大伤其心神，致筋脉严重损伤，形体虽然依然能够行动，但津液已不再滋生了。若旧伤败结，致血气留聚不散，郁而化热，归于阳分，久则成脓，脓血蓄积，使人寒热交作。粗律的医生治疗这种病，由于他不了解病系劳伤脓积，而多次刺其阴阳经脉，使其气血更虚，致身体懈散，四肢转筋，死期已不远了，医生对此既不能明辩，又不问其发病原因，只是说病已危重，这是粗率的医生，此为诊治上的第五个过失。上述五种过失，都是由于医生的学术不精，人情事理不明所造成的。

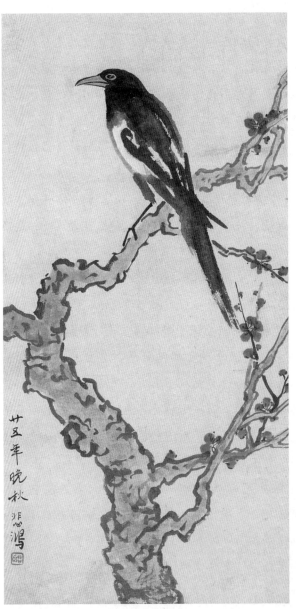

【解读】

本篇论述诊病过程中，医生易犯的五种过失：

1. 不问生活经历、社会地位的变化。例如，尝贵后贱会脱营、尝富后贫会失精，社会地位变化会引起不同的疾病。

2. 不问饮食居处七情，不能明确补泻治疗手段。饮食居处七情对疾病的产生发展都有影响，若医生不了解病情，不能恰当运用补泻方法，定会使病人正虚邪盛。

3. 为工而不知道。

医生医学理论知识掌握不全面，不能全面地诊治疾病。

4. 不知诊有三常。诊病不问有无社会地位贵贱的变化、有无被削爵失势的情况、有无妄想追求高位权贵。这些会引起患者情志的变化，医生若不能从改善患者情志入手，患者不会有好转。

5. 不知疾病终始。不问发病诱因、经过、现病史等，不了解与疾病相关的情况，就会诊断有误，治疗失败。

以上"五过"告诫医生临证时要详细地问诊，了解患者生活经历、社会地位、饮食、情志、发病诱因、经过等情况，全面掌握患者情况，同时要掌握全面的医疗知识，做出正确的诊疗。

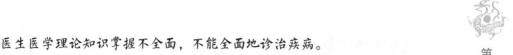

《素问·征四失论》

【篇解】

本篇论述医生诊治过程中的"四失"及原因，以此作为临证的惩戒，故名"征四失论"。

【原文】

黄帝在明堂，雷公侍坐。黄帝曰：夫子所通书受事众多^①矣，试言得失之意，所以得之，所以失之。雷公对曰：循经受业^②，皆言十全，其时有过失者，请闻其事解也。

帝曰：子年少，智未及邪？将言以杂合耶？夫经脉十二、络脉三百六十五，此皆人之所明知，工之所循用也。所以不十全者，精神不专，志意不理，外内相失^③，故时疑殆。

诊不知阴阳逆从之理，此治之一失矣。

受师不卒④，妄作杂术⑤，谬言为道，更名自功，妄用砭石，后遗身咎⑥，此治之二失也。

不适贫富贵贱之居，坐之薄厚⑦，形之寒温，不适饮食之宜，不别人之勇怯，不知比类，足以自乱，不足以自明，此治之三失也。

诊病不问其始，忧患饮食之失节，起居之过度，或伤于毒，不先言此，卒持寸口⑧，何病能中，妄言作名，为粗所穷⑨，此治之四失也。

是以世人之语者，驰千里之外，不明尺寸之论，诊无人事。治数之道，从容之葆⑩。坐持寸口，诊不中五脉，百病所起，始以自怨，遗师其咎⑪，是故治不能循理，弃术于市⑫，妄治时愈，愚心自得。呜呼！窈窈冥冥，孰知其道？道之大者，拟于天地，配于四海，汝不知道之谕，受以明为晦⑬。

【校注】

①通书受事众多：通晓的医书和经受的医事很多。

②循经受业：遵循医经学习医学。循，根据。经，医学经典著作。受业，从师学习。

③外内相失：不能将外在症状与内在病变联系起来综合分析。

④受师不卒：从师学习尚未精通就半途而废。卒，完毕、结束。

⑤妄作杂术：盲目施行各种不正确的医术。

⑥后遗身咎：给自己造成了错误与过失。咎，灾祸，罪责。

⑦坐之薄厚：此指居处环境的优劣。张介宾注："坐，处也……察处之薄厚，则奉养丰俭可知。"

⑧卒持寸口：仓促而草率地切脉。卒，音 cù。

⑨为粗所穷：谓粗枝大叶，后患无穷。张介宾注："误治伤生，损德孰甚，人己皆为所穷，盖粗疏不精所致。"

⑩治数之道，从容之葆：诊病时应该保持从容镇静的态度。

⑪遗师其咎：诊病中碰到困难，归罪老师传授不好。王冰注："自

不能深学道术，而致诊差违，如上申怨谤之词，遗过咎于师氏者，未之有也。"

⑫弃术于市：言其医术被集市众人所弃。王冰注："不能修学至理，炫卖于市廛，人不信之，谓乎虚谬，故云弃术于市也。"

⑬受以明为晦：即使老师讲得明白，还是无法彻底了解清楚。张介宾注："不知道之谕，不得其旨也。失其旨则未免因辞害意，反因明训而为晦，此医家之大戒也。晦，不明之谓。"

【译文】

黄帝坐在明堂，雷公侍坐于旁，黄帝说：先生所通晓的医书和所从事的医疗工作已经很多了，你试谈谈对医疗上的成功与失败的看法，为什么能成功，为什么会失败。雷公说：我遵循医经学习医术，书上都说可以得到十全的效果，但在医疗中有时还是有过失的，请问这应该怎样解释呢？

黄帝说：这是由于年岁轻智力不足，考虑不及呢，还是对众人的学说缺乏分析呢？经脉有十二，络脉有三百六十五，这是人们所知道的，也是医生所遵循应用的。治病所以不能收到十全的疗效，是由于精神不能专一，志意不够条理，不能将外在的脉证与内在的病情综合一起分析，所以时常发生疑惑和危殆。

诊病不知阴阳逆从的道理，这是治病失败的第一个原因。

随师学习没有卒业，学术未精，乱用杂术，以错误为真理，变易其说，而自以为功，乱施砭石，给自己遗留下过错，这是治病失败的第二个原因。

治病不能适宜于病人的贫富贵贱生活特点、居处环境的好坏、形体的寒温，不能适合饮食之所宜，不区别个性的勇怯，不知道用比类异同的方法进行分析，这种做法只能扰乱自己的思想，不足以自明，这是治病失败的第三个原因。

诊病时不问病人开始发病的情况，及是否曾有过忧患等精神上的刺激，饮食是否失于节制，生活起居是否超越正常规律，或者是否曾伤于毒，如果诊病时不首先问清楚这些情况，便仓促去诊视寸口，怎能诊中病

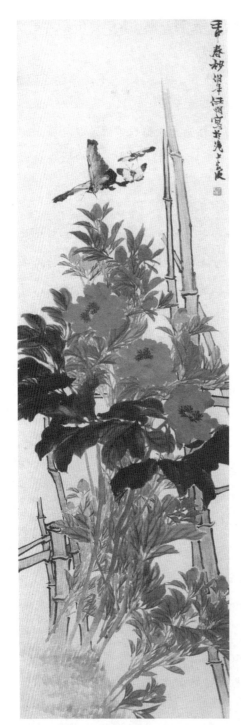

情，只能是乱言病名，使病为这种粗率治疗的作风所困，这是治病失败的第四个原因。

所以社会上的一些医生，虽学道于千里之外，但却不明白尺寸的道理，诊治疾病，不知参考人事。更不知诊病之道应以能作到比类从容为最宝贵的道理，只知诊察寸口。这种做法，既诊不中五脏之脉，更不知疾病的起因，开始埋怨自己的学术不精，继而归罪于老师传授不明。所以治病如果不能遵循医理，必为群众所不信任，乱治中偶然治愈疾病，不知是侥幸，反自鸣得意。啊！医道之精微深奥，有谁能彻底了解其中的道理？医道之大，可以比拟于天地，配于四海，你若不能通晓道之教谕，则所接受之道理，虽很明白，必反成暗晦不明。

【解读】

一、治疗疾病的原则

治病过程中不能收十全之效的原因为精神不专，志意不理，外内相失。因此造成不必要的四种过失。

二、医生"四失"的内容

1. 诊病不知阴阳逆从的道理。医生医学理论掌握不全面，实践技能低，不能很好地治疗疾病。

2. 受师不卒，妄作杂术。跟师学习没有精通就半途而废，乱用杂术，以错误为真理，给患者遗留痛苦。

3. 不适病情，不知比类。医者不了解患者社会地位、生活环境及体质、饮食、情志表现，不知道用比类异同的方法分析病情，不能具体问题具体分析，不能辨证论治。

4. 不问其始，卒持寸口。医者诊病时不询问患者起病的诱因、经过，仓促施行脉诊，粗略的诊病行为，会加重病情。

医生在诊疗过程中，要吸取"四失"的教训，要充分掌握医疗知识，使理论和实践结合，要做到全面诊查患者，辨证论治，详细询问患者情况。临证中的四种过失，必然会延误病情，导致治疗失败。

切诊：持脉有道

《素问·五藏别论》

【篇解】

见本书第五章论脏腑。

【原文】

帝曰：气口^①何以独为五藏主？岐伯曰：胃者水谷之海，六府之大源也。五味入口，藏于胃以养五藏气，气口亦太阴也。是以五藏六府之气味，皆出于胃，变见于气口②。故五气入鼻，藏于心肺，心肺有病，而鼻为之不利也。

凡治病必察其下③，适其脉④，观其志意，与其病也。拘于鬼神者，不可与言至德⑤；恶于针石者，不可与言至巧⑥；病不许治者，病必不治，治之无功矣。

【校注】

①气口：指腕后桡动脉搏动处，是切脉的常用部位。张介宾注："气口之义，其名有三。手太阴肺经脉也。肺主诸气，气之盛衰见于此，故曰气口。肺朝百脉，脉之大会聚于此，故曰脉口。脉出太渊，其长一寸九分，故曰寸口。是名虽三而实则一耳。"

②变见于气口："见"音义同"现"，显现、显露之意。《汉书·韩信传》："情见力屈。"杨上善注："胃为水谷之海，六府之长，出五味以养五藏。血气卫气行于手太阴脉至于气口，五藏六府之善恶，皆是卫气所将而来，合于手太阴，见于气口，故曰变见也。"

③凡治病必察其下：《太素》作"凡治病必察其上下"是。马莳注："观其下者，察其下窍通否也。""下"指大小便。"上下"应为"周身上下"。

④适其脉："适"有诊察的意思。《吕氏春秋·明理》高诱注："适，时也。"《广雅·释言》："时，伺也。"伺，探查。

⑤拘于鬼神者，不可与言至德：拘，拘执，执迷不悟。至德，极为深奥、至为玄妙的道理。此处引申为医学理论。

⑥不可与言至巧：巧，技巧，技术。至巧，指针石治疗的技术或技能。

【译文】

黄帝问道：为什么气口脉可以独主五脏的病变呢？岐伯说：胃是水谷之海，为六腑的泉源，饮食五味入口，留在胃中，经足太阴脾的运化输转，而能充养五脏之气。脾为太阴经，主输布津液，气口为手太阴肺经过之处，也属太阴经脉，主朝百脉，所以五脏六腑的水谷精微，都出自胃，反映于气口的。而五气入鼻，藏留于心肺，所以心肺有了病变，则鼻为之不利。

凡治病需观察其上下的变化，审视其脉候的虚实，察看情志精神的状态以及病情的表现。对那些拘守鬼神迷信观念的人，是不能与其谈论至深的医学理论的，对那些讨厌针石治疗的人，也不可能和他们讲什么医疗技巧。有病不允许治疗的人，他的病是治不好的，勉强治疗也收不到应有的功效。

【解读】

一、"气口独为五藏主"

气口可反映五脏盛衰虚实变化，首先，手太阴肺经循行经过气口，且肺朝百脉，因此，通过气口可诊察全身经脉和脏腑的气血盛衰变化；其次，气口的气血也源于脾胃运化的水谷之精，因此气口可以反映胃气的盛衰，又因为五脏六腑，四肢百骸依赖脾胃运化的水谷之精，因此气口可以反映全身五脏六腑，四肢百骸的盛衰，所以原文云："五藏六府之气味，皆出于胃，而变见于气口"；最后，气口位置皮肤浅薄，诊脉方便。

二、诊疗疾病的一般原则

首先，全面诊查，例如二便、脉象，精神情志状态等，四诊合参；其次，尊重病人的思想，考虑患者的心理状态，得到病人的配合。

《素问·经脉别论》

【篇解】

本篇论述了饮食物的消化吸收及精微输布过程，在这一过程中论述了经脉在饮食生化输布过程中发挥重要的作用，由于本篇论述经脉病变与诊察疾病的关系与一般常论不同，故篇名"经脉别论"。

【原文】

食气入胃，散精于肝，淫气于筋①。食气入胃，浊气归心②，淫精于脉③。脉气流经，经气归于肺，肺朝百脉④，输精于皮毛。毛脉合精⑤，行气于府，府精神明，留于四藏⑥。气归于权衡，权衡以平⑦，气口成寸，以决死生。

饮入于胃，游溢精气⑧，上输于脾，脾气散精，上归于肺，通调水道，下输膀胱。水精四布，五经并行⑨，合于四时五藏阴阳，揆度以为常也⑩。

【校注】

①淫气于筋：《说文》："淫，浸淫随理也。"浸淫、滋养之意。马莳云："谷气入胃，运化于脾，而精微之气散之于肝，则浸淫滋养于筋矣，以肝主筋也。"

②浊气归心：张介宾注：浊气，"言食气之厚者也。"浊气，水谷精气之厚浊部分。

③淫精于脉：张介宾注："心主血脉，故食气归心，则精气浸淫于脉

也。"精气浸淫于脉中。

④肺朝百脉：朝，当作"潮"解。马莳注："脉气流于诸经，诸经之气归于肺，肺为五藏之华盖，所谓藏真高于肺，以行营卫阴阳，故受百脉之朝会。"肺主气，为十二经脉之首，周身经脉皆潮汇于肺，气血运行于诸经，皆赖肺气之推动，故云肺朝百脉。

⑤毛脉合精：心肺协同，气血调和。张介宾注："肺主毛，心主脉；肺藏起，心生血。一气一血，称为父母，二藏独居胸中，故曰毛脉合精。"

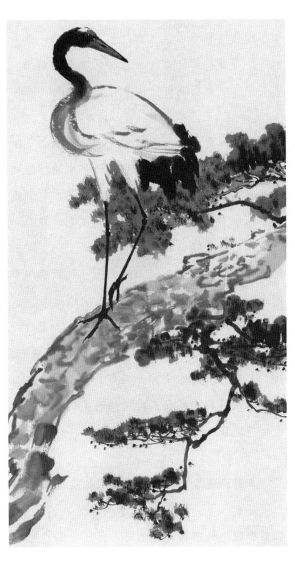

⑥府精神明，流于四脏：神明，言脏腑机能运动正常而不紊乱。马莳注："其精最为神明。"四脏，指心肝脾肾。姚止庵主："盖指心肝脾肾言。以肺为诸藏之盖，经气归肺，肺朝百脉，而行气于心肝脾肾，故云流于四藏。"

⑦权衡以平：权衡，指四时正常脉象。张志聪注："权衡，平也。言脉浮沉出入，阴阳和平，故曰权衡以平。"

⑧游溢精气：水饮入胃，水化精微。张介宾注："游，浮游也。溢，

涌溢也。水饮入胃，则气化精微。"

⑨水精四布，五经并行：水精，泛指水谷化生的精微物质，即气、血、津、液等。五经，五脏之经脉，此泛指全身经脉。张志聪注："水精四布者，气化则水行，故四布于皮毛。五经并行者，通灌于五藏之经脉也。"

⑩合于四时五藏阴阳，揆度以为常也：揆度，揣度、估量。《淮南子·兵略训》："能治五官之事者，不可揆度者也。"此总结上文，言饮食水谷精微的输布以及气血的生化和运行，有升降、布散、会合、转输、排泄等，是五脏阴阳之气相互协同作用的结果。这一切的变化均能反映到经脉之中，从而测度脉象的变化，可判断人体的常与变。

【译文】

五谷入胃，其所化生的一部分精微之气输散到肝脏，再由肝将此精微之气滋养于筋。五谷入胃，其所化生的精微之气，注入于心，再由心将此精气滋养于血脉。血气流行在经脉之中，到达于肺，肺又将血气输送到全身百脉中去，最后把精气输送到皮毛。皮毛和经脉的精气汇合，又还流归入于脉，脉中精微之气，通过不断变化，周流于四脏。这些正常的生理活动，都要取决于气血阴阳的平衡。气血阴阳平衡，则表现在气口的脉搏变化上，气口的脉搏，可以判断疾病的死生。

水液入胃以后，游溢布散其精气，上行输送与脾，经脾对精微的布散转输，上归于肺，肺主清肃而司治节，肺气运行，通调水道，下输于膀胱。如此则水精四布，外而布散于皮毛，内而灌输于五脏之经脉，并能合于四时寒暑的变易和五脏阴阳的变化，作出适当的调节，这就是经脉的正常生理现象。

【解读】

本篇论述了饮食物的消化吸收及精微输布过程。

谷食入胃，一方面，"散精于肝，淫气于筋"，即将一部分精微物质输散到肝脏，肝将精气濡养筋。另一方面，"浊气归心，淫精于脉"，一部分精微之气注入心，心将精气濡养血脉，然后气血流行于经脉中，由于肺朝百脉，所以肺将精气输散于全身，外达皮毛。气血相合，再次于经脉中运行，流于四脏。这一过程中，经脉、肝、心、肺都发挥了作用，且寸口的脉搏变化，可以诊断脏腑气血盛衰及病变。这一理论说明古人对血液循环理论有了初步认识。

　　水饮入于胃，游溢布散精气，上输于脾，脾气输散精气于肺，肺通调水道，下输到膀胱，此过程中，胃、脾、肺、膀胱参与了水液代谢，具有重要的临床意义。脾主湿，若脾失运化，则水肿，食欲不振，苔腻，可选健脾渗湿法治疗。膀胱气化不利出现的水逆证，可选用五苓散治疗。水饮的摄入运行输布排泄要与自然界四时阴阳的变化相适应，从而维持体内水液代谢的平衡，保持人体阴阳的平衡。例如，夏天温度高要饮水，其排泄多从汗出，小便少。同时，五脏功能正常，水液代谢过程才能正常。四时五脏阴阳是一个整体，要协调平衡，即"合于四时五藏阴阳，揆度以为常也"。

《素问·脉要精微论》

【篇解】

见本书本章。

【原文】

黄帝问曰：诊法何如？岐伯对曰：诊法常以平旦①，阴气未动，阳气未散②，饮食未进，经脉未盛，络脉调匀，气血未乱，故乃可诊有过之脉③。

切脉动静，而视精明④，察五色，观五藏有余不足，六府强弱⑤，形之盛衰，以此参伍⑥，决死生之分。

【校注】

①诊脉常以平旦：平旦之时（凌晨5—7点），气血大会于寸口，是最能反映脏腑气血状态的最佳时机。张琦注："平旦，寅时。脉大会于寸口，藏府之盛衰可以察知也。"

②阴气未动，阳气未散：尤怡《医学读书记》卷上："按《营卫生会篇》云'平旦阴尽而阳受气。'夫阴方尽，何云'未动'？阳气方受，何云'未散'？疑是阳气未动，阴气未散。动，谓盛之著；散，谓衰之极。"平旦之时，阳气未亢盛，阴气未衰，阴阳处于均衡状态。

③有过之脉：即有病之脉。王冰注："过，谓异于常候也。"

④视精明：通过望眼睛的目光、运动等来观察神气，以了解脏腑气血的盛衰情况，因为眼神是脏腑精气注于目的神态表现。马莳注："精明者，神气也。"

⑤六腑强弱：《素问校释》引刘衡如云："六府为下文所举：脉者血之府；头者精明之府；背者胸中之府；腰者肾之府；骨者髓之府。"指全身形体。

⑥以此参伍：相互比照、相互印证之意。顾松园注："不齐之谓参，剖其异而分之也；相类之谓伍，比其同而合之也。以上数者，与脉参伍推求，阴阳、表里、虚实、寒热自无遁状。"

【译文】

黄帝问道：诊脉的方法是怎样的呢？岐伯回答说：诊脉通常是以清晨的时间为最好，此时人还没有劳于事，阴气未被扰动，阳气尚未耗散，饮食也未曾进过，经脉之气尚未充盛，络脉之气也很匀静，气血未受到扰乱，因而可以诊察出有病的脉象。

在诊察脉搏动静变化的同时，还应观察目之精明，以候神气，诊察五色的变化，以审脏腑之强弱虚实及形体的盛衰，相互参合比较，以判断疾病的吉凶转归。

【解读】

本篇首先提出诊法常以平旦，诊病在清晨是最佳的，此时，人体没有运动、饮食等，阴阳之气没有受到影响，体内外没有太多的干扰，能较真实地反映机体气血盛衰虚实变化，有利于疾病的正确诊断；其次提出"以此参伍"，强调望闻问切四诊合参，全面诊察患者，四诊相互参证，才能更全面地收集患者资料，更详尽地了解患者病情，更准确地切中病机辨证施治。

【原文】

夫脉者，血之府也①。长则气治，短则气病②，数则烦心，大则病进。上盛则气高，下盛则气胀③，代则气衰，细则气少，涩则心痛。浑浑革至如涌泉④，病进而色弊；绵绵其去如弦绝⑤，死。

【校注】

①夫脉者，血之府也：脉（经脉）是血液聚集之器官。王冰注："府，聚也。言血之多少，皆聚见于经脉之中也。"

②长则气治，短则气病：长，指

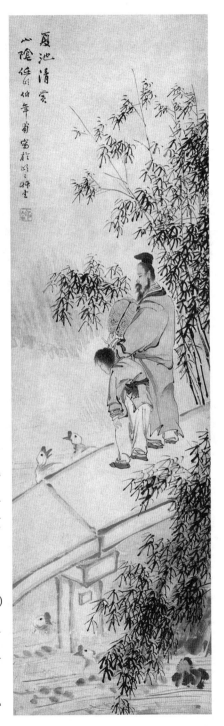

长脉，如循长竿，超过本位。"治"引申为"顺"意，气机调畅正常。"短"，指短小脉，短小而不及本位。马莳注："脉长则气治，以气足故应手而长；脉短则气病，以气滞故应手而短。"

③上盛则气高，下盛则气胀：上，只寸脉；下，指尺脉。王冰注："上谓寸口，下指尺中。"《新校正》云："按全元起本'高'作'鬲'。"《史记·扁鹊仓公列传》："气鬲病，病使人烦满，食不下，时呕沫。""高"为"鬲"之形误，"鬲"与"隔"同。隔，有阻隔、阻塞之意，与下文"胀"对文。

④浑浑革至如涌泉：据《脉经》及《千金方》"革"下并置"革"字。"至"字属下读。应作"浑浑革革，至如涌泉"是。张琦注："浑浑，混乱也。革，外实中空如鼓皮也。至如涌泉，汹涌无序，出而不返也。"浑浑革革，即脉来滚滚而疾，好像涌出的泉水一般。主邪气亢盛，病势严重。

⑤病进而色弊；绵绵其去如弦绝，死：《脉经》《千金方》"色"并作"危"。"色"为"危"之形误。《千金方》"弊"下重"弊"字。"绵绵"应作"绰绰"。此句应作"病进而危；弊弊绰绰，其去如弦绝，死。"文义较顺。孙鼎宜云："弊弊者，弓弦已坏之意；绰绰者，弦绝之声。"微弱不显，缓慢迟滞，如弓弦猝断而不至，脏气衰竭，生机已尽。

【译文】

脉是血液汇聚的所在。长脉为气血流畅和平，故为气治；短脉为气不足，故为气病；数脉为热，热则心烦；大脉为邪气方张，病势正在向前发展；上部脉盛，为邪壅于上，可见呼吸急促，喘满之证；下部脉盛，是邪滞于下，可见胀满之病；代脉为元气衰弱；细脉，为正气衰少；涩脉为血少气滞，主心痛之证。脉来大而急速如泉水上涌者，为病势正在进展，且有危险；脉来隐约不现，微细无力，或如弓弦猝然断绝而去，为气血已绝，生机已断，故主死。

【解读】

本篇论述脉诊的原理和运用要领。脉是气血汇聚之处，能反映气血盛衰虚实变化，本条列举了长、短、数、大、上盛、下盛、代、细、涩、浑浑革至、绵绵其去等脉象及病理变化，提示诊脉时要注意脉象的频率、节律、脉体的形态。典型脉象归纳如下：

长脉：脉体超过本位，若长且和缓，为正常脉象；若长且洪大，为阳气有余，主阳证、热证、实证。

短脉：脉体不及本位，若短而有力，为气郁；若短而无力，为气虚。

数脉：脉来急速，一息六至以上，若数而有力，为实热证；若数而无力，为里虚证。

大脉：脉体宽大满指，若大而有力，为实证，若大而无力，为虚证。

上盛：上部脉大而有力，上焦气滞，比如咳喘、气逆等。

下盛：下部脉大而有力，下焦气滞，比如脘腹胀满等。

代脉：脉象动而时止，止有定数，主脏气衰微，疼痛，惊恐，跌仆损伤。

细脉：脉体细如丝，主气血虚弱，湿证。

涩脉：脉象往来艰涩不畅，如轻刀刮竹，主气滞血瘀，血少、精伤等。

死脉：①浑浑革至如涌泉，脉来大而急速，主病情加重，气血衰败。②绵绵其去如弦绝，脉来隐约不现，微细无力，或如弓弦猝然断绝而去，主气血已绝，生机已断。

【原文】

万物之外，六合之内①，天地之变，阴阳之应，彼春之暖，为夏之暑②，彼秋之忿，为冬之怒③，四变之动，脉与之上下④，以春应中规⑤，夏应中矩⑥，秋应中衡⑦，冬应中权⑧。是故冬至四十五日，阳气微上，阴气微下⑨；夏至四十五日，阴气微上，阳气微下⑩。阴阳有时，与脉为期⑪，期而相失，知脉所分^⑫。分之有期，故知死时^⑬。微妙在脉，不可不察，察之有纪，从阴阳始^⑭，始之有经，从五行生，生之有度^⑮，四时为宜。补泻勿失，与天地如一，得一之情^⑯，以知死生。是故声合五音^⑰，色合五行^⑱，脉合阴阳。

【校注】

①万物之外，六合之内：六合，就是四方上下。张介宾注："物在天中，天包物外，天地万物，本同一气。"

②彼春之暖，为夏之暑：如春天的气候温暖，发展为夏天的气候暑热。张志聪注："彼春之暖，为夏之暑，言阳气从生升而至于盛长也。"

③彼秋之忿，为冬主怒：秋天的劲急之气，发展为冬天的寒杀之气。张志聪注："彼秋之忿，为冬之怒，言阴气自清肃而至于凛冽也。"

④四变之动，脉与之上下：四变之动，指春夏秋冬四时的交替变化。上下，指脉象的浮沉变化。马莳注："四时有变，而吾人之脉特随之而上下耳。上下者，浮沉也。"

⑤春应中规：春脉如规之象。规，作圆之器。马莳注："规者所以为圆之器也，春脉软弱轻虚而滑，如规之象圆活而动，故曰春应中规。"春脉软弱而圆滑，如规之象。

⑥夏应中矩：夏脉如矩之象。矩，作方之器。马莳注："矩者所以为方之器也，夏脉洪大滑数，如矩之象方正也。"夏脉洪大而滑数，如矩之象。

⑦秋应中衡：秋脉如秤衡之象。衡，秤杆。马莳注："秋脉浮毛，轻濇而散，如衡之象，取其在平，故曰秋应中衡也。"

⑧冬应中权：冬脉如秤权之象。权，秤锤。冬脉如石兼沉而滑，如权之象。

⑨冬至四十五日，阳气微上，阴气微下：冬至到立春的四十五天，阳气微升，阴气微降。张介宾注："冬至一阳生，故冬至后四十五日以至立春，阳以渐而微上，阳气微上则阴气微下。"

⑩夏至四十五日，阴气微上，阳气微下：夏至到立秋的四十五天，阴气微升，阳气微降。张介宾注："夏至一阴生，故夏至后四十五日以至立秋，阴气以渐而微上，阴气微上则阳气微下矣。"

⑪阴阳有时，与脉为期：四时气候有春夏秋冬的变化规律，脉象亦有规矩衡权之序象，与之形成对应。吴崑注："阴阳有时，有四时也。与脉为期，谓春规、夏矩、秋衡、冬权，相期而至也。"

⑫期而相失，知脉所分：脉象变化与四时阴阳不相适应，即是病态，根据脉象的异常变化就可以知道病属何脏。

⑬分之有期，故知死时：根据脏气的盛衰和四时衰旺的时期，就可以判断出疾病和死亡的时间。

⑭察之有纪，从阴阳始：纪，纲纪，纲领。言察脉之纲纪必须先从辨别阴阳消长变化规律开始。张志聪注："纪，纲也。察脉之纲领，皆从阴阳始。即冬至阳气微上，夏至阴气微上，阴阳上下。"

⑮从五行生，生之有度：四时脉象规矩权衡的出现遵循着五行的相生规律。吴崑注："木生于春，火生于夏，金生于秋，水生于冬，土生于四季。是脉生有节度，与四时为宜，不得过差也。"

⑯得一之情：掌握和理解天人一理的真谛。王冰注："晓天地之道，补泻不差，既得一情，亦可知生死之准也。"

⑰声合五音：声即呼、笑、歌、哭、呻。五音，角、徵、宫、商、羽。

⑱色合五行：青合木、黄合土、赤合火、白合金、黑合水。

【译文】

万物之外，六合之内，天地间的变化，阴阳四时与之相应。如春天的气候温暖，发展为夏天的气候暑热，秋天的劲急之气，发展为冬天的寒杀之气，这种四时气候的变化，人体的脉象也随着变化而升降浮沉。春脉如规之象，夏脉如矩之象，秋脉如秤衡之象，冬脉如秤权之象。四时阴阳的情况也是这样，冬至到立春的四十五天，阳气微升，阴气微降；夏至到立秋的四十五天，阴气微升，阳气微降。四时阴阳的升降是有一定的时间和规律的，人体脉象的变化，亦与之相应。脉象变化与四时阴阳不相适应，即是病态，根据脉象的异常变化就可以知道病属何脏，再根据脏气的盛衰和四时衰旺的时期，就可以判断出疾病和死亡的时间。四时阴阳变化之微妙，都在脉上有所反映，因此不可不察。诊察脉象，有一定的纲领，就是从辨别阴阳开始，结合人体十二经脉进行分析研究，而十二经脉应五行而有生生之机；观测生生之机的尺度，则是以四时阴阳为准则；遵循四时阴阳的变化规律，不使有失，则人体就能保持相对平衡，并与天地之阴阳相互统一；知道了天人统一的道理，就可以预决死生。所以五声是和五音相应合的；五色是和五行相应合的；脉象是和阴阳相应合的。

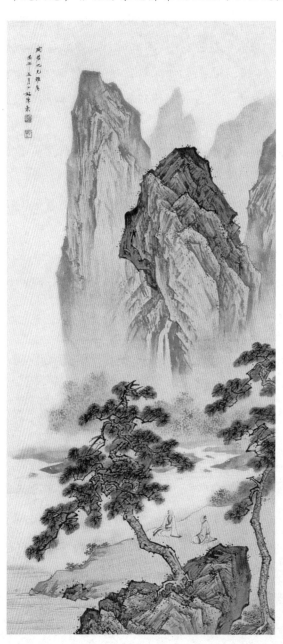

【解读】

本篇论述了脉象与四时相应的机理及意义。"冬至四十五日，阳气微上，阴气微下；夏至四十五日，阴气微上，阳气微下"，在冬至和夏至两个转折点，由于阴阳的消长变化，出现四时春温、夏暑、秋凉、冬寒的气候特征。"四变之动，脉与之上下"，脉因四时而动，脉象因四时阴阳变化而出现相应的变化，这符合"天人相应"的整体观。正常情况下，四时阴阳与脉象的变化为"春温，阳长阴消，脉象表现为春规；夏暑，阳盛，脉象表现为夏矩；秋凉，阴长阳消，脉象表现为秋衡；冬寒，阴盛，脉象表现为冬权"。如果脉象与四时阴阳变化不相适应，可根据四时和脉象的对应关系变化来判断病在何脏，从而可以做出预后判断，因此临床诊治疾病时要遵循天人相应、因时制宜的原则。

《素问·平人气象论》

【篇解】

平人，指气血平和无病的人。气，指脉气。象，指脉搏的形象。本篇主要论述平人的脉息至数与其变化，及各种疾病的脉象和诊察方法。

【原文】

黄帝问曰：平人何如①？岐伯对曰：人一呼脉再动，一吸脉亦再动，呼吸定息②，脉五动，闰以太息③，命曰平人。平人者不病也。长以不病调病人，医不病，故为病人平息，以调之为法④。

人一呼脉一动，一吸脉一动，曰少气。人一呼脉三动，一吸脉三动而躁，尺热曰温；尺不热脉滑，曰病风；脉涩曰痹⑤。人一呼脉四动以上曰死；脉绝不至曰死⑥；乍疏乍数曰死⑦。

①平人：即阴阳协调、气血平和、气脉正常的健康人。王冰注："平人，谓气候平调之人也。"

②呼吸定息：一呼一吸谓之息，一息既尽到换息之时为呼吸定息。张介宾注："出气气日呼，入气日吸，一呼一吸，总名一息。呼吸定息，为一息既尽，而换息未起之际也，脉又一动，故日五动。"

③润以太息：脉搏有余不尽而又复动一次。张志聪注："闰，余也。太息者，呼吸定息之时，有余不尽而脉又一动，如岁余之有润也。"

④故为病人平息，为调息之法：平息，即平调呼吸。调，计算。法，指诊脉方法。

⑤脉涩日痹：如果是涩脉象，是痹证。

⑥脉绝不至日死：脉气断绝不至，是死脉。杨上善注："以手按脉，一来即绝，更复不来，故死。"

⑦乍疏乍数日死：脉来忽迟忽数，为气血已乱，也是死脉。

【译文】

黄帝问道：正常人的脉象是怎样的呢？岐伯回答说：人一呼脉跳动两次，一吸脉也跳动两次，呼吸之余，是为定息，若一吸脉跳动五次，是因为有时呼吸较长以尽脉跳余数的缘故，这是平人的脉象。平人就是健康人，通常以健康人的呼吸为标准，来测候病人的呼吸至数及脉跳次数，医生无病，就可以用自己的呼吸来计算病人脉搏的至数，这是诊脉的法则。一呼与一吸脉各跳动一次，是人体元气不足；如果一呼与一吸脉各跳动三次而且急疾，尺之皮肤发热，乃是温病的表现；如尺肤不热，脉象滑，乃为感受风邪而发生的病变；如脉象涩，是为痹证。人一呼一吸脉跳动八次以上是精气衰夺的死脉；脉气断绝不至，亦是死脉；脉来忽迟忽数，为气血已乱，亦是死脉。

【解读】

本篇揭示了"以不病调病人"的诊脉方法。

本条经文提出了诊脉时"以不病调病人",即医生调节自己的呼吸，使其均匀，来衡量病人的脉率、脉律。这一诊脉方法到今天一直在使用，具有重要意义。健康无病之人的脉率是一息四次至五次，即人一呼脉搏搏动两次，一吸脉搏搏动两次。这与现代医学关于呼吸与脉搏比率的认识基本一致，有重要的临床意义。若脉率异常，会出现病脉、死脉。同时，本条论述了脉象节律异常也会产生疾病，如人一呼一吸脉跳动八次以上是精气衰夺的死脉；脉气断绝不至，亦是死脉；脉来忽迟忽数，为气血已乱，亦是死脉。

同时，本条经文还例举了温病、风病、痹病的脉象，介绍了脉与尺肤相参诊法。

【原文】

平人之常气禀于胃①，胃者平人之常气也②，人无胃气曰逆③，逆者死。

春，胃微弦曰平④，弦多胃少曰肝病⑤，但弦无胃曰死⑥。胃而有毛曰秋病⑦，毛甚曰今病⑧。藏真散于肝⑨，肝藏筋膜之气也。夏，胃微钩曰平⑩，钩多胃少曰心病⑪，但钩无胃曰死⑫，胃而有石曰冬病⑬，石甚曰今病⑭。藏真通于心，心藏血脉之气也。长夏，胃微耎弱曰平⑮，弱多胃少曰脾病，但代无胃曰死⑯，耎弱有石曰冬病⑰，弱甚曰今病⑱。藏真濡于脾，脾藏肌肉之气也。秋，胃微毛曰平⑲，毛多胃少曰肺病⑳，但毛无胃曰死㉑，毛而有弦曰春病㉒，弦甚曰今病㉓。藏真高于肺，以行营卫阴阳也。冬，胃微石曰平㉔，石多胃少曰肾病㉕，但石无胃曰死㉖，石而有钩曰夏病㉗，钩甚曰今病㉘。藏真下于肾，肾藏骨髓之气也。

【校注】

①平人之常气禀于胃：常气，指正常的脉气，言正常人的脉象应具有胃气。

②胃者常人之平气也："胃"字下脱"气"字。《玉机真藏论》王冰注

引有"气"字，应据补。

③人无胃气曰逆：人若没有胃气，就是危险的现象。

④春胃微弦曰平：春季的正常脉象应是有胃气而略带弦象。吴崑注："弦，脉引而长，若琴弦也。胃，冲和之名。春脉宜弦，必于冲和之中微带弦，是曰平调之脉。"下文"夏胃微钩""长夏胃微耎弱""秋胃微毛""冬胃微石"皆同此义。

⑤弦多胃少曰肝病：脉见弦急而少柔和从容之气，为春季胃气衰少，肝气偏盛，故曰肝病。张介宾注："弦多者，过于弦也；胃少者，少和缓也。是肝邪之盛，胃气之衰，故曰肝病。"

⑥但弦无胃曰死：脉象但弦急而毫无柔和从容之象，为春季胃气已绝，肝之真脏脉现，故预后不良。张介宾注："但有弦急而无冲和之气者，是春季胃气已绝，而肝之真藏见也，故曰死。"

⑦胃而有毛曰秋病：若虽有胃气而兼见轻虚以浮的毛脉，是春见秋脉，故预测其到了秋天就要生病。

⑧毛甚曰今病：如毛脉太甚，则木被金伤，现时就会发病。

⑨藏真散于肝：脏真，五脏真元之气，即五脏精气。春时肝木主气，故五脏精气散于肝。丹波元坚《素问绍识》："藏真即言五藏真元之气，各应五时而见于脉象也。"

⑩夏胃微钩曰平：钩，即洪脉，浮盛隆起，前曲后倨。吴崑注："钩，前曲后倨，如带钩状也。言夏脉宜钩，必于冲和胃气之之中脉来微钩，是平调之脉。"

⑪钩多胃少曰心病：如果钩像明显而缺少柔和之胃气，为心脏有病。

⑫但钩无胃曰死：脉见纯钩而无柔和之象的真脏脉，是死证。

⑬胃而有石曰冬病：若虽有胃气而兼见沉象的石脉，是夏见冬脉，故预测其到了冬天就要生病。

⑭石甚曰今病：如石脉太甚，则火被水伤，现时就会发病。

⑮长夏胃微耎弱曰平：耎，同"软"，非虚弱之义，指柔和而不劲急

的脉象。为脾脏主脉。吴崑注："瑌，软同。瑌弱，脾之脉也。长夏属土，脉宜瑌弱，必于冲和胃气之中微带瑌弱，谓之平调之脉。"

⑯但代无胃曰死：按"代"字误，应作"弱"字是。律以上文例，如春胃微弦、则但弦无胃；夏胃微钩，则但钩无胃；秋胃微毛，则但毛无胃；冬胃微石，则但石无胃。据此应作"但弱无胃曰死"是。

⑰瑌弱有石曰冬病：脉象瑌弱冲和带石象，则水乘火。张介宾注："石为冬脉属水，长夏阳气正盛，而见沉石之脉，以火土气衰，而水反乘也，故至冬而病。"

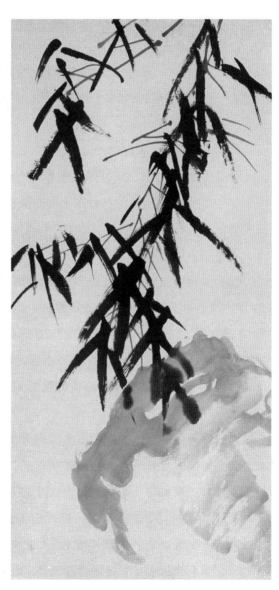

⑱弱甚曰今病：如弱火甚，现时就会发病。

⑲秋胃微毛曰平：秋天有胃气的脉应该是轻虚以浮而柔和的微毛脉，乃是无病之平脉。

⑳毛多胃少曰肺病：如果是脉见轻虚以浮而缺少柔和之胃气，为肺脏有病。

㉑但毛无胃曰死：脉来虚浮无根，无缓和之象，预后不良。张介宾注："但毛无胃，是秋时胃气已绝，而肺之真藏见也，故死。"

㉒毛而有弦曰春病：秋时脉象毛而兼弦，是木侮

金，肺气衰少，肝气偏盛。张介宾注："弦为春脉属木，秋时得之，以金气衰而木反乘也，故至春木旺时而病。"

㉓弦甚曰今病：弦甚无胃气，肺气大衰，肝气亢盛，即刻发病。张介宾注："秋脉弦甚，是金气大衰，而木寡于畏，故不必至春，今即病矣。"

㉔冬胃微石曰平：石，脉来深沉有力，按之坚硬，如石沉水，冬时主脉。吴崑注："石，脉来沉实也。冬脉宜石，必于冲和胃气之中，脉来微石，是曰平调之脉。"

㉕石多胃少曰肾病：脉象沉实有力，缺少和缓之象，胃气不足，肾水偏盛，水侮土。张介宾注："石多胃少，是水气偏盛，反乘土也，故为肾病。"

㉖但石无胃曰死：脉来沉实坚硬有余，是胃气绝，不藏精气，预后不好。张介宾注："但石无胃，是冬时胃气已绝，而肾之真藏见也，故死。"

㉗石而有钩曰夏病：冬季脉象实而兼有钩象，是火侮水，肾水衰弱，心火偏亢，夏时发病。张介宾注："钩为夏脉属火，冬时得之，以水气衰而火反侮也，故至夏火旺时而病。"

㉘钩甚曰今病：冬脉钩盛，肾气衰败，火气旺盛，即时发病。张介宾注："冬脉钩盛，是水气大衰而火寡于畏，故不必至夏，今即病矣。"

【译文】

健康人的正气来源于胃，胃为水谷之海，乃人体气血生化之源，所以胃气为健康人之常气，人若没有胃气，就是危险的现象，甚者可造成死亡。

春天有胃气的脉应该是弦而柔和的微弦脉，乃是无病之平脉；如果弦象很明显而缺少柔和之胃气，为肝脏有病；脉见纯弦而无柔和之象的真脏脉，主死；若虽有胃气而兼见轻虚以浮的毛脉，是春见秋脉，故预测其到了秋天就要生病，如毛脉太甚，则木被金伤，现时就会发病。肝旺于春，春天脏真之气散于肝，以养筋膜之气。夏天有胃气的脉应该是钩而柔和的微钩脉，如果钩像明显而缺少柔和之胃气，为心脏有病；脉见纯钩而无柔和之象的真脏脉，主死；若虽有胃气而兼见沉象的石脉，是夏见冬脉，故预测其到了冬天就要生病；如石脉太甚，则火被水伤，现时就会发病。心旺于夏，故夏天脏真之气通于心，心主血脉，而心之所藏则是血脉之气。长夏有胃气的脉应该是微耎弱的脉，乃是无病之平脉，如果弱甚无力而缺少柔和之胃气，为脾脏有病；如果见无胃气的代脉，主死；若软弱脉中兼见沉石，是长夏见冬脉，这是火土气衰而水反侮的现象，故预测其到了冬天就要生病；如弱火甚，现时就会发病。脾旺于长夏，故长夏脏真之气濡养于脾，脾主肌肉，故脾藏肌肉之气。秋天有胃气的脉应该是轻虚以浮而柔和的微毛脉，乃是无病之平脉；如果是脉见轻虚以浮而缺少柔和之胃气，为肺脏有病；如见纯毛脉而无胃气的真脏脉，就要死亡；若毛脉中兼见弦象，这是金气衰而木反侮的现象，故预测其到了春天就要生病；如弦脉太甚，现时就会发病。肺旺于秋而居上焦，故秋季脏真之气上藏于肺，肺主气而朝百脉，乃是无病之平脉；如果脉见沉石而缺少柔和的胃气，为肾脏有病；如脉见纯石而不柔和的真脏脉，主死；若沉石脉中兼见钩脉，是水气衰而火反侮的现象，故预测其到了夏天就要生病；如钩脉太甚，现时就会发病。肾旺于冬而居人体的下焦，冬天脏真之气下藏与肾，肾主骨，故肾藏骨髓之气。

【解读】

"脉以胃气为本"，胃气的多寡有无可以判断四时五脏的平脉、病脉、死脉。脉象形成机理即脏真之气依赖胃气行于脉中。脉中的气血源于脾胃运化的水谷之精；脉中气血的运行还要依靠宗气，宗气由脾胃化生的水谷之精气与肺吸入的清气结合而生成，宗气能助心行血；五脏的气血来源于胃气；五脏真气的运行也要依赖胃气才能行于脉中，因此脉以胃气为本。四时五脏之脉以胃气为本，其表现为"春胃微弦，夏胃微钩，长夏胃微耎弱，秋胃微毛，冬胃微石"，此为"平脉"，即胃气与本脏之气并见的脉象，"微"指脉象从容柔和之象；若五脏任一一脏本脏之气偏盛，脉象明显，而和缓从容之胃气较少，则为病脉；若脉无胃气，本脏之气独见，会形成真藏脉，为死脉。因此"脉以胃气为本"具有重要临床价值。

【原文】

胃之大络，名曰虚里^①。贯鬲络肺，出于左乳下，其动应衣，脉宗气也^②。盛喘数绝者^③，则病在中；结而横^④，有积矣；绝不至曰死；乳之下其动应衣，宗气泄也^⑤。

【校注】

①胃之大络，名曰虚里：虚里，左乳下心尖搏动处。杨上善注："此胃大络，乃是五藏六腑所禀居处，故曰虚里。其脉处左乳下，常有动以应衣也。"

②其动应衣，脉宗气也：《甲乙经》"衣"作"手"，《脉经》同。脉，动词，测候、诊候。宗，聚也。虚里为众脉气之所聚，故曰宗气。张志聪注："宗气者，胃腑水谷之所生，积于胸中，上出喉咙，以司呼吸，行于十二经隧之中，为藏腑经脉之宗，故曰宗气。"

③盛喘数绝者，则病在中：虚里搏动甚盛数急，时有歇止，其病在中。张介宾注："若虚里动甚而如喘，或数急而兼断绝者，由中气不守而然，故曰病在中。"

④结而横，有积矣：指虚里搏动无常，时动时止，横挺于指下。积，指膈肌以上有积症。吴崑注："脉来迟，时一止，曰结。横，横格于指下也。"

⑤乳之下其动应衣，宗气泄也：如脉来迟而有歇止兼见跳动甚剧而外见于衣，这是宗气失藏而外泄的现象。

【译文】

胃经的大络，名叫虚里，其络从胃贯膈而上络于肺，其脉出现于左乳下，搏动时手可以感觉得到，这是积于胸中的宗气鼓舞其脉跳动的结果。如果虚里脉搏动急数而兼有短时中断之象，这是中气不守的现象，是病在膻中的征候；如脉来迟而有歇止兼见跳动甚剧而外见于衣，这是宗气失藏而外泄的现象。

【解读】

　　本篇讲述了虚里诊的位置、原理及其临床意义。虚里位于左乳下的心尖搏动处，为胃之大络，为胃的络脉，贯膈络肺。虚里脉宗气也，虚里与宗气关系密切，是宗气积聚之处，可以反映宗气盛衰。同时虚里诊病，有重要的临床意义，如果虚里搏动较急而时有停歇者，此病在胸中，多为心肺有病；虚里搏动时动时止，横挺于指下，多为积证；若搏动停歇而不至，此为危重之象，预后不良。若搏动震动应衣，为宗气衰败不藏外泄之象，预后亦差。

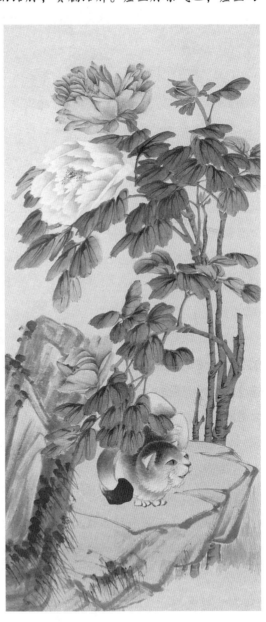

【原文】

　　颈脉动[①]、喘、疾咳，曰水；目裹微肿[②]，如卧蚕起之状，曰水。溺黄赤安卧者[③]，黄疸。已食如饥者，胃疸[④]。面肿曰风[⑤]。足胫肿曰水[⑥]。目黄者曰黄疸。

　　妇人手少阴脉动甚者[⑦]，妊子也。

【校注】

　　①颈脉动：颈脉，喉结

旁动脉，属于足阳明胃经，故又称人迎脉。动，搏动明显、亢盛之义。张介宾注："颈脉，谓结喉旁动脉，足阳明人迎脉也。水气上逆，反侵阳明，则颈脉动；水溢于肺，则喘急而疾咳。"

②目裹微肿：目裹，即眼上下睑，是水肿病的早期表现。杨上善注："目裹，目上下睑也。睑之微肿，水之候。"

③溺黄赤安卧者：小便颜色黄赤，而且嗜卧。

④已食如饥者，胃疸：丹波元简云："按疸、瘅同。"瘅，热也。胃热炽盛，消谷善饥。王冰注："是则胃热也。热则消谷，故食已如饥也。"

⑤面肿曰风：头面为诸阳之会，风邪伤上，阳气受阻。吴崑注："六阳之气聚于面，风之伤人也，阳先受之，故面肿为风。"

⑥足胫肿曰水：足胫肿胀，是肾气不化水之故。吴崑注："脾胃主湿，肾与膀胱主水，其脉皆行于足胫，故足胫肿者为水。"

⑦妇人手少阴脉动甚者：妇女手少阴心经搏动圆滑，是妊娠的征象。张介宾注："手少阴，心脉也。动甚者，流利滑动也。心主血，血王乃能胎。妇人心脉动甚者，血王而然，故当妊子。"

【译文】

颈部之脉搏动甚，且气喘咳嗽，主水病。眼睑浮肿如卧蚕之状。也是水病。小便颜色黄赤，而且嗜卧，是黄疸病。风为阴邪，下先受之，面部浮肿，为风邪引起的风水病。水湿为阴邪，下先受之，足胫肿，是水湿引起的水肿病。眼白睛发黄，是黄疸病。

妇人手少阴心脉搏动明显，是怀孕的征象。

【解读】

本篇论述水肿、黄疸、胃瘅等病的诊察要点，以及妇人妊娠脉象的特点。重点论述了水肿的症状特点，即颈脉动、喘、疾咳，目裹微肿，如卧蚕起之状，面肿，足胫肿。风水袭上，则面肿，水湿袭下，则足胫肿；水寒射肺则喘咳，水气淫及脾，则目肿；水气侵及足阳明胃经，则颈动脉搏动。小便黄，嗜卧者，为黄疸的诊断要点，黄疸多由于寒湿或湿热内阻所致。食后易饥，为胃中有热，热盛消谷，为胃痹的诊察要点。关于妇人妊娠脉象的论述，历代医家不一，现一般认为脉象滑动有力为妊娠脉象。《内经》对妊娠脉的认识有一定的临床意义，但仍需结合停经史及其他情况综合诊断。

【原文】

脉有逆从四时①，未有藏形②。春夏而脉瘦③，秋冬而脉浮大，命曰逆四时也。风热而脉静，泄而脱血脉实，病在中脉虚，病在外脉坚涩者，皆难治，命曰反四时也。

【校注】

①脉有逆从四时：逆从，偏义复词。此谓脉逆四时。

②未有藏形：脏形，即五脏应四时的正常脉象。未有脏形，指未见本脏应四时的正常脉象。

③春夏而脉瘦：脉瘦，即脉沉细小。王冰注："脉瘦，谓沉细也。"

【译文】

脉与四时有相适应，也有不相适应的，如果脉搏不见本脏脉的正常脉象，春夏而不见弦、洪，而反见沉、涩；秋冬而不见毛、石，而反见浮大，这都是与四时相反的脉象。风热为阳邪脉应浮大，今反沉静；泄利脱血，津血受伤，脉因虚细，今反实大；病在内，脉应有力，乃正气尚盛足以抗邪，今反脉虚；病在外，脉应浮滑，乃邪气仍在于表，今反见脉强坚，脉证相反，都是难治之病，这就叫做"反四时"。

【解读】

本篇论述脉逆四时、脉证相反的表现及其临床诊断意义。脉象的变化与四时阴阳变化相符或脉证相符，病情轻，预后好，反之，若脉象的变化与四时阴阳变化不相符或脉证不相符，病情重，预后不好。脉象表现春弦、夏洪、秋毛、冬石，为脉顺四时，若春夏脉沉细，秋冬脉浮大，为脉逆四时。本条经文脉证相反中，例如，若风热证候，脉应浮数而出现沉静，若患者泄泻与脱血，脉应虚象而反脉实，此为脉证相反，病情复杂难治。

人以水谷为本，故人绝水谷则死，脉无胃气亦死。所谓无胃气者，但得真藏脉①，不得胃气也。所谓脉不得胃气者，肝不弦，肾不石也②。

【校注】

①真藏脉：是脉无胃气之象，脏腑精气衰败外露的脉象。高世栻注："所谓脉不得胃气者，但得真脏脉，不得柔和之胃气也。"

②肝不弦，肾不石也：即春不微但弦，肾不微但石。高世栻注："所谓脉不得胃气者，至春而肝不微弦，至冬而肾不微石也。"

【译文】

人依靠水谷的营养而生存，所以人断绝水谷后就要死亡；胃气化生于水谷，如脉无胃气也要死亡。所谓无胃气的脉，就是单见真脏脉，而不见柔和的胃气脉。所谓不得胃气的脉，就是肝脉见不到微弦脉，肾脉见不到微石脉等。

【解读】

本篇阐明真脏脉的内涵，真脏脉即脉无胃气而真脏之气独见，真脏脉为死脉。有胃气的五脏脉象为"肝脉微弦，心脉微钩，脾脉微奕弱，肺脉微毛，肾脉微石"，脉无胃气也就是脉象没有从容柔和之象，五脏的真脏脉表现为：肝脉但弦无胃，肝脉只剩下弦脉而没有柔和的胃气；心脉但钩无胃，心脉只剩下洪大脉而没有柔和的胃气；脾脉但代无胃，脾脉只剩下太弱而没有胃气冲和有力的脉象；肺脉但毛无胃，肺脉只剩下浮脉而没有胃气；肾脉但石无胃，肾脉只剩下沉脉而没有柔和的胃气。

【原文】

夫平心脉来，累累如连珠，如循琅玕曰心平①。夏以胃气为本②。病心脉来，喘喘连属，其中微曲曰心病。死心脉来，前曲后居^③，如操带钩曰心死。

平肺脉来，厌厌聂聂^④，如落榆荚^⑤，曰肺平。秋以胃气为本。病肺脉来，不上不下^⑥，如循鸡羽，曰肺病。死肺脉来，如物之浮，如风吹毛，曰肺死。

平肝脉来，耎弱招招，如揭长竿末梢^⑦，曰肝平。春以胃气为本^⑧。病肝脉来，盈实而滑，如循长竿^⑨，曰肝病。死肝脉来，急益劲，如新张弓弦^⑩，曰肝死。

平脾脉来，和柔相离，如鸡践地^⑪，曰脾平。长夏以胃气为本^⑫。病脾脉来，实而盈数，如鸡举足^⑬，曰脾病。死脾脉来，锐坚如鸟之喙，如鸟之距^⑭，如屋之漏，如水之流^⑮，曰脾死。

平肾脉来，喘喘累累如钩^⑯，按之而坚曰肾平。冬以胃气为本^⑰。病肾脉来，如引葛，按之益坚^⑱，曰肾病。死肾脉来发如夺索，辟辟如弹石^⑲，曰肾死。

【校注】

①累累如连珠，如循琅玕：累累，连续不断。琅玕，石似玉珠者。《说文》："琅玕，似珠。"比喻脉象圆滑柔和。

②夏以胃气为本：心脉旺于下，有冲和之胃气，不得太过。马莳注："夏以胃气为本，取其钩而且和也。"

③前曲后居：浮取则脉坚硬，沉取则脉沉实有力。张介宾注："前曲者，谓轻取则坚强而不柔，；后居者，谓重取则牢实而不动。"

④厌厌聂聂：厌，树叶动貌；聂，树动貌。比喻脉来如树叶飘动、轻浮向上。吴崑注："厌厌聂聂，翩翩之状，浮薄而流利也。"

⑤如落榆荚：榆荚，俗称榆钱。脉来轻浮而微毛。张介宾注："如落榆荚，轻浮和缓貌，即微毛之义也。"

⑥不上不下，如循鸡羽：脉来涩滞不畅，如循鸡之羽毛，毛中含有坚劲之义。马莳注："如循鸡羽，则鸡羽两旁虽虚，而中央颇有坚意，所以

谓之病也。"

⑦䏝弱招招，如揭长竿末梢：柔软而弦长，如长竿之末梢一样的柔软摆动。

⑧春以胃气为本：春气旺在肝，脉象弦而从容和缓。马莳注："春以胃气为本，取其弦而且和也。"

⑨盈实而滑，如循长竿：脉来满指滑实，像抚摸长竿，弦而不柔和。马莳注："盈实而滑似有坚意，而长竿非循末梢，则弦而不和，所以谓之病也。"

⑩急益劲，如新张弓弦：脉来急劲僵硬，像新张弓弦，弦石有力，似但弦无胃之脉。张介宾注："劲，强急也。如新张弓弦，弦之甚也，亦但弦无胃之义，故曰肝死。"

⑪和柔相离，如鸡践地：脾脉来时，和缓柔利，节律分明，如鸡践地。张介宾注："和柔，雍容不迫也；相离，匀净分明也。如鸡践地，从容轻缓也。此即冲和之气，亦微软弱之义，是为脾之平脉。"

⑫长夏以胃气为本：长夏脉来软弱柔和。马莳注："长夏以胃气为本，取其弱而且和也。"

⑬实而盈数，如鸡举足：脉来充实而数，往来急促，不缓不和。张介宾注："实而盈数，强急不和也。如鸡举足，轻急不缓也。"

⑭锐坚如鸟之喙，如鸟之距：脉来坚硬，无柔和之象。张介宾注："如鸟之喙，如鸟之距，言紧锐不柔也。"

⑮如屋之漏，如水之流：结代不齐，脉弱欲绝。张介宾注："如屋之漏，点滴无伦也；如水之流，去而不返也。皆是脾气绝而怪脉见，亦但代无胃之义，故曰脾死。"

⑯喘喘累累如钩：脉来连贯，沉濡圆滑。张介宾注："喘喘累累如心之钩，阴中藏阳，而得微石之义，是为肾之平脉。"

⑰冬以胃气为本：沉实有力柔和。张介宾注："石而和也。"

⑱如引葛，按之益坚：脉来坚硬深沉，深按之益坚实。张介宾

注："脉如引葛，坚搏牵连也；按之益坚，石甚不和也。亦石多胃少之义，故曰肾病。"

⑲发如夺索，辟辟如弹石：脉来紧长而坚劲有力，或圆硬数乱。吴崑注："夺索，两人争夺气索，引长而坚劲也；辟辟，来去不伦也；如弹石，圆硬不软也。此但石无胃，故曰肾死。"

【译文】

正常的心脉来时，圆润像珠子一样，相贯而至，又像安抚琅玕美玉一样柔滑，这是心脏的平脉。夏天以胃气为本，脉当柔和而微钩。如果脉来时，喘急促，连串急数之中带有微曲之象，这是心的病脉。将死的心脉来时，脉前曲回，后则端直，如摸到革带之钩一样坚硬，全无和缓之意，这是心的死脉。

正常的肺脉来时，轻虚而浮，像榆荚下落一样轻浮和缓，这是肺的平脉。秋天以胃气为本，脉当柔和而微毛。有病的肺脉来时，不上

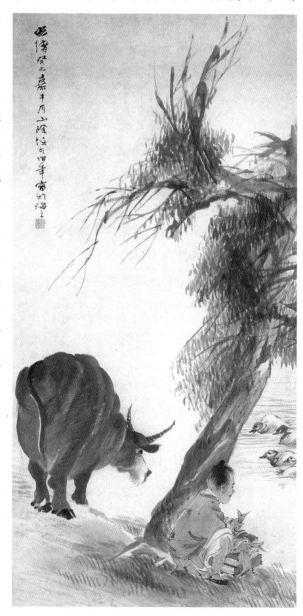

不下，如抚摩鸡毛一样，这是肺的病脉。将死的肺脉来时，轻浮而无根，如物之漂浮，如风吹毛一样飘忽不定、散动无根，这是肺的死脉。

正常的肝脉来时，柔软而弦长，如长竿之末梢一样柔软摆动，这是肝的平脉。春天以胃气为本，脉当柔和而微弦。有病的肝脉来时，弦长硬满而滑利，如以手模长竿一样长而不软，这是肝的病脉。将死的肝脉来时，弦急而坚劲，如新张弓弦一样紧绷而强劲，这是肝的死脉。

正常的脾脉来时，从容和缓，至数匀净分明，好像鸡足缓缓落地一样轻缓而从容不迫，这是脾的平脉。长夏以胃气为本，脉应当和缓。有病的脾脉来时，充实硬满而急数，如鸡举足一样急疾，这是脾的病脉。将死的脾脉来时，或锐坚而无柔和之气，如鸟之嘴，鸟之爪那样坚硬而锐，或时动复止而无规律，或脉去而无不至，如屋之漏水点滴无伦，或如水之流逝，去而不返，这是脾的死脉。

正常的肾脉来时，沉石滑利连续不断而又有曲回之象，按之坚实，有如心之钩脉，这是肾的平脉。冬天以胃气为本，脉当柔软而微石。有病的肾脉来时，坚搏牵连如牵引葛藤一样，愈按愈坚硬，这是肾的病脉。将死的肾脉来时，像夺索一般，长而坚硬劲急，或坚实如以指弹石，这是肾的死脉。

【解读】

本篇论述四时五脏之平脉、病脉、死脉脉象，指出其关键在胃气的多寡有无，脉以胃气为本，脉有胃气，则脉象从容柔和。后世医家在脉有胃气之外，还提出脉有神气、脉有根气。"神气"和"根气"都是以胃气为基础的，因此，脉以胃气为本有重要临床意义。本条经文运用了很多生活中、自然中的事物描述脉象，非常形象贴切，便于医者观察掌握。

《素问·玉机真藏论》

【篇解】

见本书第八章论发病。

【原文】

真肝脉至，中外急，如循刀刃①；责责然，如按琴瑟弦②；色青白不泽③，毛折，乃死。真心脉至，坚而搏，如循薏苡子累累然④，色赤黑不泽，毛折，乃死。真肺脉至，大而虚，如以毛羽中人肤⑤，色白赤不泽，毛折，乃死。真肾脉至，搏而绝，如指弹石辟辟然⑥，色黑黄不泽，毛折，乃死。真脾脉至，弱而乍数乍疏⑦，色黄青不泽，毛折，乃死。诸真藏脉见者，皆死不治也。

黄帝曰：见真藏曰死⑧，何也？岐伯曰：五藏者皆禀气于胃，胃者五藏之本也。藏气者，不能自致于手太阴，必因于胃气，乃至于手太阴也⑨。故五藏各以其时，自为而至于手太阴也⑩。故邪气胜者，精气衰也。故病甚者，胃气不能与之俱至于手太阴⑪，故真藏之气独见，独见者病胜藏也，故曰死。帝曰：善。

【校注】

①中外急，如循刀刃：《千金方》"中"作"内"，按《太素》杨上善注作"内"是。"内外急"犹指浮中沉三候坚劲锋利、如循刀刃。

②责责然，如按琴瑟弦：责责，《诸病源候论·肝病候》作"赜赜"。《易·系辞上》《释文》引郑玄注："赜当作动。"动，震震然。脉来锋利坚

硬、震震动如琴弦，但弦无胃之象。高世栻注："如按琴瑟弦，按之一线，不柔和也。"

③色青白不泽：肝之真脏脉现，面色外现青白不泽，青为肝之真色外现，白为金克木之证，故预后不良。

④坚而搏，如循薏苡子累累然：脉来坚实、应手有力、如循摸薏苡子细小坚硬、急促无根。高世栻注："坚者牢实，搏者搏击。复如循薏苡子，累累然者，坚急而无根也。"

⑤大而虚，如以羽毛中人肤：脉来洪大，虚弱无力，如羽毛中人皮肤。张介宾注："浮虚无力之甚，而非微毛之本体，肺脉之真藏也。"

⑥搏而绝，如指弹石辟辟然：脉来应手有力，坚硬如指弹石，深沉欲绝。张介宾注："搏而绝，搏之甚也。如指弹石辟辟然，沉而坚也。皆非兼微石之本体，而为肾脉之真藏也。"

⑦弱而乍数乍疏：脉来软弱无力，节律紊乱，时说时迟。张介宾注："弱而乍数乍疏，则和缓全力，而非微软弱之本体，脾脉之真藏也。"

⑧见真藏曰死：见，音义同"现"。杨上善注："无余物和杂，故名真也。五藏之气皆胃气和之，不得独用，如至刚不得独用，独用即折，和柔用之即固也。五藏之气和于胃气，即得长生。若真独见，无和胃气，必死期也。"

⑨乃至于手太阴也：手太阴，指气口脉。张介宾注："谷入于胃，以传于肺，五脏六腑，皆以受气，故藏气必因于胃气，乃得至于手太阴，而脉则见于气口，此所以五脏之脉必来胃气以为之主也。"

⑩自为而至于手太阴也：五脏各以其时，分别以胃微弦、胃微钩、胃微毛、胃微石现于气口脉，这是正常四时五脏脉象。张志聪注："五藏之弦钩毛石，各以其时，自为其象，而至于手太阴者，皆胃气之所资生。"

⑪胃气不能与之俱至于手太阴：邪气亢盛，正气衰败，胃气耗竭，真脏脉现，毫无和缓之象，真气外露，故预后不好。马莳注："彼邪气胜者，正气必衰，安得有胃气以至于手太阴肺经？但见各藏之真藏脉独见耳。此

其病气胜于藏气，所以至于死也。"

【译文】

肝脏之真脏脉至，中外劲急，如按在刀口上一样锋利，或如按在琴弦上一样硬直，面部显青白颜色而不润泽，毫毛枯焦，就要死亡。心脏的真脏脉至，坚硬而搏手，如循薏苡子那样短而圆实，面部显赤黑颜色而不润泽，毫毛枯焦乃死。肺脏的真脏脉至，大而空虚，好像毛羽覆着人皮肤一般地轻虚，面部显白赤颜色而不润泽，毫毛枯焦，就要死亡。肾脏的真脏脉至，搏手若索欲断，或如以指弹石一样坚实，面部显黑黄颜色而不润泽，毫毛枯焦，就要死亡。脾脏的真脏脉至，软弱无力，快慢不匀，面部显黄青颜色而不润泽，毫毛枯焦，就要死亡。凡是见到五脏真脏脉，皆为不治的死候。

黄帝道：见到真脏脉象，就要死亡，是什么道理？岐伯说：五脏的营养都赖于胃腑水谷之精微，因此胃是五脏的根本。故五脏之脏脉气，不能自行到达于手太阴寸口，必须赖借胃气的敷布，才能达于手太阴。所以五脏之气能够在其所主之时，出现于手太阴寸口，就是有了胃气。如果邪气胜，必定使精气衰。所以病严重时，胃气就不能与五脏之气一起到达手太阴，而为某一脏真脏脉象单独出现，真脏独见是邪气盛而脏气伤，所以说是要死亡的。黄帝道：讲得对！

【解读】

本篇详述了五脏真脏脉的形态表现及其气色变化，阐述了真脏脉的形成机理，五脏之气来源于胃，须依赖胃气的滋养、补充，才能至于手太阴肺经变现于气口脉，五脏才能在所主时令表现出有胃气的正常脉象，即春微弦、夏微钩、长夏微耎弱、秋微毛、冬微石。若脉无胃气，只有本脏真气独见，则表现出真脏脉，为死脉，例如春脉但弦无胃。

【原文】

黄帝曰：凡治病，察其形气色泽，脉之盛衰，病之新故，乃治之无后

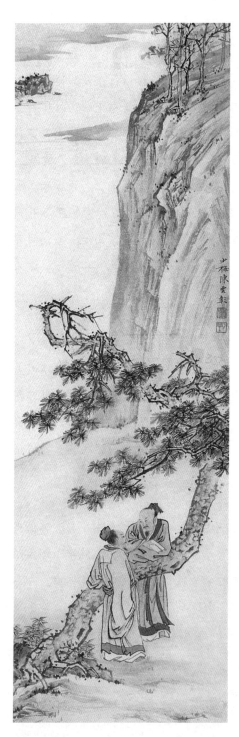

其时。形气相得①，谓之可治；色泽以浮②，谓之易已；脉从四时，谓之可治；脉弱以滑，是有胃气，命曰易治，取之以时；形气相失③，谓之难治；色夭不泽④，谓之难已；脉实以坚，谓之益甚；脉逆四时，为不可治。必察四难⑤，而明告之。

【校注】

①形气相得：正气盛则形体状，正气虚衰则形体虚弱，是谓形体相得。马莳注："气盛形盛，气虚形虚，谓之相得，其病可治。"

②色泽以浮：张介宾注："泽，润也；浮，明也。颜色明润者，病必易已。"

③形气相失：马莳注："若形盛气虚，气盛形虚，谓之相失，则难治矣。"形气盛而正气虚，或形虚而邪气盛。

④色夭不泽：颜色晦暗不明，枯槁不荣，病必难已。王冰注："夭，谓不明而恶；不泽，谓枯燥也。"

⑤必察四难：四难，即上文"形气相失""色夭不泽""脉实以坚""脉逆四时"。张介宾注："形气色脉……谓之四难。"

【译文】

黄帝道：大凡治病，必先诊察形体盛衰，气之强弱，色之润枯，脉之虚实，病之新久，然后及时治疗，不能错过时机。病人形气相称，是可治之症；面色光润鲜明，病亦易愈；脉搏与四时相适应，亦为可治；脉来弱而流利，是有胃气的现象，病亦易治，必须抓紧时间治疗。形气不相称，此谓难治；面色枯槁，没有光泽，病亦难愈；脉实而坚，病必加重；脉与四时相逆，为不可治。必须审察这四种难治之证，清楚地告诉病人。

【解读】

本篇提出了四易四难内涵。诊病时，要全面诊查并综合分析患者形、气、色、脉表现，得出正确的疾病诊断，并提出"四易"和"四难"，对治疗及预后有重要意义。"四易"指形气相得，色泽以浮，脉从四时，脉弱以滑；"四难"指形气相失，色夭不泽，脉实以坚，脉逆四时。对于易治疾病要及时治疗，不要延误使其发生传变，预后较好；对于难治疾病要明确告诉患者或家属，对其开导鼓励，以获得病人的配合，预后不好。

【原文】

所谓逆四时者，春得肺脉①，夏得肾脉②，秋得心脉③，冬得脾脉④；其至皆悬绝沉涩者⑤，命曰逆四时。未有藏形⑥，于春夏而脉沉涩，秋冬而脉浮大，名曰逆四时也。病热脉静；泄而脉大；脱血而脉实；病在中，脉实坚；病在外，脉不实坚者；皆难治。

【校注】

①春得肺脉：春现毛脉，金克木的原因。高世栻注："春得肺脉，金刑木也。"

②夏得肾脉：夏脉沉实，水克火的原因。高世栻注："夏得肾脉，水刑火也。"

③秋得心脉：秋现钩脉，火克金的原因。高世栻注："秋得心脉，火刑金也。"

④冬得脾脉：冬现软弱之脉，土克水的原因。高世栻注："冬得脾脉，土刑水也。"

⑤其至皆悬绝沉涩者：脉象浮大无根，或沉涩欲绝，皆是无胃气之脉。高世栻注："其脉之至，皆悬绝无根，或沉涩不起着，是无胃气，命曰逆四时也。"

⑥未有藏形：脏形，五脏应时的脉象表现。未有藏形，谓不现五脏应时的脉象，如春不弦，夏不钩之类。

【译文】

所谓脉与四时相逆，是春见到肺脉，夏见到肾脉，秋见到心脉，冬见到脾脉，其脉皆悬绝无根，或沉涩不起，这就叫做逆四时。如五脏脉气不能随着时令表现于外，在春夏时令，反见沉涩的脉象，秋冬时令，反见浮大的脉象，这也叫做逆四时。热病脉宜洪大而反静；泄泻脉应小而反大；脱血脉应虚而反实；病在中而脉不实坚；病在外而脉反坚实。这些都是证脉相反，皆为难治。

【解读】

本篇阐述了脉逆四时、脉证相逆的表现。脉象的变化应与四时变化相顺应，脉顺四时，病情轻，反之，病情重，预后差。逆四时之脉为"春得肺脉，夏得肾脉，秋得心脉，冬得脾脉"，或"其至皆悬绝涩者"，或"春夏而脉沉涩者，秋冬而脉浮大"等。本条也列举了脉证不相应的表现，例如病属热，脉当洪大反静；泄泻，脉当小而反大；脱血证，脉当虚弱反坚实，提示病情重，预后差。

第十一章　论治病

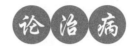

　　本篇论述了《内经》里丰富的论治思想、治则治法。《内经》在长期医疗实践中，形成了形神共养、法天则地的治疗思想，据此思想确立了治病原则，包括因势利导地扶正祛邪、调整阴阳，正治与反治、因地因人制宜原则；提出治法包括寒者热之、热者寒之等；注重疾病的早期治疗，主张用药勿过、饮食调养的治疗理念。《内经》论治理论反映了中医治疗学的特色，对当今临床具有重要的指导意义。

《素问·疏五过论》

【篇解】

见本书第十章论诊病。

【原文】

故曰：圣人之治病也，必知天地阴阳，四时经纪，五藏六府，雌雄表里①。刺灸砭石，毒药所主，从容人事②，以明经道③，贵贱贫富，各异品理④，问年少长，勇怯之理，审于分部，知病本始，八正⑤九候⑥，诊必副矣。

治病之道，气内为宝⑦，循求其理，求之不得，过在表里。守数据治，无失俞理⑧，能行此术，终身不殆。不知俞理，五藏菀熟⑨，痈发六府。诊病不审，是谓失常，谨守此治，与经相明。上经下经，揆度阴阳，奇恒五中⑩，决以明堂⑪，审于终始⑫，可以横行。

【校注】

①雌雄表里：在此指经脉而言。如六阴经为雌，六阳经为雄。阳经行于表，阴经行于里。

②从容人事：耐心细致、从容和气地了解患者的人情事理。

③经道：此指诊治疾病的基本规律和法则。经，常也。道，规律。

④贵贱贫富，各异品理：谓病人贫贱富贵，各有不同的品行习惯、心理特征。

⑤八正：指二至（冬至、夏至）、二分（春分、秋分）、四立（立春、

立夏、立秋、立冬）八个节气。

⑥九候：指脉诊三部九候。

⑦气内为宝：治病的关键在于探求体内元气的强弱。张景岳注："气内者，气之在内者也，即元气也。凡治病者，当先求元气之强弱，元气既明，大意见矣。"

⑧俞理：俞穴所治的道理。

⑨五藏菀熟：五脏郁热。熟，热。

⑩上经下经，揆度阴阳，奇恒五中：据考证，《上经》《下经》《揆度》《阴阳》《奇恒》《五中》，均为内经之前的古医经，惜以亡佚。

⑪明堂：此泛指面部色诊。

⑫终始：审察疾病发生、发展的全过程。

【译文】

所以说：圣人治病，必知自然界阴阳的变化，四时寒暑的规律，五脏六腑之间的关系，经脉之阴阳表里，刺灸、砭石、毒药治病之所宜，能周密祥审人情事理，熟知诊治之常道，从病人的贵贱贫富，区分其体质及发病的各自特点，问其年龄的长幼，知其性情勇怯之理，审察病色出现的部位，以知其病之本始，并结合四时八风正气及三部九候脉象进行分析，所以他的诊疗技术是全备的。

治病的道理，应重视病人元气的强弱，从其元气的强弱变化中探求其

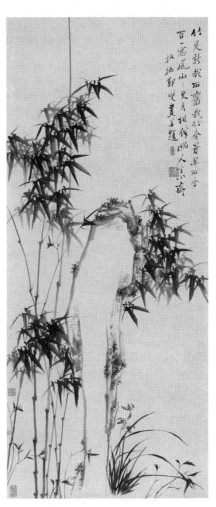

病，如果求之不得，其病便是在阴阳表里之间。治病时应遵守气血多少及针刺深浅等常规，不要失去取穴的理法，能这样来医疗，则终生可不发生差错。如果不知取穴的理法，而妄施针石，可使五脏积热，痈发于六腑。若诊病不能祥审周密，便是失常，若能遵守这些诊治法则，自会与经旨相明。能通晓《上经》《下经》《揆度》《阴阳》《奇恒》《五中》等医籍，能明确明堂之色，审知疾病的始终，便可随心所欲而遍行于天下。

【解读】

本篇提出医生治病"四德"和治疗原则。

一、治病"四德"

1. 知"天地阴阳，四时经纪"。天地阴阳四时影响人的生理病理，人要与自然界和谐统一，医生要密切关注天地阴阳四时的变化。

2. 知"五藏六府，雌雄表里。刺灸砭石，毒药所主"。医生要掌握完备的医学知识及治病方法。

3. "从容人事，以明经道"。医生要了解患者的"人事"，包括社会地位，经济贫富，人际关系，精神等情况。

4. "审于分部，知病本始，八正九候，诊必副矣"。医生要诊查患者的面部色泽、脉象，掌握四诊，四诊合参，全面诊查，综合分析，才能更好的诊病。

二、治病原则

1. 治病之道，气内为宝。人体精气的内藏十分重要，要保护好元气。

2. 守数据治，无失俞理。医生要掌握医学理论，明确治则治法，规范诊病，方能不失疗效。

《素问·移精变气论》

【篇解】

"移精变气"就是运用某种方法调节病人的精神，改变其气血紊乱的病理状态，故曰"移精变气论"。吴崑注："理色脉，求助于色脉也，通神明谓色脉之验符合于神明也。"

【原文】

岐伯曰：治之要极，无失色脉，用之不惑，治之大则。逆从到①行，标本不得，亡神失国！去故就新②，乃得真人。

【校注】

①到：当作"倒"，古代同音假借。

②去故就新：有三说。一指医工，王冰注："去故逆理之人，就新明悟之士，乃得至真精晓之人以全己也。"二指医术，张介宾注："去故者，去其旧习之陋。就新者，进其日新之功。新而又新则圣贤可以学至，而得真人之道矣。"三指治法，吴崑注："去故，去其故日之邪。就新，养其新生之气。即移精变气之事也。如此，是得上古真人之道。"

【译文】

岐伯回答道：治疗疾病最重要的一点就是望色和诊脉，能够熟练地运用望色和诊脉的理论和技术，就可以不被疾病的假象所迷惑，从而做出正确的诊断，这就是治病的重要法则。若不遵守这个治疗法则，就可能在诊断疾病时把顺证和逆证弄反了，采取的治疗措施当然就不能符合疾病的实际情况了。把疾病的标和本弄颠倒了，当然会使病人亡神而死。所以说，在诊治疾病时一定要抛弃粗俗不科学的旧方法，而不断创造和学习新技术，只有这样才能成为医术高明的人。

【解读】

治病要重视色诊、脉诊，通过色脉局部变化可以了解人体整体的变化，色脉的变化反映了体内"神"的变化，诊色脉即是察神气，突出了诊色脉的重要性。

《素问·至真要大论》

【篇解】

见本书第八章论发病。

【原文】

谨察阴阳所在而调之，以平为期①。

【校注】

①期：愿望、目标。

【译文】

人体患病后应当细致地审察阴阳病变的所在，加以调整，以达到阴阳平衡的目的。

【解读】

本篇提出了调整阴阳的治疗原则。《内经》认为："生之本，本于阴阳""治病必求于本"，此处"本"指阴阳，《内经》以调节阴阳为治疗总纲。阴阳贵在平和，阴平阳秘为最佳状态，阴阳失调产生各种疾病。因此，治病时要调节机体的阴阳，使阴阳恢复平衡协调。

《素问·汤液醪醴论》

【篇解】

见本书第九章论疾病。

【原文】

岐伯曰：病为本，工为标，标本不得①，邪气不服。

【校注】

①标本不得：指在治疗过程中患者与医生不合作。所以《素问·五藏别论》说："拘于鬼神者，不可与言至德，恶于针石者，不可与言至巧。病不可许者，病必不治，治之无功矣。"

【译文】

岐伯回答道：疾病的性质和病人精神和心理是"本"，医生的药物和疗法是'标'，标要通过本才能起作用。如果病人对医术不相信，或者已气血败坏，还有就是不配合医生，那就很难治愈了。

【解读】

本篇揭示了"标本不得"的危害。

标本的概念是相对的，内涵广泛，此处的"本"指病人及病情，"标"指医生及医生的治疗手段和措施，因此医生在治疗过程中，要把病人及病情放在首位，详细全面诊查病人，收集患者资料，切中病机，辨证施治，做到标本相得；同时，要取得患者的信任和配合。若标本不得，"邪气不服"，疾病难愈、甚或死亡。

另外，历代医家对"标本"见解各异：唐王冰认为病人为本，医生为标，"标本不得"即病人与医生不配合，明吴崐、明张介宾亦持此观点；唐杨上善认为疾病为本，医生的治疗手段为标；程士德《内经讲义》认为病人的神机为本，医工的医疗方法、措施为标。可相互参考。

《素问·阴阳应象大论》

【篇解】

见本书第三章论阴阳。

【原文】

故邪风之至^①，疾如风雨，故善治者治皮毛，其次治肌肤，其次治筋脉，其次治六府，其次治五藏。治五藏者，半死半生也^②。

【校注】

①邪风之至：邪风，泛指六淫外感之邪。至，入侵之意。

②半死半生：指邪深病重，预后较差。

【译文】

有外感致病因素伤害人体，急如疾风暴雨。善于治病的医生，当外邪在皮毛的时候，就给予治疗；技术较差的，当邪气在肌肤才治疗；有更差的，当邪气在五脏才治疗。假如病邪传入五脏就非常严重，这时治疗的效果只有半死半生了。

【解读】

外邪侵袭人体，疾病会迅速发生变化，向机体更深部位传变，病情逐渐加重，过程疾如风雨，因此高水平的医生要在疾病传变前找准病因，切中病机，早期诊治，才不至于病邪向里、病情向更严重方向发展。"早期诊治"符合"治未病"的理念。

《素问·汤液醪醴论》

【篇解】

见本书第九章论疾病。

【原文】

帝曰：形弊血尽而功不立①者何？岐伯曰：神不使②也。帝曰：何谓神不使？岐伯曰：针石，道也③。精神不进，志意不治，故病不可愈④。今精坏神去，荣卫不可复收。何者？嗜欲无穷，而忧患不止，精气弛坏，荣泣卫除⑤，故神去之而病不愈也。

帝曰：夫病之始生也，极微极精⑥，必先入结于皮肤。今良工皆称曰病成，名曰逆，则针石不能治，良药不能及也。今良工皆得其法，守其数⑦，亲戚兄弟远近⑧音声日闻于耳，五色日见于目，而病不愈者，亦何暇⑨不早乎？

【校注】

①形弊血尽而功不立：形体败坏，血气竭尽，治疗无效。弊，通"敝"，衰败之意。

②神不使：神气衰败，不能使针灸、药物发挥治疗作用。

③针石，道也：毫针、砭石，是治疗疾病的工具和方法，其中蕴涵着深刻的道理与规律。

④精神不进，志意不治，故病不可愈：《甲乙经》无三个"不"字。《新校正》云："按全元起本云：精神进，志意定，故病可愈。"言针石治疗，需得病人精神及志意的配合，才能取效愈病。

⑤精气弛坏，荣泣卫除：精气毁坏，营气运行凝涩，卫气丧失了正常功能。弛，毁坏。泣，音义同"涩"。

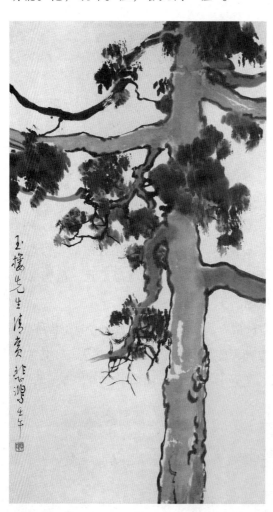

⑥极微极精：言疾病初期轻浅单纯。微，轻浅未深；精，专一未乱。

⑦得其法，守其数：好医生诊治疾病皆掌握治病法则与技术。数，技术。

⑧远近：偏义复词，言其近。

⑨何暇：《新校正》云："按别本'暇'作'谓'。"《太素·知汤药》作"可谓"。

【译文】

黄帝问道：当疾病发展到形体衰变，气血枯竭的地步，这时虽然把药物、针灸、砭石都用上，但病仍不能痊愈，这是为什么？岐伯回答道：这是病人"神"没有驱动力的原因。黄帝问道：什么是"神"没有驱动力。岐伯回答道：针灸和砭石这些都是治疗方法，是外因，但是外因必须通过内因才能发生作用，也就是说病人的精神气血必须对外部的治疗做出反应，疾病才有可能治愈。如果病人的精神衰败，意志紊乱，（中医认为心之所以能泵血是由"神"来驱使的；肺之所以能发挥功能呼吸是由"魄"来驱动；肝之所以功能发挥它应有的功能是靠"魂"的作用；脾之所以能够发生生化的功能靠的是"意"的驱使；肾要发挥它应有的功能是由于"志"的功劳）对如何治疗都不产生反应，那么无论如何治疗都只能是劳而无功。为什么会严重到精神衰败，营卫气血枯竭而不可收拾的地步呢？关键在于人们不注重养生，有着无穷欲望的嗜好，无休止的烦恼和苦闷，以至于阴精耗散，营血枯竭、卫气消散，神气全部丧失，所以即使治疗疾病依然不能痊愈。

黄帝问道：大凡在疾病刚开始的时候，症状都是很轻微的而容易治疗，因为疾病的入侵一般都是首先侵犯皮肤等浅表部位。现在常常有这样的情况，医生一看病人，就可以判断出病情很严重，是逆证，即使用针灸、砭石也不能治愈，再好的药物也无济于事。应该说这些医生的水平都比较高了，都了解治疗疾病的原则和方法，也能够正确地使用针灸技术。甚至大多数病人都是自己的亲戚兄弟能经常接触，可以随时了解病情，病人的声音也天天可以听到，病人的气色每天都可以看到，但是还是不能把病人治愈，难道说还是治疗不及时吗？

【解读】

"神不使"，指患者神机衰败，针灸、药物等治疗手段和措施不能发挥正常作用。医生治疗手段和措施能产生作用的关键在于患者神的状态，即"神机"，患者神机正常才能使病可治。因此人体的神机非常重要。广义的"神"指人体生命活动的主宰及外在总体表现的统称。《灵枢·本神》曰"凡刺之法，必先本于神"，《灵枢·天年》曰："失神者死，得神者生也"。

"神不使"是由于嗜欲无穷、忧患不止而耗精伤神所致，导致精气弛坏，荣泣卫除，最终形弊血尽，病不可治。强调了人体形神统一的思想。因此要重视患者的神机，才能更好地治疗疾病。

【原文】

黄帝问曰：为五谷^①汤液及醪醴奈何？岐伯对曰：必以稻米，炊之稻薪，稻米者完^②，稻薪者坚^③。帝曰：何以然？岐伯曰：此得天地之和，高下之宜^④，故能至完；伐取得时，故能至坚^⑤也。

帝曰：上古圣人作汤液醪醴，为而不用何也？岐伯曰：自古圣人之作汤液醪醴者，以为备耳！夫上古作汤液，故为而弗服也。

中古之世，道德^⑥稍衰，邪气时至，服之万全。

帝曰：今之世不必已何也。岐伯曰：当今之世，必齐毒药^⑦攻其中，镵石^⑧针艾治其外也。

【校注】

①为五谷汤液及醪醴：为，制作的意思。五谷，麦、黍、稷、稻、菽。意即以五谷制作汤液醪醴。

②完：完美。这里指稻米营养丰富，作用纯正。

③坚：这里指稻薪的性能坚劲。

④天地之和，高下之宜：指稻谷上得天阳下得水阴之和，又生长于无高下悬殊之平地。

⑤伐取得时，故能至坚：稻薪收割于秋，秋气坚劲，故曰至坚。

⑥道德：这里指养生之道。

⑦齐毒药：即按照一定的配制原则，将性味峻烈的药物组成方剂，用以治疗疾病。齐，同"剂"，即药剂。毒药，指性味峻烈的药物。

⑧镵石：锐利的石针，是古代的针刺工具。

【译文】

黄帝问道：怎样用五谷制作汤液和醪醴呢？岐伯回答道：必须用稻谷做原料，用稻秸做燃料来制备。因为稻米的气味最完备，而稻秸的性质最坚实。黄帝问道：那是为什么？岐伯回答道：因为稻米是应天地四时平和之气而生成的，又生长在高低适宜的平坦之地，上得天之阳气，下得地之阴气，所以说稻米的气味最完备，不偏寒也不偏热而气味平和，还有就是稻秸是秋天收割，具有秋天的坚韧之气，所以稻秸很坚实。

黄帝问道：我听说远古时代的医生虽然制作了汤液和醪醴，但是做成之后并不使用，这是为什么？岐伯回答道：远古时代的医生制作汤液和醪醴是为了有备无患，因为，那个时代的人们很注重养生，又善于调摄精神，很少得病，所以即使制作好了汤液和醪醴，基本上无用武之地。

中古时代，社会上注重养生的人少了，人们的欲望稍微多了些。因而不时受到邪气的侵扰，但是只要服用汤液或者醪醴就可以治愈。

黄帝问道：当今的人们，有病后虽然也服用汤液和醪醴但却不一定能痊愈，这是为什么？岐伯回答道：现在的人们已经不注重养生了，身体素质较差，得病后必须同时内服汤药，外用镵石、艾灸、针灸治疗才能治愈。

【解读】

本篇论述了汤液醪醴的制作及用途。

"汤液"和"醪醴"，就是指酒类。它是以稻谷做原料，稻秸做燃料来制备的，这是因为稻谷上得天阳下得水阴之和，又生长于无高下悬殊之平地，得天地阴阳平和之气最完善，故其气味最完备，稻秸在秋天金气最旺时收伐，金曰坚成，故其性质最坚实。故"必以稻米，炊之稻薪"。我国酿酒术起源很早，出土的原始社会晚期的大量陶制酒具说明当时人们已会酿酒。随着社会发展，酿酒技艺逐渐完善，并逐渐应用于医疗之中。如《素问·腹中论》鸡矢醴治疗鼓胀，鸡矢，就是鸡矢白，醴指酒。在当今社会，酒剂也广泛应用于中医、西医临床中。

上古之人"为而不服"，中古"服而万全"，今世之人"必齐毒药攻其中，镵石艾灸治其外"，一方面说明随着时代的发展，疾病谱在不断变化，治疗手段与方法逐渐多样化，汤液醪醴与药物、针灸等手段综合运用治疗疾病；另一方面也要求现代人要重视健康，学习远古之人重视养生，保养生命。

《素问·至真要大论》

【篇解】

见本书第八章论发病。

【原文】

寒者热之，热者寒之，微者逆之①，甚者从之②，坚者削之，客者除之，劳者温之③，结者散之，留者攻之，燥者濡之，急者缓之④，散者收之，损者温之⑤，逸者行之⑥，惊者平之⑦，上之下之，摩之浴之⑧，薄之劫之⑨，开之发之⑩，适事为故⑪。

帝曰：何谓逆从？岐伯曰：逆者正治，从者反治⑫，从少从多，观其事也。

帝曰：反治何谓？岐伯曰：热因寒用，寒因热用⑬，塞因塞用⑭，通因通用⑮，必伏其所主，而先其所因⑯，其始则同，其终则异⑰，可使破积，可使溃坚，可使气和，可使必已⑱。

【校注】

①微者逆之：病情单纯，疾病表象与本质一致者，当逆其表象而治。

②甚者从之：病情复杂、疾病表象与本质不完全一致者，当顺从那些与本质不符的表象而治。

③劳者温之：劳伤耗气之病，用温补法治之。

④急者缓之：拘急痉挛的病证，用缓筋解痉法治之。

⑤损者温之：虚损怯弱的病证，用温养补益法治之。

⑥逸者行之：过度安逸而气血壅滞的病证，治宜行气活血之法。

⑦惊者平之：惊吓所致的心神不安的病证，可用镇静安神法治之。

⑧摩之浴之：指用按摩、汤液浸渍洗浴的方法治病。

⑨薄之劫之：用具有侵蚀作用的方药治病谓"薄之"；用峻猛的方药劫夺邪气的方法治病谓"劫之"。

⑩开之发之：指用开泄、发散法治病。

⑪适事为故：指治法的选择，以适应病情为准。

⑫逆者正治，从者反治：治疗用药的性质及作用趋向逆着病证表象而治的常规治则称正治。正，正常、常规。治疗用药的性质及作用趋向顺从病证的某些表象而治的反常规治则称反治。反，违反、不同。

⑬热因寒用，寒因热用：疑为"热因热用，寒因寒用"之误，根据下文"塞因塞用，通因通用"，当改。即以温热药治疗具有假热表象的寒证，以寒凉药治疗具有假寒表象的热证。

⑭塞因塞用：运用补益的方药治疗正虚所致的胀满闭塞不畅的病证。前一"塞"字，指胀满闭塞不畅；后一"塞"字，指补法。

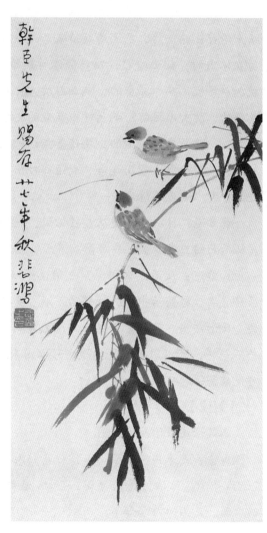

⑮通因通用：运用通利的方药治疗邪盛所致的通泄病证。

⑯必伏其所主，而先其所因：治病必须抓住疾病的本质，因而先要探求疾病的原由。伏，制服、降伏；主，疾病的本质。

⑰其始则同，其终则异：指运用反治，从开始看，用药与疾病的某些表象性质相同，从服药后的结果看，所用药物与疾病的本质相反。

⑱已：痊愈。

【译文】

病属于寒的，要用热药；病属于热的，要用寒药。病轻的，就逆着病情来治疗；病重的，就顺着病情来治疗；病邪坚实的，就减少它；病邪停留在体内的，就驱除它；病属劳倦所致的，就温养它；病属气血郁结的，就加以舒散；病邪滞留的，就加以攻击；病属枯燥的，就加以滋润；病属急剧的，就加以缓解；病属气血耗散的，就加以收敛；病属虚损的，就加以补益；病属安逸停滞的，要使其畅通；病属惊怯的，要使之平静。或升或降，或用按摩，或用洗浴，或迫邪外出，或截邪发作，或用开泄，或用发散，都以适合病情为佳。

黄帝道：什么叫作逆从？岐伯说：逆就是正治法，从就是反治法，所用从治药的应多应少，要观察病情来确定。

黄帝道：反治怎么讲呢？岐伯说：以热治热，服药宜凉，以寒治寒，服药宜温，补药治中满，攻药治下泄。要制伏其主病，必先找出致病的原因。反治之法，开始时药性与病情之寒热似乎相同，但是它所得的结果却并不一样，可以用来破除积滞，可以用来消散坚块，可以用来调和气血，可使疾病得到痊愈。

【解读】

本篇论述正治反治治则。

正治：是采用与疾病的证候性质相反的方药治疗的一种治疗原则，即"逆治"法。正治的适用范围："微者逆之"。应用时要把握"适事为故"的原则。正治的内容如下：

寒者热之：用温热药物治疗寒性病证。例如表寒证用辛温解表方药，代表方：麻黄汤、桂枝汤。

热者寒之：用寒凉药物治疗热性病证。例如表热证用辛凉解表方药，代表方：银翘散、桑菊饮。

坚者削之：病为坚硬有形积块，要用削伐方法治之，如鳖甲煎丸。

客者除之：外邪侵袭人体，要驱除邪气，用发汗祛湿之类方法，如麻黄汤。

劳者温之：劳伤耗气之病，用温补法治之，如四君子汤。

结者散之：邪气、痰浊郁结之病，用散结法治之，如结胸汤。

留者攻之：食积、痰饮等邪气停留，用攻下法治之，如大承气汤。

燥者濡之：伤津化燥之证，用濡润法治之，如增液汤。

急者缓之：拘急痉挛的病证，用缓筋解痉法治之，如芍药甘草汤。

散者收之：耗散不能约束的病证，用收敛之法治之，如牡蛎散。

损者温之：虚损怯弱的病证，用温养补益法治之，如八珍汤。

逸者行之：过度安逸而气血壅滞的病证，用行气活血之法治之，如血府逐瘀汤。

惊者平之：惊吓所致的心神不安的病证，可用镇静安神法治之，如朱砂安神丸。

反治：顺从疾病的假象而治的一种原则，采用的方药性质与疾病的假象的性质相同，即"从治"法。反治的适用范围："甚者从之"。反治本质上疾病性质与药物性质还是相反的。应用时注意"必伏其所主，而先其所因"与"从多从少，观其事也"。反治的内容如下：

热因热用：用温热药物治疗具有假热表象的病证，此为真寒假热证。虽表现有热证，实际是假热，本质仍是阴寒内盛，故用温热药物治其本。

寒因寒用：用寒凉药物治疗具有假寒表象的病证，此为真热假寒证，虽表现有寒证，实际是假寒，本质仍是里热亢盛，故用寒凉药物治其本。

塞因塞用：运用补益的方药治疗正虚所致的胀满闭塞不畅的病证，此为真虚假实证，例如因脾虚所致的脘腹胀满、大便不畅，此时要健脾益气，不能用泻下通腑法。

通因通用：运用通利的方药治疗邪盛所致的通泄病证，此为真实假虚证，例如因食滞内停所致的腹痛腹泻，泻下物臭如败卵时，此时不能止泻，要消食导滞攻下，食积去泄泻自止。

【原文】

帝曰：论言治寒以热，治热以寒，而方士不能废绳墨^①而更其道也。有病热者寒之而热，有病寒者热之而寒，二者皆在，新病复起^②，奈何治？岐伯曰：诸寒之而热者取之阴^③；热之而寒者取之阳^④。所谓求其属^⑤也。

【校注】

①绳墨：本指木工制作木器用的墨线，此喻规则标准。

②二者皆在，新病复起：经治疗后原有的热证与寒证依然存在，反又增加新的病证。复，此作又。

③寒之而热者取之阴：用寒药治热证，热势不减者，为阴虚发热，当采取滋阴法治之。

④热之而寒者取之阳：用热药治寒证，寒象不消者，为阳虚生寒，当采取补阳法治之。

⑤求其属：探求疾病本质的阴阳盛衰之所属。

【译文】

黄帝道：论中曾说，治寒病用热药，治热病用寒药，医生不能废除这个规矩而变更治疗方法。但是有些热病服寒药而更热的，有些寒病服热药而更寒的，这寒热两种病俱在，反又引起新病，应该怎么治呢？岐伯说：凡是用寒药而反热的，应该滋阴，用热药而反寒的，应该补阳，这就是求其属类的治疗之法。

【解读】

本篇论述了虚寒虚热病证的治疗。

按照上节"正治"原则，治寒以热和治热以寒符合治病正治法则，但只适用于实寒、实热的治疗，是阴阳偏盛的治疗原则。

临床上有些热病服寒药而热剧，这是因为病人阴虚，阴虚不能制阳，阳气相对亢盛而生热，这个热是虚热，临床一般表现为潮热、盗汗、颧红、五心烦热、舌红少苔脉细数，具体要分脏腑辨证，此时要用补阴的方法治疗疾病，使阴能制阳，虚热消退，如果用苦寒药清热，不仅治不了阴虚发热，还会更伤阴，进一步会伤阳气，导致阴阳两虚，引起新病。治疗上"滋阴制阳"即王冰所述的"壮水之主，以制阳光"，例如六味地黄丸是补肾阴治疗虚热的。

对于有些寒病服热药而寒剧的，这是因为病人阳虚，温煦气化功能减退，不能制约阴寒，导致的虚寒症状，临床一般表现畏寒肢冷、面色苍白、舌淡苔白脉沉迟，此时要用补阳的方法治疗，使人体阳气旺盛，畏寒消退，如果用辛散药散寒，则阳气越来越虚，病情会加重。治疗上"扶阳抑阴"即王冰所述的"益火之源，以消阴翳"。

《素问·阴阳应象大论》

【篇解】

见本书第三章论阴阳。

【原文】

故曰：病之始起也，可刺而已；其盛，可待衰而已①。故因其轻而扬之②，因其重而减之③，因其衰而彰之④。形不足者，温之以气；精不足者，补之以味⑤。其高者，因而越之⑥；其下者，引而竭之⑦；中满者，泻之于内⑧。其有邪者，渍形以为汗⑨；其在皮者，汗而发之；其慓悍者，按而收之⑩，其实者散而泻之。审其阴阳，以别柔刚。阳病治阴，阴病治阳⑪。定其血气，各守其乡⑫。血实宜决之⑬，气虚宜掣引之⑭。

【校注】

①其盛，可待衰而已：对某些疾病，当其邪气方盛时，不可迎其势而刺治，等待病势稍衰时再行刺治。

②因其轻而扬之：疾病初起，病邪轻浅，可用轻扬宣散之法驱邪外出。

③因其重而减之：病邪深重，难以速去者，应逐步削减邪气。

④因其衰而彰之：气血虚衰的病证，用补益法使正气充盛而彰显。

⑤形不足者，温之以气；精不足者，补之以味：形体虚衰者，用益气方药予以温补；阴精不足者，当用味厚的药食进行滋补。

⑥其高者，因而越之：病位高，邪在上时，用涌吐、升散之法以发越病邪从上而出。

⑦其下者，引而竭之：病位低，邪在下者，用荡涤、疏利之法使病邪自下而出。

⑧中满者，泻之于内：对中焦痞满的病证，以消导的方药，使积滞消除于内。

⑨其有邪者，渍（zì）形以为汗：病邪在表，用药液浸渍、熏蒸的方法以发汗解表。

⑩其慓悍者，按而收之：病势急猛者，要迅速采取控制措施以抑制、制伏邪气。

⑪阳病治阴，阴病治阳：此属调整阴阳的治疗原则。一说为阴阳互治，即病在阳治其阴，病在阴治其阳。另说为互文，即阳病治阴阳，阴病治阴阳。可互参。

⑫定其血气，各守其乡：确定病位在气、在血，令其固守在原有的部

位，勿使其扩散。乡，此指病位。

⑬血实宜决之：血分邪气壅盛，血行不畅而淤滞者，治疗以针刺破血或以药物活血通瘀。决，《说文》："决，行流也。"即开凿壅塞。

⑭气虚宜掣（chè）引之：对气虚的病证，应当顺其病位以补之。掣，《太素》《甲乙经》均作"掣"，牵制之义，《释名·释姿容》："掣，制也，制顿之使顺已也。"

【译文】

所以说：病在初起的时候，可用刺法而愈；及其病势正盛，必须待其稍微衰退，然后刺之而愈。所以病轻的，使用发散轻扬之法治之；病重的，使用消减之法治之；其气血衰弱的，应用补益之法治之。形体虚弱的，当以温补其气；精气不足的，当补之以厚味。如病在上的，可用吐法；病在下的，可用疏导之法；病在中为胀满的，可用泻下之法；其邪在外表，可用汤药浸渍以使出汗；邪在皮肤，可用发汗，使其外泄；病势急暴的，可用按得其状，以制伏之；实证，则用散法或泻法。观察病的在阴在阳，以辨别其刚柔，阳病应当治阴，阴病应当治阳；确定病邪在气在血，更防其血病再伤及气，气病再伤及血，所以血实宜用泻血法，气虚宜用导引法。

【解读】

本篇根据阴阳理论确定补虚泻实、调整阴阳的治疗原则及其治疗手段，提出"因势利导"治疗法则。

一、针刺时机

要把握治疗时机，病邪轻时，可用针刺以祛邪。当邪盛正虚时，要等待病势衰退时再行刺治。

二、因势利导治疗法则

根据邪气病势、病位的不同，使邪气利用最便捷的自然通路排出体外。

1.病势较轻的，使用发散轻扬之法治之，即"因其轻而扬之"，包括："其高者，因而越之"指病位高，邪在上时，用涌吐、升散之法以发越病邪从上而出，如瓜蒂散涌吐痰涎；

"其有邪者，渍形以为汗"指病邪在表，用药液浸渍、熏蒸的方法以发汗解表，如某些皮肤病用熏洗法使汗出邪散；

"其在皮者，汗而发之"指邪在皮肤，可用发汗，使其外泄，如麻黄汤、桂枝汤的应用。

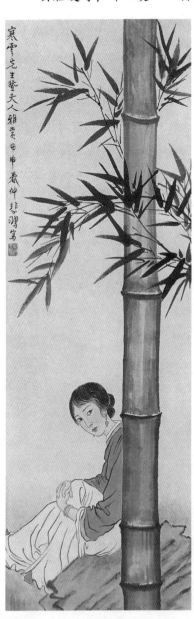

2. 病势较重的，使用消减之法治之，即"因其重而减之"，包括：

"其下者，引而竭之"指病位在下的，可用疏导之法，可通利大小便；

"中满者，泻之于内"指病位在中为胀满的，可用泻下之法，在此指实性胀满，才可用泻下法；

"血实宜决之"血分邪气壅盛，血行不畅而淤滞者，治疗以针刺破血或以药物活血通瘀；

"慓悍者，按而收之"病势急猛者，要迅速采取控制措施以抑制、制伏邪气。如大出血病人，由于大出血会危及生命，所以不论何种原因的出血都要先紧急止血，然后病情缓和后再探究病因病机。

对于虚衰的病证，采用补益的方法扶助人体正气，包括：

"形不足者，温之以气"指形体虚衰者，用气厚之药予以温补，如参芪桂附之类；

"精不足者，补之以味"指精气不足的，当以味厚之药滋补，如胶类之品，阿胶、龟板胶等；

"气虚者，宜掣引之"指气虚的病证，应当顺其病位以补之，如脾气虚，要健脾益气，可选芪术、山药之类，也可升举阳气，如补中益气汤中的柴胡、升麻的应用。

三、阴阳论治

阳病治阴，阴病治阳，可从两方面理解：对于阳盛则阴病，要在清热同时兼顾养阴，对于阴盛则阳病，要散寒兼扶阳；对于虚热证要滋阴以抑阳，虚寒证要扶阳以抑阴。

【原文】

故善用针者，从阴引阳，从阳引阴[①]，以右治左，以左治右[②]，以我知彼[③]，以表知里，以观过与不及之理，见微得过[④]，用之不殆[⑤]。

【校注】

①从阴引阳，从阳引阴：由于人身的阴阳气血外向上下交相贯通，所以针刺阳分或阴分，能够调节相对一方经脉的虚实盛衰。阴，泛指内脏、五脏、阴经、胸腹部、下部、血分等；阳，泛指体表、六腑、阳经、背部、上部、气分等；引，指引经络之气来调节虚实。

②以右治左，以左治右：三阴三阳经脉，左右交叉，互相贯通，故针刺右侧可以治左侧病；针刺左侧输穴，治疗右侧疾病，此即缪刺之法。

③以我知彼：以医生的正常状态测知患者的病理状态。我，医生。彼，病人。

④见微得过：根据疾病初起时的轻微征象诊察疾病的发展变化。微，指病之初起，轻微之征象。过，疾病的发展变化。

⑤用之不殆：运用上述诊治方法，就不会发生延误病情的危险。殆，危也。

【译文】

所以善于运针法的，病在阳，从阴以诱导之，病在阴，从阳以诱导之；针刺右侧以治疗左边的病，针刺左侧以治疗右边的病，以自己的正常状态来比较病人的异常状态，以在表的症状，了解里面的病变；并且判断太过或不及，就能在疾病初起的时候，便知道病邪之所在，此时进行治疗，不致使病情发展到危险的地步了。

【解读】

本篇论述阴阳理论下针刺的应用。阴阳是互根互用的，并且人体是一个整体，气血随经络循行全身，互相贯通，因此在治疗疾病时，确立了"从阴引阳，从阳引阴"的治疗原则，此理论在临床上应用广泛，如"以右治左，以左治右"，也可以"脏病治腑，腑病治脏""上病治下，下病治上"等，因此该理论有着重要临床价值。

《素问·异法方宜论》

【篇解】

本篇论述了因五方地理环境、水土、气候、地势、生活生产方式等的不同，故体质、发病特征不同，治疗方法也不同，提出了"因地制宜"的治疗思想，故名"异法方宜论"。

【原文】

黄帝问曰：医之治病也，一病而治各不同，皆愈何也？岐伯对曰：地势①使然也。

故东方之域，天地之所始生也。鱼盐之地，海滨傍水②，其民食鱼而嗜咸，皆安其处，美其食。鱼者使人热中③，盐者胜血④，故其民皆黑色疏理。其病皆为痈疡，其治宜砭石⑤。故砭石者，亦从东方来。

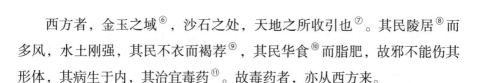

西方者，金玉之域⑥，沙石之处，天地之所收引也⑦。其民陵居⑧而多风，水土刚强，其民不衣而褐荐⑨，其民华食⑩而脂肥，故邪不能伤其形体，其病生于内，其治宜毒药⑪。故毒药者，亦从西方来。

北方者，天地所闭藏之域也。其地高陵居，风寒冰冽，其民乐野处⑫而乳食，藏寒生满病，其治宜灸焫⑬。故灸焫者，亦从北方来。

南方者，天地所长养，阳之所盛处也。其地下，水土弱，雾露之所聚也。其民嗜酸而食胕⑭，故其民皆致理⑮而赤色，其病挛痹⑯，其治宜微针⑰。故九针⑱者，亦从南方来。

中央者，其地平以湿，天地所以生万物也众。其民食杂而不劳⑲，故其病多痿厥寒热。其治宜导引按跷⑳，故导引按跷者，亦从中央出也。

故圣人杂合以治㉑，各得其所宜，故治所以异而病皆愈者，得病之情㉒，知治之大体㉓也。

【校注】

①地势：指五方地理环境。寓指各地区之间地理有高下燥湿、气候有寒温、生活有风俗习惯的不同等差异。

②滨海傍水：靠海临水。滨，靠近；傍，临近。滨海，原作"海滨"，隋杨上善《黄帝内经太素·知方地》、晋皇甫谧《针灸甲乙经·逆顺病本末方宜形志大论》均作"滨海"，即近海，与下文"傍水"相应，义胜，故据改。

③热中：即热盛于内。

④盐者胜血：多食盐则伤血。从五行关系言，盐味咸，属水。血由心主，属火。故盐胜血，即水胜火。《灵枢·五味论》曰："咸走血，多食之令人渴。"张介宾注："食咸者渴，胜血之征也。"

⑤砭石：以石块制成的古代医疗工具，用以刺体表穴位治疗病痛，或作排脓放血之用。

⑥金玉之域：泛指盛产金玉的地区，遍地砂石。张介宾注："地之刚在西方，故多金玉砂石。"

⑦天地之所收引：自然界收敛凝聚之气所在处。此喻秋季之气象。张介宾注："然天地之气，自西而降，故为天地之收引，而在时则应秋。"

⑧陵居：居住在地势较高的丘陵之中。陵，高地。

⑨不衣而褐荐：不衣，不穿绵绸衣服。褐荐，穿粗衣、铺草席。褐，指用兽毛或粗麻制成的粗衣；荐，草席。

⑩华食：鲜美酥酪骨肉之类的食品。

⑪毒药：泛指治病的药物。张介宾注："毒药者，总括药饵而言，凡能除病者，皆可称为毒药。"

⑫野处：居住于旷野之处。处（chǔ），居住，置身。

⑬灸焫：用艾火烧灼，或火针、火罐治病的方法。姚止菴注："灸，艾灼。焫，火针、火罐之类也。"

⑭食胕：喜食经过发酵制成的鱼肉、豉酱之类食物。胕，同"腐"。

⑮致理：疑为"疏理"之误。张琦注："致理疑误。"就地势与水土言，西、北方与东、南方相对。西、北方属阴，多发内伤病；东、南方属阳，邪多自外来，故南方之民当与东方之"疏理"一致。

⑯挛痹：筋脉拘挛，骨节麻痹疼痛类疾病。

⑰微针：毫针。

⑱九针：古代用以治病的针具。《灵枢·九针十二原》载：镵针、员针、锓针、锋针、铍针、员利针、毫针、长针、大针。

⑲食杂而不劳：物产丰富，食物繁多，可不必辛苦劳作。

⑳导引按跷：古人用运动肢体，调节呼吸以及按摩等养生保健、治疗疾病的方法。

㉑杂合以治：根据五方病人及其所患疾病不同，综合五方各种治疗手段或方法予以治疗。

㉒得病之情：晓悟病情。张志聪注："得病之情者，知病之因于天时，或因于地气，或因于人之嗜欲，得病之因情也。"

㉓治之大体：治疗的准则或法式。

【译文】

黄帝问道：医生治疗疾病，同病而采取各种不同的治疗方法，但结果都能痊愈，这是什么道理？岐伯回答说：这是因为地区不同，而治法各有所宜的缘故。

例如东方的天地始生之气，气候温和，是出产鱼和盐的地方。由于地处海滨而接近于水，所以该地方的人们多吃鱼类而喜欢咸味，他们安居在这个地方，以鱼盐为美食。但由于多吃鱼类，鱼性属火会使人热积于中，过多地吃盐，因为咸能走血，又会耗伤血液，所以该地的人们大都皮肤色黑、肌理松疏。该地多发痈疡之类的疾病，对其治疗，大都宜用砭石刺法。因此，砭石的治病方法，也是从东方传来的。

西方地区，是多山旷野，盛产金玉，遍地沙石，这里的自然环境，象秋令之气，有一种收敛引急的现象。该地的人们，依山陵而住，其地多风，水土的性质又属刚强，他们不穿绵绸衣服而穿兽毛或粗麻制成的粗衣，睡草席，但饮食都是鲜美酥酪骨肉之类，因此体肥，外邪不容易侵犯他们的形体，他们发病，大都属于内伤类疾病。对其治疗，宜用药物。所以药物疗法，是从西方传来的。

北方地区，自然气候如同冬天的闭藏气象，地形较高。人们依山陵而居住，经常处在风寒冰冽的环境中。该地的人们喜好游牧生活而四野临时住宿，吃的是牛羊乳汁，因此内脏受寒，易生胀满的疾病。对其治疗，宜用艾火灸灼。所以艾火灸灼的治疗方法，是从北方传来的。

南方地区，是自然界万物长养的气候，阳气最盛的地方，地势低下，水土薄弱，因此雾露经常聚集。该地的人们喜欢吃酸类和腐熟的食品，其皮肤腠理松疏而带红色，易发生筋脉拘急、麻木不仁等疾病。对其治疗，宜用微针针刺。所以九针的治病方法，是从南方传来的。

中央之地，地形平坦而多潮湿，物产丰富，所以人们的食物种类很多，生活比较安逸，这里发生的疾病，多是痿弱、厥逆、寒热等病。这些病的治疗宜用导引按跷的方法。所以导引按跷的治法，是从中央地区推广出去的。

从以上情况来看，一个高明的医生能够将这许多治病方法综合起来，根据具体情况，随机应变，灵活运用，使患者得到适宜的治疗。所以治法尽管各有不同，而结果是疾病都能痊愈。这是由于医生能够了解病情，并掌握了治疗大法的缘故。

【解读】

本篇阐述"因地制宜"的治疗思想和"杂合以治"的实践意义。

本条开篇以"一病而治各不同，皆愈何也"发问，提出了"同病异治"的概念。由于东西南北中五方地理环境、水土、地势、时令气候特点、人们的生活生产方式、风俗习惯、体质、发病特征的不同，因此采用的治疗手段和治疗方法各不相同，其中东方可用砭石治疗痈疡，西方用药物可治内伤之病，北方寒冷可以用艾火、火针、火罐温阳散寒，南方用针刺方法舒筋通络，中部地区导引按跷疏通气血，既养生防病又治病。因此治病要因地制宜、因时制宜、因人制宜，要同病异治。

高明的医生要详细诊查患者，通晓患者病情，掌握治病大法，做到"得病之情，知治之大体"，要根据所处五方特点及患者自身具体情况的不同来因地制宜、因时制宜、因人制宜，最终"杂合以治，各得其所宜"。

《灵枢·通天》

【篇解】

本篇运用阴阳五行理论，将人分为太阴、少阴、太阳、少阳、阴阳和平五种体质类型。由于体质主要由天赋禀受不同而致，故以"通天"为名。

【原文】

黄帝曰：治人之五态奈何？少师曰：太阴之人，多阴而无阳，其阴血浊，其卫气涩①，阴阳不和，缓筋而厚皮②，不之③疾泻，不能移之。

少阴之人，多阴少阳，小胃而大肠④，六府不调，其阳明脉小，而太阳脉大，必审调之，其血易脱，其气易败也。

太阳之人，多阳而少阴，必谨调之，无脱其阴，而泻其阳。阳重脱者易狂⑤，阴阳皆脱者，暴死，不知人也。

少阳之人，多阳少阴，经小而络大⑥，血在中而气外⑦，实阴而虚阳。独泻其络脉则强，气脱而疾，中气不足，病不起也。

阴阳和平之人，其阴阳之气和，血脉调，谨诊其阴阳，视其邪正，安⑧容仪，审有余不足，盛则泻之，虚则补之，不盛不虚，以经取之，此所以调阴阳，别五态之人者也。

【校注】

①其阴血浊，其卫气涩：血属阴，阴多则血浓浊；气属阳，无阳则气道不通，故卫气涩滞。

②缓筋而皮厚：卫气涩滞，故筋脉弛缓；阴体重浊，故皮肤墩厚。

③之：助词，无义。

④多阴少阳，小胃而大肠：胃小则纳食少而气必衰微，小肠大则传送速而气不藏蓄，阳气既少又不蓄，故多阴少阳。

⑤阳重脱者易狂：若阳气耗脱太过，不能养神，则容易造成精神失常而狂乱。

⑥经小而络大：经与络相对而言，经脉深而属阴，络脉浅而属阳。少阳之人，多阳少阴，故经小而络大。

⑦血在中而气外：血在内属阴，气居外属阳。这里血、气有指代经、络之意。

⑧安：观察、考察。

【译文】

黄帝问：怎样给这五种不同体质的人治病呢？少师说：太阴型体质的人，多阴而无阳，他们的阴血重浊，卫气涩滞，阴阳不和，筋缓皮厚，如果不用急泻针法，病就不能除去。

少阴型体质的人，多阴少阳，他们的胃小而肠大，六腑的功能不协调，足阳明的脉气偏小，而手太阳经的脉气偏大。对少阴体质之人一定要审慎调治，因为这种体质的人血容易亏脱，他们的气也容易坏伤。

太阳型体质的人，多阳而少阴，对这种人务必小心谨慎地加以调治，不可再耗脱其阴，只可泻其阳。阴大脱的，易得狂症；阴阳都脱的，会导致突然死亡，或昏厥不省人事。

少阳型体质的人，多阳少阴，经脉小而络脉大，血脉在内而气络在外，治疗时应充实阴经而泻其阳络。但如果过分地单泻其阳络，就会使阳气很快地耗脱，以致中气严重不足，病就难以痊愈了。

阴阳和平型体质的人，其阴阳之气和谐，血脉调顺。治疗时应当谨慎诊视其阴阳的变化，邪正的盛衰，观察其容色、情态正常与否，审察哪一方面有余，哪一方面不足，邪盛就用泻法，正虚就用补法，如果不盛不虚，就取治病证所在的本经。这就是据以分辨五种不同体质的人而调和其阴阳的要点。

【解读】

本篇论述太阴、少阴、太阳、少阳、阴阳和平五种体质之人不同的生理特点及刺治方法。本条根据阴阳气血多少，分五种不同体质，采取不同刺治方法。太阴型体质的人，多阴而无阳，治疗上采用急泻针法；少阴型体质的人，多阴少阳，要审慎调治，保养气血；太阳型体质的人，多阳而少阴，治疗上不可再耗脱其阴，只可泻其阳。少阳型体质的人，多阳少阴，治疗时应充实阴经而泻其阳络。阴阳和平型体质的人，其阴阳之气和谐，血脉调顺，治疗上谨察阴阳的变化，补虚泻实，随证治之。这样才符合因人制宜原则。

《素问·五常政大论》

【篇解】

见本书第一章论天地。

【原文】

大毒①治病，十去其六；常毒治病，十去其七；小毒治病，十去其八；无毒治病，十去其九。谷肉果菜，食养尽之②。无使过之，伤其正也。不尽，行复如法③。必先岁气，无伐天和④。无盛盛⑤，无虚虚⑥，而遗人夭殃，无致邪⑦，无失正⑧，绝人长命。

【校注】

①毒：指药性峻烈的药物。

②谷肉果菜，食养尽之：服药未尽之症，可用谷物、肉食、水果、蔬菜等调养正气以消除之。

③行复如法：对邪气不除，病不愈者，继续用药，方法同上述。

④必先岁气，无伐天和：必须首先了解岁运的太过不及，不要违背这个规律而克伐自然的中和之气。

⑤盛盛：指用补法治疗邪盛的实证，能造成留邪、助邪的危害。

⑥虚虚：指用泻法治疗虚证，能使正气更虚。

⑦致邪：实证误补，助长邪气。

⑧失正：虚证误泻，损伤正气。

【译文】

凡用大毒之药，病去十分之六，不可再服；一般的毒药，病去十分之七，不可再服；小毒的药物，病去十分之八，不可再服；即使没有毒之药，病去十分之九，也不可再服。以后就用谷类、肉类、果类、蔬菜等饮食调养，使邪去正复而病痊愈，不要用药过度，以免伤其正气。如果邪气未尽，再用药时仍如上法。必须首先知道该年的气候情况，不可违反天人相应的规律。不要实证用补使其重实，不要虚症误下使其重虚，而造成使人丧失生命的危险。不要误补而使邪气更盛，不要误泄而损伤人体正气，断送了人的性命！

【解读】

本篇论述了用药法度及饮食调养的作用。药性有大毒、常毒、小毒、无毒之别，人有耐毒、不耐毒体质差异，"毒"在此并非现今所指的毒药，而是指药物性味，大毒指性味偏盛的药，常毒指性味一般偏盛的药，小毒指性味稍微偏盛的药，无毒指性味无偏盛的药，因此临床用药要遵循一定的法度，用药不必除邪务尽，要重视饮食调养的作用，"谷肉果菜，食养尽之"，用食疗、食养来恢复机体的正常功能，重视人体自愈的能力。

第十二章　论养生

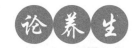

　　养生即保养生命，其意义在于通过保养身体，使人体自身阴阳五脏、人体与自然界四时变化协调平衡，以此增强正气，抵御邪气，达到形神兼具，身体健康，延年益寿的目的。养生理论是《内经》学术体系的重要组成部分，本章介绍了养生的法则、原则、方法，提出人要顺应自然界四时阴阳变化养生，并提出"治未病"的预防医学思想。这些养生理论对防病、治病有重要的临床价值。

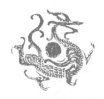

《素问·上古天真论》

【篇解】

见本书第二章论生命。

【原文】

（黄帝）迺问于天师曰：余闻上古^①之人，春秋^②皆度百岁，而动作不衰；今时之人，年半百而动作皆衰者，时世异耶？人将失之耶^③？

岐伯对曰：上古之人，其知道者^④，法于阴阳，和于术数^⑤，食饮有节，起居有常，不妄作劳^⑥，故能形与神俱^⑦，而尽终其天年^⑧，度百岁乃去。今时之人不然也，以酒为浆，以妄为常，醉以入房，以欲竭其精，以耗散其真^⑨，不知持满^⑩，不时御神^⑪，务快其心，逆于生乐^⑫，起居无节，故半百而衰也。

【校注】

①上古：遥远的古代。

②春秋：此指年龄。

③人将失之耶：《千金》卷二作"将人失之耶"，与后文"将天数然也"句式同。"将"，选择连词，"抑或"之意。可据改。

④其知道者：懂得养生规律和道理的人。道，此指养生的规律和道理。

⑤法于阴阳，和于术数：仿效天地自然的规律协调各种养生方法。法，仿效。阴阳，此指天地自然变化的规律。和，协调、整和。术数，各

种养生方法。

⑥不妄作劳：不轻狂地进行超越自己能力的劳务和房事。劳务，包括形体过劳和精神过用。妄，胡乱，轻狂。

⑦形与神俱：形体和精神共存，且机能协调统一。俱，偕同。

⑧天年：自然寿命。

⑨以耗散其真：因随心所欲而消散真气。耗，轻用。《中华大字典》解："轻用曰耗，《素问·上古天真论》：以耗散其真。"真，真气。

⑩持满：保持精气盈满。

⑪不时御神：不善于调控精神。时，《毛传》曰："时，善也。"

⑫逆于生乐：违背生命过程中的悦事。

【译文】

黄帝向岐伯问道：我听说上古时候的人，年龄都能超过百岁，动作不显衰老；现在的人，年龄刚至半百，而动作就都衰弱无力了，这是由于时代不同所造成的呢，还是因为今天的人们不会养生所造成的呢？

岐伯回答说：上古时代的人，那些懂得养生之道的，能够取法于天地阴阳自然变化之理而加以适应，调和养生的办法，使之达到正确的标准。饮食有所

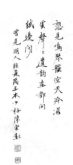

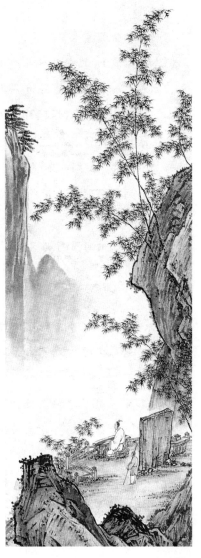

节制，作息有一定规律，既不妄事操劳，又避免过度的房事，所以能够形神俱旺，协调统一，活到天赋的自然年龄，超过百岁才离开人世；现在的人就不是这样了，把酒当水浆，滥饮无度，使反常的生活成为习惯，醉酒行房，恣情纵欲，而使阴精竭绝，因满足嗜好而使真气耗散，不知谨慎地保持精气的充满，不善于统驭精神，而专求心志的一时之快，违逆人生乐趣，起居作息，毫无规律，所以到半百之年就衰老了。

【解读】

一、养生的意义

本条经文以上古之人与今时之人的寿命不同，阐述了养生的重要意义。远古之人长寿，是因为"其知道"且"法于道"，那些懂得养生之道的人，他们效法自然界阴阳变化规律养生，恰当运用各种养生方法，饮食、生活作息规律，不过劳，使形神协调统一。而现在人之所以早衰，是因为"不知道"，那些不懂养生之道的人，饮食、起居作息不规律，嗜酒过度，醉酒行房，致使精气耗竭，妄耗神气，故半百而衰。通过对比，指出养生保健作用之巨大，意义之重大。因此人们应顺应自然界阴阳变化规律，调节个人的日常行为习惯、精神情志，达到形神兼具，从而实现身心健康的目的。

二、养生法则

1. 法于阴阳：中医学中所谓"法于阴阳"，就是效法自然界的阴阳变化规律而起居生活，如"日出而作，日落而息"、随四季的变化而适当增减衣被等。

2. 和于术数：根据正确的养生保健方法进行调养锻炼，如心理平衡、合理饮食、适量运动、戒烟限酒、不过度劳累等。即任何一种养生方法，适度即可。

3. 饮食有节：饮食节制，勿过饥、勿过饱、勿偏嗜等。

4. 起居有常：生活作息要规律，中医学强调人的作息时间应该顺应日运动的节律，不颠倒白天昼夜。

5. 不妄作劳：劳作不违背常度，其中"劳"包括劳力、劳神、房劳。

重视养生之道，才能使机体形神协调统一，才能"尽终其天年，度百岁乃去"。

【原文】

夫上古圣人①之教下也，皆谓之：虚邪贼风②，避之有时，恬惔虚无③，真气从之，精神内守，病安从来？

是以志闲而少欲，心安而不惧④，形劳而不倦，气从以顺，各从其欲，皆得所愿。故美其食，任其服⑤，乐其俗，高下不相慕，其民故曰朴⑥。

是以嗜欲不能劳其目，淫邪不能惑其心，愚智贤不肖，不惧于物⑦，故合于道⑧。所以能年皆度百岁，而动作不衰者，以其德全不危⑨也。

【校注】

①圣人：对精通世事，智慧超长之人的尊称。

②虚邪贼风：泛指致病的气象因素，包括非时之寒暑燥湿风热和疬气之类。因其乘人体正气之虚偷袭致病，故称"贼风"。王冰注："邪乘虚入，是为虚邪，窃害中和，谓之贼风。"

③恬惔虚无：精神清净安闲，心无

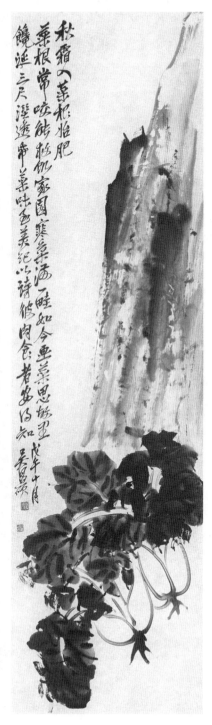

妄求妄欲的状态。恬惔（tián dàn），清净安闲。虚无，无奢求和非分之想。

④心安而不惧：心情安定，无忧恐和焦虑。

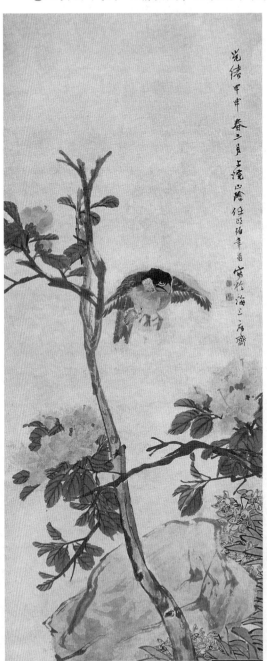

⑤任其服：衣着随便，对美丑不甚在意。马莳注："有所服，则任用之，而不求其华。"任，随便。

⑥朴：未经修饰的纯朴无华之状。

⑦不惧于物：不因外物诱惑而动心。惧，感而动心。

⑧合于道：符合养生的规律和方法。

⑨德全不危：深谙养生规律，掌握修身养性方法，使身心健全，不受外、内淫邪之侵扰和危害。

【译文】

古代深懂养生之道的人在教导普通人的时候，总要讲到对虚邪贼风等致病因素，应及时避开，心情要清净安闲，排除杂念妄想，以使真气顺畅，精神守持于内，这样，疾病就无从发生。

因此，人们就可以心志

安闲，少有欲望，情绪安定而没有焦虑，形体劳作而不使疲倦，真气因而调顺，各人都能随其所欲而满足自己的愿望。人们无论吃什么食物都觉得甘美，随便穿什么衣服也都感到满意，大家喜爱自己的风俗习尚，愉快地生活，社会地位无论高低，都不相倾慕，所以这些人称得上朴实无华。

因而任何不正当的嗜欲都不会引他们注目，任何淫乱邪僻的事物也都不能惑乱他们的心志。无论愚笨的，聪明的，能力大的还是能力小的，都不因外界事物的变化而动心焦虑，所以符合养生之道。

【解读】

养生的原则：

一、外要避邪气

"虚邪贼风，避之有时"。外感邪气有季节地域特点，故避邪当因时因地而异，如：春避风，夏避暑，北方避寒。人遵循自然界的客观规律，主动地采取各种养生措施适应其变化，就能避邪防病，保健延衰。

二、内要养精神

"恬惔虚无"，"精神内守"。养生要调畅情志，避免不良刺激，增强人的心理调节能力，以此保养精神，精是形身之本，神是生命活动的主宰，精和神皆内藏于五藏，才能形与神俱尽终天年。在这一养生原则指导下，提出具体的养生的方法，如"美其食，任其服，乐其俗，高下不相慕""志闲而少欲，心安而不惧，形劳而不倦""嗜欲不能劳其目，淫邪不能惑其心"。养生方法重在养正气，也要因时因地因人制宜。

【原文】

黄帝曰：余闻上古有真人①者，提挈天地，把握阴阳②，呼吸精气③，独立守神④，肌肉若一⑤，故能寿敝天地，无有终时，此其道生⑥。

中古之时，有至人⑦者，淳德全道⑧，和于阴阳，调于四时，去世离俗，积精全神，游行天地之间，视听八达之外⑨，此盖益其寿命而强者也。亦归于真人。

其次有圣人者，处天地之和，从八风之理⑩，适嗜欲于世俗之间，无恚嗔⑪之心，行不欲离于世，被服章⑫，举不欲观于俗⑬，外不劳形于事，内无思想之患，以恬愉为务，以自得为功，形体不敝，精神不散，亦可以百数。

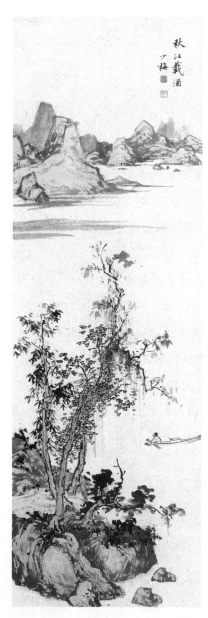

其次有贤人⑭者，法则天地，象似日月⑮，辩列星辰⑯，逆从阴阳，分别四时，将从上古合同于道，亦可使益寿而有极时。

【校注】

①真人：指修真得道的养生专家。《文子》："得天地之道，故谓之真人"。

②提挈（qiè）天地，把握阴阳：掌握自然界阴阳变化的规律。提挈与把握是同义复词，构成互文，引申为掌握。挈，举也。

③呼吸精气：属气功中的"调息"。精气，气之清者为精。

④独立守神：超越脱离世俗干扰，自我控制精神，注意力集中而不分散。属气功"调神"的范围。

⑤肌肉若一：《新校正》和《太素》作"身肌宗一"。即肌肤保持青春不老的状态。历代注家从不同的角度予以诠释。王冰："肌肉若冰雪，绰约如处子。"张介宾："神守于中，形全于外，身心皆合于道……即首篇形与神俱之义。"吴崑："形不坏也。"杨上善注："真人之肌

体，与太极同质，故云宗一。"当属气功中的"调身"之法，使全身筋骨肌肉达到高度协调统一的状态。

⑥道生：遵循自然规律，调整生命节律，保形养神。即修道养生。日本伊泽裳轩著《素问释义》末济曰："盖言真人能与道生长而无穷也。"

⑦至人：此指养生理论和方法修养高深、与"真人"相似的人。

⑧淳德全道：养生之德淳朴敦厚，养生的理法精湛全面。

⑨游行天地之间，视听八达之外：脚踏自然山水，神驰宇宙空间，耳目视听达于四方八远之外。属于使神志开放的练功方法。

⑩处天地之和，从八风之理：与自然环境和谐相处，通晓八方之风伤人的道理，顺而避让之。天地，言空间。八风，论自然气象。参考《灵枢·九宫八风》。

⑪恚嗔：恼怒，怨恨。

⑫被服章：《新校正》："三字疑衍，此三字上下文不属。"穿着有一定服式和纹彩的服装。被，穿着。服，衣之总称。凡衣饰器用品物皆可曰服。章，花纹，纹采。《玉篇·音部》："章，彩也。"《尚书·皋陶谟》："天命有德，五服五章哉。"《孔传》："尊卑彩章各异。"

⑬举不欲观于俗：举止行为不要炫耀在世俗中。张介宾注："圣人之心，外化而内不化。外化所以同人，故行不欲离于俗；内不化所以全道，故举不欲观于俗。"

⑭贤人：德才兼备的人。

⑮象似日月：生命的征象像日月有圆缺晦明。

⑯辩列星辰：辨识日、月、星的位次，调整养生方法。

【译文】

黄帝说：我听说上古时代的"真人"能掌握天地自然的变化之道和阴阳的变化规律，通过呼吸吐纳来保养精气，独处世外以养护精神，筋骨肌肉与整个身体达到高度的协调统一，所以他们能够寿比天地，没有终结之时。这是因为他们的行为合乎养生之道，因而能够长寿。

中古时代的"至人"，品德淳朴敦厚，道行高深完美，能顺应阴阳的消长，适应四时气候的变迁，远离世俗的纷扰，而做到积蓄精气，集中精神，让精神漫游驰骋在广阔的天地自然之中，让视野开阔到达四面八方。这些都是使他们延年益寿并身体强壮的方法，因此他们的养生趋于"真人"的结果。

其次有叫作"圣人"的，安居于天地和气之中，顺从八风变化的规律，适应世俗的嗜欲，没有仇恨的想法，其行为不想脱离当时的社会，穿着一般的服装，但举止不想被俗习影响，在形体上不过分为事务所劳累，在精神上没有过度的思想负担，务求精神安逸愉快，满足于自己的所得，使形体不致损坏，精神不致耗散，也可以活到一百多岁。

其次有叫作"贤人"的，能取法于天地，观象于日月，分辨众星的座次，日月相会的规律，以适应四时阴阳变化和气候影响，且能顺从上古之人，以求合于养生之道，也可以使寿命延长而到达极限。

【解读】

本篇论述了真人、至人、圣人、贤人四类人遵循不同的养生理论和方法，产生了不同的结果。养生理论和方法包括：

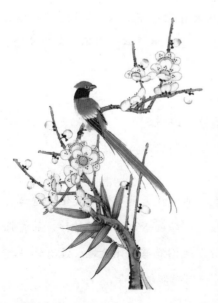

1. 顺应四时阴阳变化规律，人与自然和谐统一，天人合一，如"提挈天地，把握阴阳""和于阴阳，调于四时"等。中国传统哲学十分强调自然界是一个普遍联系的整体，提出天人相应，天人感应等思想。认为天地万物不是孤立存在的，它们之间都是相互影响、相互作用、相互联系、相互依存的。在中医养生文化中也体现出了这种原则。

2. 保养精气神，调摄情志，达到

形神统一，保持人体自身的平衡协调。

现实生活中，人们不断提高对养生的重视，但仍有很多人存在"饮酒过度，房劳过度"等错误的生活方式及错误的生活理念。因此要加强对养生理论的宣传，要有正确的养生观念和养生方式，达到养生的目的。

《灵枢·本神》

【篇解】

见本书第二章论生命。

【原文】

故智者之养生也，必顺四时而适寒暑，和喜怒而安居处，节阴阳而调刚柔，如是则僻邪不至，长生久视。

【译文】

懂得养生的人，一定会顺应四季的时令，以适应气候的寒暑变化；调畅情志，不使情绪过度变化，并能良好地适应周围的环境，安于现有的生活；调节自身阴阳，保持营养平衡，调和性格的刚柔，不过分刚强，也不懦弱，使刚柔相济。这样就能使病邪无从侵袭，从而延长生命，不易衰老。

【解读】

智者养生的方法和效果：智者养生，外要顺应四时阴阳变化外避邪气，内要调畅情志。即懂得养生的人，一定会顺应四时阴阳变化规律，且调畅情志，安于自己的生活，调节自身阴阳，调和性格的刚柔，使刚柔相济。如此一来，邪不可侵，方可长寿。

《素问·四气调神大论》

【篇解】

本篇论述人们要顺应四时阴阳变化养调神养生，要适应自然界四时生、长、收、藏规律，本篇内容丰富，故名"四气调神大论"。明吴崑《素问吴注》："言顺于四时之气，调摄精神，亦上医治未病也。"

【原文】

春三月，此为发陈①。天地俱生，万物以荣。夜卧早起，广步于庭，被发缓形②，以使志生③，生而勿杀，予而勿夺，赏而勿罚④，此春气之应，养生之道⑤也。逆之则伤肝，夏为寒变⑥，奉长者少。

夏三月，此为蕃秀⑦。天地气交，万物华实。夜⑧卧早起，无厌于日，使志勿怒，使华英成秀⑨，使气得泄，若所爱在外⑩，此夏气之应，养长之道也。逆之则伤心，秋为痎疟⑪，奉收者少，冬至重病⑫。

秋三月，此谓容平⑬。天气以急，地气以明⑭。早卧早起，与鸡俱兴，使志安宁，以缓秋刑⑮，收敛神气，使秋气平，无外其志，使肺气清，此秋气之应，养收之道也；逆之则伤肺，冬为飧泄⑯，奉藏者少。

冬三月，此谓闭藏⑰。水冰地坼⑱，无扰乎阳，早卧晚起，必待日光，使志若伏若匿，若有私意，若已有得，去寒就温，无泄皮肤，使气亟夺⑲。此冬气之应，养藏之道也。逆之则伤肾，春为痿厥⑳，奉生者少。

【校注】

①发陈：推陈出新。春阳发散敷布，生化万物，展现新容的自然景

象。发，开始发散。陈，展现新容。王冰："春阳上升，气潜发散，生育庶物，陈其姿容，故曰发陈。"

②被发缓形：不整衣冠，舒缓形体。被，音义同"披"。

③以使志生：促使精神情志愉悦生发外趋。

④生而勿杀，予而勿夺，赏而勿罚：顺应春季生发之象，人的精神情志和行为应该有利于生机的发展，促进生机旺盛，不可违逆生机，克伐生命。马莳："其待物也，当生则生之而勿之杀，当与则与之而勿之夺，当赏则赏之而勿之罚，凡若此者，盖以春时主生，即以应夫春气而尽养生之道也。"

⑤养生之道：养，扶持、帮助、促进。道，此作规律解。

⑥夏为寒变：夏季发生阴寒性病证。

⑦蕃秀：繁茂秀美。

⑧夜：《太素》卷二顺养作"晚"，义佳。

⑨使华英成秀：让人和生物容貌秀美，神气充盛。王冰："缓阳气则物化，宽志意则气泄，物化则华英成秀，气泄则皮肤宜通。"

⑩若所爱在外：像慈爱之心表现于外。

⑪痎疟：疟疾的总称。

⑫冬至重病：医家认识不同。一者认为

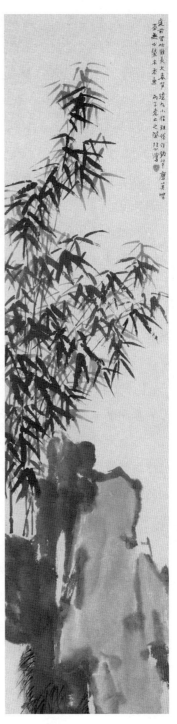

是衍文。《素问识》："据前后文例，四字恐剩文。"后世多从此。二有注为：冬至时再次发病。吴崑："冬至水胜，火为所克，故冬至重病。"

⑬容平：自然界生物成熟，形态（容貌）平定不再继续生长变化。又王玉川认为："此处容平者，即丰收季节的别称。"

⑭天气以急，地气以明：天之气象劲急，有杀戮之力；地之气象有清肃之能，令物象清且明。张景岳："风气劲疾曰急，物色清肃曰明。"

⑮以缓秋刑：减缓秋气之收敛、肃杀之性。秋刑，秋令之气收敛、肃杀的性能。

⑯飧泄：完谷不化的泻泄。飧，水浇饭。

⑰闭藏：阳气收潜，万物闭藏，生机隐秘。

⑱水冰地坼：水因寒结冰，地因冻开裂。坼（chè），裂开。

⑲无泄皮肤，使气亟夺：不要妄泄皮肤，使阳气频繁劫夺。亟（qì），屡次。夺，失去。

⑳痿厥：四肢逆冷而软弱无力，甚则废而不用的病证。

【译文】

春季的三个月谓之推陈出新，生命萌发的时令。天地自然，富有生气，万物欣欣向荣。此时，人们应该早睡早起，披散开头发，解开衣带，使形体舒缓，放宽步子，在庭院中漫步，使精神愉快，胸怀开畅，保持万物的生机不要滥行杀伐，多施与，少敛夺，多奖励，少惩罚，这是适应春季，保养生发之气的方法。如果违逆了春生之气，便会损伤肝脏，使提供给夏长之气的条件不足，到夏季就会发生寒性病变。

夏季的三个月，谓之蕃秀，是自然界万物繁茂秀美的时令。此时，天气下降，地气上腾，天地之气相交，植物开花结实，长势旺盛，人们应该在夜晚睡眠，早早起身，不要厌恶长日，情志应保持愉快，切勿发怒，要使精神之英华适应夏气以成其秀美，使气机宣畅，通泄自如，精神外向，对外界事物有浓厚的兴趣，若违逆了夏长之气，会损伤心脏，使提供给秋收之起的条件不足，到秋天容易发生疟疾，冬天再次发生疾病。

秋季的三个月，谓之容平，自然界景象因万物成熟而平定收敛。此时，天高风急，地气清肃，人应早睡早起，和鸡的活动时间相仿，以保持神志的安宁，减缓秋季肃杀之气对人体的影响；收敛神气，以适应秋季容平的特征，不使神思外驰，以保持肺气的清肃功能，这就是适应秋令的特点而保养人体收敛之气的方法。若为违逆了秋收之气，就会伤及肺脏，使提供给同藏之气的条件不足，冬天就要发生飧泄病。

冬天的三个月，谓之闭藏，是生机潜伏，万物蛰藏的时令。当此时节，水寒成冰，大地龟裂，人应该早睡晚起，待到日光照耀时起床才好，不要轻易地扰动阳气，妄事操劳，要使神志深藏于内，安静自若，好像有个人的隐秘，严守而不外泄，又像得到渴望得到的东西，把它密藏起来一样；要守避寒冷，求取温暖，不要使皮肤开泄而令阳气不断地损失，这是适应冬季的气候而保养人体闭藏机能的方法。违逆了冬令的闭藏之气，就要损伤肾脏，使提供给春生之气的条件不足，春天就会发生痿厥之疾。

【解读】

本条经文论述自然界四时生长收藏规律及四时物候特征，提示人类要顺应四时春生、夏长、秋收、冬藏的变化规律，做到春使志生，夏使志勿怒，秋使志安宁，冬使志若伏若匿，若有私意，若已有得，并提出违背四时自然变化规律的危害，不仅会损害相应之脏的功能，也会影响所生之脏功能，为后世"伏邪"说的发展奠定了基础。本条经文体现了中医"天人相应"的整体观，对养生保健、防病治病具有重要的指导意义。

【原文】

天气清净①，光明者也，藏德不止②，故不下也。

天明则日月不明，邪害空窍③。阳气者闭塞，地气者冒明④，云雾不精⑤，则上应白露⑥不下。

交通不表⑦，万物命故不施⑧，不施则名木⑨多死。恶气不发⑩，风雨不节，白露不下，则菀槁⑪不荣。贼风数至，暴雨数起，天地四时不相保^⑫，与道相失，则未央^⑬绝灭。

唯圣人从之，故身无奇病，万物不失，生气不竭。

【校注】

①净：元刻本、道藏本、朝鲜刻本、《太素》及马注本均作"静"，其训为清、洁，与净同义。

②藏德不止：天体蓄藏推动自然万物生化不息的力量。张景岳："天德不露，故曰藏德；健运不息故曰不止。"德，自然界气象中含有促进万物与人类生化作用的力量。

③邪害空窍：自然界阴霾邪气侵害山川空窍，洞穴，是同义复词，此指山川。

④冒明：覆盖光明。冒，覆盖。明，三星之光。杨上善："阳气失和，故令阴气冒覆三光。"

⑤云雾不精：云雾弥漫，日光不清明。精，通清，此作清明。《汉书·京房传》："阴雾不精"，注："精，谓日光清明。"

⑥白露：此泛指雨露。

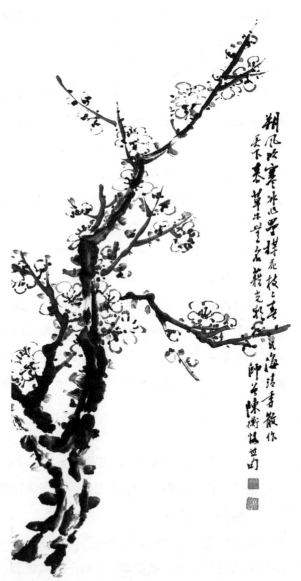

⑦交通不表：天地之气不显现阴阳相交之状，即天地不交。

⑧万物命故不施：自然界生物的生命不能延续。施（yì），延也。

⑨名木：大树。名，即大、著。

⑩恶气不发：《太素》卷二顺养作"恶气发"，有理，可从。然，"不"通"丕"。《说文》："丕，大也。""恶气不发"即恶气大发。于文于医皆通，可参。

⑪菀槁：泛指禾苗枯槁。菀（yù），茂木。槁（gǎo），谷类植物的茎秆。

⑫天地四时不相保：自然界四时阴阳消长不循常规。保，保持，循守。

⑬未央：不及一半。张景岳："不得其半而绝夭也。"央，中半。

【译文】

天气，是清净光明的，蕴藏其德，运行不止，由于天不暴露自己的光明德泽，所以永远保持它内蕴的力量而不会下泄。

如果天气阴霾晦暗，就会出现日月昏暗，阴霾邪气侵害山川，阳气闭塞不通，大地昏蒙不明，云雾弥漫，日色无光，相应的雨露不能下降。

天地之气不交，万物的生命就不能绵延。生命不能绵延，自然界高大的树木也会死亡。恶劣的气候发作，风雨无时，雨露当降而不降，草木不得滋润，生机郁塞，茂盛的禾苗也会枯槁不荣。贼风频频而至，暴雨不时而作，天地四时的变化失去了秩序，违背了正常的规律，致使万物的生命未及一半就夭折了。

只有圣人能适应自然变化，注重养生之道，所以身无大病，因不背离自然万物得发展规律，而生机不会竭绝。

【解读】

本篇举例天地指导养生。自然界的气象变化影响天地万物的变化，天地气交万物化生，人因天地之气化生，因四时环境而成长。旨在告诉人类要与自然和谐相处，要敬畏自然，保护自然，同时人要顺应自然变化规律养生，方能保养自身生气，即"生气不竭"。

【原文】

逆春气则少阳①不生，肝气内变。逆夏气则太阳不长，心气内洞②。逆秋气则太阴不收，肺气焦满③。逆冬气则少阴不藏，肾气独沉④。

【校注】

①少阳：与下文"太阳""太阴""少阴"作四时、经脉、脏腑的代称。少阳代春令、少阳经脉和胆腑。其他类推。丹波元简："以太阳少阳例推之，此以时令而言之，乃太阴少阴，疑为互误。《灵枢·阴阳系日月》云：心为阳中之太阳，肺为阳中之少阴……肾为阴中之太阴。"此说可参。

②心气内洞：心气内虚。洞，孔也；空也。

③肺气焦满：太阴时节，阳气不收，肺热叶焦，失于收敛而胸胁胀满。

④肾气独沉：肾气将下夺。张介宾："沉者，沉于下。肾气不蓄，则注泄沉寒等病生矣。"独，将也。

【译文】

违逆了春生之气，少阳就不会生发，以致肝气内郁而发生病变。违逆了夏长之气，太阳就不能盛长，以致心气内虚。违逆了秋收之气，太阳就不能收敛，以致肺热叶焦而胀满。违逆了冬藏之气，少阴就不能潜藏，以致肾气不蓄，出现注泻等疾病。

【解读】

一、顺四时养五脏

本条经文论述四时与五脏相应，违背四时阴阳变化，会损伤相应之脏的功能。故要顺应四时阴阳的变化，养五脏之气。

二、阴阳的相对性

本条经文中少阳、太阳、太阴、少阴的论述，是指四时、经脉、脏腑的代称，少阳代春令、少阳经脉和胆腑，其他以此类推。因阴阳具有相对性，比较对象不同，阴阳属性会发生变化，如《灵枢·阴阳系日月》云：心为阳中之太阳，肺为阳中之少阴……肾为阴中之太阴，是从脏腑所在部位，结合其五行属性等综合分析确定的；可以从经脉论，肺属太阴，肾属少阴，心属少阴，肝属厥阴……因此对阴阳的描述，需要根据《内经》经文前后的内容语言环境判断。如此现象（在《内经》中）不乏其例。

【原文】

夫四时阴阳者，万物之根本也。所以圣人春夏养阳，秋冬养阴①，以从其根；故与万物沉浮于生长之门②，逆其根则伐其本，坏其真矣。故阴阳四时者，万物之终始也，生死之本也；逆之则灾害生，从之则苛疾③不起，是谓得道。道者，圣人行之，愚者佩④之。从阴阳则生，逆之则死；从之则治，逆之则乱。反顺为逆，是谓内格⑤。

【校注】

①春夏养阳，秋冬养阴：春季夏季顺应阳气的性质和功能保养调节人体的阳气，秋季和冬季顺应阴气的性质和功能保养调节人体的阴气。养，保养、调解。

②沉浮于生长之门：（圣人）遵循自然界阴阳消长规律进行生长收藏的生命活动，

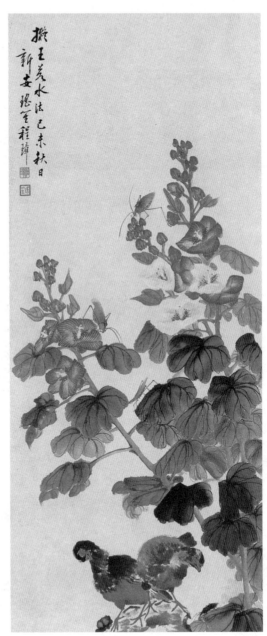

出没于生物群类之中。沉浮，出没。

③苛疾：泛指疾病。苛，小草；急；顽重。综此可作大病小病或重病轻病解。

④佹：通"背"。违背，违逆。《古今黈》："佹，背也，古字通用。"

⑤内格：中医古病名。人体内环境诸性能与外在环境之规律不相适应，彼此格拒的异常状态。王冰注："格，拒也，谓内性格拒于天道也。"

【译文】

四时阴阳的变化，是万物生命的根本，所以圣人在春夏季节保养阳气以适应生长的需要，在秋冬季节保养阴气以适应收藏的需要，顺从了生命发展的根本规律，就能与万物一样，在生、长、收、藏的生命过程中运动发展。如果违逆了这个规律，就会戕伐生命力，破坏真元之气。因此，阴阳四时是万物的终结，是盛衰存亡的根本，违逆了它，就会产生灾害，顺从了它，就不会发生重病，这样便可谓懂得养生之道。对于养生之道，圣人能够加以

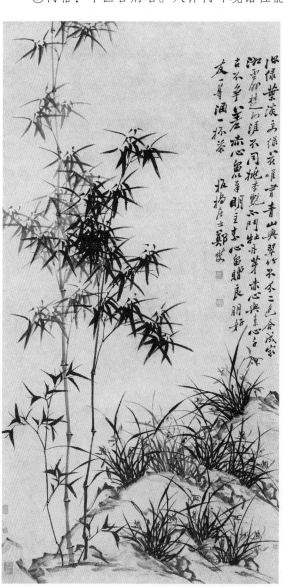

实行，愚人则时常有所违背。顺从阴阳的消长，就能生存，违逆了就会死亡。顺从了它，就会正常，违逆了它，就会乖乱。相反，如果背道而行，就会使机体与自然环境相格拒。

【解读】

一、四时阴阳者，万物之根本

四时阴阳是万物之根本，是万物之终始，强调人体阴阳变化要与自然界四时阴阳变化相适应，顺应春生夏长秋收冬藏规律则疾病不生，若违背自然规律则灾害发生，疾病产生。

二、"春夏养阳，秋冬养阴"理论

"春夏养阳，秋冬养阴"这一养生原则，指人要顺应自然界四时阴阳变化养生。春生夏长秋收冬藏为四时规律，春夏季节阳气生发，逐渐旺盛，万物一片欣欣向荣生长之势，因此要顺应生长之势养阳气；秋冬季节阳气收敛封藏，万物一片收藏之势，因此人要顺应收藏之势精蓄锐，以促进更好地生长。对于这一理论，历代医家有诸多发挥。这一理论内涵广泛，须因人因时因地制宜，不可一概而论，还须辨证论治。

【原文】

是故圣人不治已病治未病，不治已乱治未乱，此之谓也。夫病已成而后药之，乱已成而后治之，譬犹渴而穿井，斗而铸锥^①，不亦晚乎？

【校注】

①铸锥：制造兵器。锥，此泛指兵器。

【译文】

所以圣人不等病已经发生再去治疗，而是治疗在疾病发生之前，如同不等到乱事已经发生再去治理，而是治理在它发生之前。如果疾病已发生，然后再去治疗，乱子已经形成，然后再去治理，那就如同临渴而掘井，战斗发生了再去制造兵器，那不是太晚了吗？

本篇论述了"治未病"的预防医学思想及重要意义。

"治未病"包括未病先防和既病防变。未病先防指在疾病发生之前，采取一些措施，如顺应自然、调理饮食、调节情志等手段来防止疾病的发生。既病防变指疾病发生后，要早诊断早治疗，防止疾病发展和传变。

"治未病"这一预防医学思想对后世预防医学的发展和完善起到了重要作用并具有重要的现实意义，如当前很多处于"亚健康"状态的人群，可以通过"治未病"的思想来未病先防、健康生活。"治未病"思想越来越引起人们的重视，当前许多医院成立治未病中心，极大地方便了患者。